正常です で終わらせない！

子どもの
ヘルス・スーパービジョン

国立成育医療研究センター
阪下 和美

東京医学社

Contents

第1章 イントロダクション

1. はじめに 9

2. 健康診査・診断 13

    コラム No. 1　米国の医療保険 20

3. この本の使いかた 22

第2章 成長曲線 24

第3章 赤ちゃんの誕生

1. プリネイタルビジット～赤ちゃんの誕生前にできること 40

    コラム No. 2　赤ちゃんを守るための「睡眠環境」 42

2. 生まれたばかりの赤ちゃんを診る 46

    コラム No. 3　新生児の股関節の評価 49

3. 生まれてからの正常な経過 54

    コラム No. 4　米国での黄疸の管理方法 56

4. 母乳栄養 58

    コラム No. 5　母乳栄養と成長曲線 69

    コラム No. 6　わが国の母乳栄養 70

第4章 誕生から1歳未満のヘルス・スーパービジョン

1. 誕生～生後1週間のヘルス・スーパービジョン 76

Contents

2. 1か月時のヘルス・スーパービジョン 84

   コラム No. 7　乳児の睡眠～赤ちゃんと大人の睡眠の違い 85

   コラム No. 8　タミータイム（tummy time）とは？............................ 89

   コラム No. 9　紫外線対策とビタミン D 欠乏症 93

   コラム No.10　「全然泣き止みません」と言われたら？.......................... 95

3. 2か月時のヘルス・スーパービジョン 97

   コラム No.11　乳児の胃食道逆流 103

4. 4か月時のヘルス・スーパービジョン 105

5. 6か月時のヘルス・スーパービジョン 113

6. 9か月時のヘルス・スーパービジョン 122

   コラム No.12　家庭内暴力（DV）のスクリーニング 125

   コラム No.13　Reach Out and Read 130

第5章 1歳から4歳までのヘルス・スーパービジョン

1. 12か月時のヘルス・スーパービジョン 134

   コラム No.14　タイムアウト（Time-out）とは？............................. 137

   コラム No.15　フッ素による虫歯予防 141

2. 1歳3か月時のヘルス・スーパービジョン 144

   コラム No.16　具体的なかんしゃく対応の指導................................ 148

3. 1歳6か月時のヘルス・スーパービジョン 152

Contents

コラム No.17　1歳6か月健診での発達評価における問題点.................154

コラム No.18　自閉症スペクトラムのスクリーニング...........................155

コラム No.19　異物誤飲・窒息を防ぐために....................................162

4. 2歳のヘルス・スーパービジョン 164

コラム No.20　トイレトレーニング...169

5. 2歳6か月時のヘルス・スーパービジョン.................................173

6. 3歳のヘルス・スーパービジョン 179

コラム No.21　小児の眼科的異常のスクリーニング...........................185

7. 4歳のヘルス・スーパービジョン 187

コラム No.22　この時期の発達評価のポイント..................................188

コラム No.23　子どもを犯罪から守るために....................................194

第6章 5歳から10歳までのヘルス・スーパービジョン

1. 5~6歳のヘルス・スーパービジョン 198

コラム No.24　カルシウム・ビタミンDと骨....................................208

2. 7~8歳のヘルス・スーパービジョン 211

コラム No.25　自尊心の大切さ...214

3. 9~10歳のヘルス・スーパービジョン...218

Contents

🐻 第7章 11歳から17歳までのヘルス・スーパービジョン

1. プライマリケアにおける思春期医学 230

コラム No.26　思春期始めの男児の乳房 236

コラム No.27　思春期の予防接種 239

2. 11~17歳（前期・中期思春期）のヘルス・スーパービジョン 241

コラム No.28　思春期の睡眠 242

コラム No.29　思春期の子宮頸がん検診 244

コラム No.30　「安全な性」をどこで学ぶ？ 251

コラム No.31　障害のある子どもと性犯罪 254

3. Bright Futures の質問票・ハンドアウト 257

あとがき・謝辞 268

索　引 269

第 1 章

イントロダクション

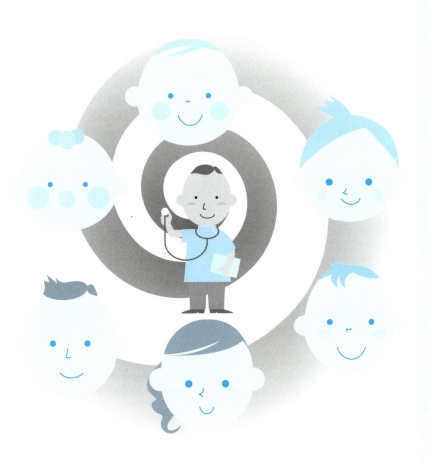

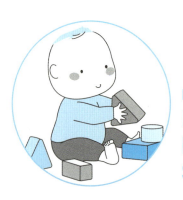

Beyond Saying "It's Normal."
**Pediatric
Health
Supervision**

1 はじめに

　総務省統計局の最新の統計報告〔平成 27（2015）年 10 月 1 日〕[1]によれば，わが国の総人口は約 1 億 2700 万人。そのうち 0～14 歳の年少人口は 13% であり，生産年齢人口（15～64 歳）は 61%，65 歳以上は 26%。「未成年」である 0～19 歳は 17% でした。少子高齢化の勢いはとどまらず，4 人に 1 人が 75 歳以上となる「2025 年」——超高齢社会の到来を前に，社会保障の分野で起こりうる諸問題がささやかれています。1990 年以降に始められた少子化対策は 20 余年を経過し徐々に国民に認識されつつありますが，まだ十分な効果が発揮されていないようです。「養育費の工面に困っているから助成します」，「保育園が足りないので増えるような政策を実施します」といった，問題が起こるたびに場当たり的に対応するのみでは，この国の将来を支える「子ども」達が健やかに育つ社会の実現は難しいと感じています。

　医学・医療の進歩および先人らの偉大な功績により，わが国に過去に多く存在した重症感染症は激減し，以前は生存しえなかった病態・疾病が救命され寛解・治癒するようになりました。早期産の合併症や先天性疾患，慢性疾患のある子どもの生存率は向上し，成長を果たすようになりました。さらに種々の在宅医療機器の開発により，障害のある子どもが自宅でより高度な医療ケアを受けることが可能となりました。一方で，社会構造の変化に伴う新たな問題が生じています。たとえば，不妊の増加，母体高齢化に伴うハイリスク妊娠・出産の増加，核家族化に伴う育児環境の変化と子育ての孤立化，地域過疎化および小児人口の地域格差などです。また，平成 26（2014）年の性・年齢階級別の死亡数を死因別にみると，男女とも 10 歳代～20 歳代で「不慮の事故」および「自殺」（わが国の若年層の自殺率は他の先進諸国と比較し高い）が多く[2,3]，せっかく生まれてきた子どもが健やかな成人になれない状況があります。

　わが国の小児医療は「病気を治す」ことを第一目標として大きな成果をあげてきました。これからも「病気を治す」ことが小児医療の重大な使命であることは変わりません。しかし，アドボカシー（子どもの代弁者）として子どもの健康を積極的に守る視点がより必要とされる時代になっています。私は学生のころ見学に行った米国の病院で，「Health Supervision（ヘルス・スーパービジョン）」という概念に初めて出会いました。「ヘルス・スーパービジョン」とは，直訳すると「健康の監視」であり，わが国の「健康診査・診断」に相当しますが内容は大きく異なります。

1. はじめに　**9**

ヘルス・スーパービジョンとは，米国で行われている予防医学の実践の場となる定期診察です。成人・小児ともに実施されており，かかりつけ医が適宜介入を行いながら健康を見守ります。小児医療領域では，障害や慢性疾患の有無にかかわらず，それぞれの子どもの健康を「最大限にする」ために，子どもを取り巻く環境（家庭，学校，地域など）への介入を通じて，疾病・外傷を予防し，健康増進につながる支援をします。私はこの点に非常に感銘を受け，米国で臨床研修を受けるに至りました。数多くの子ども達のヘルス・スーパービジョンを行うことで，バリエーションに富んだ「子ども」の「正常」とは何かを学び，それぞれの子どもが置かれた環境のなかでいかに健康を維持・増進するかを家族と一緒に考える喜びを知りました。

　子どもを診ることは家庭を診ることであり，ひいては社会を診ることです。子どもの成長という時間的な「線」（図1），そして子ども一人から社会全体を結ぶ「線」。「病気を治す」医療が「点の医療」（図2）とすれば，「健康を見守る」医療は「線の医療」（図3）と言えるでしょう。本書では「線の医療」を実践するために活用しやすいツールである，米国の"Bright Futures：Guidelines for Health Supervision of Infants, Children, and Adolescents[4]"をご紹介します。

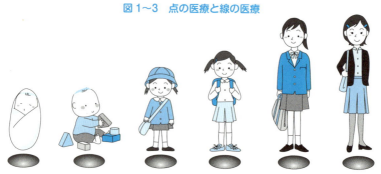

図1～3　点の医療と線の医療

図1　生まれてから成人になるまで
人間は一人ひとり違っているのが当然で，とくに出生から成人するまでの期間は，その違いがきわだち，かつ違いが形成される時期です。それぞれの年齢・発達段階・養育環境・教育環境において，「心身の健康を損なうリスク」が存在します。

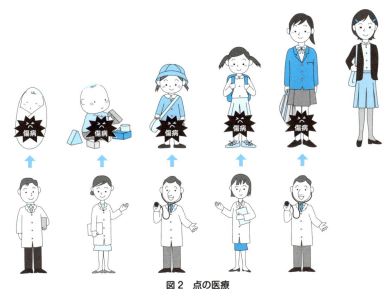

図2 点の医療
疾病の対応のみを行う医療。家庭によってはつど異なる医療機関を受診することも少なくありません。

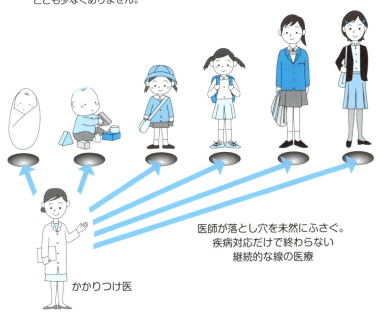

図3 線の医療
かかりつけ医が継続的に介入し,「心身の健康を損なうリスク」を未然に防ぎます。疾病対応に加え,「健康の見守り」をしていく医療の形です。

米国の医療制度は複雑で，大きな医療格差が生じやすいという欠点があります。しかしそのような制度下でも，米国は文化・人種・宗教・経済状況が大きく異なる人口をまとめ上げるためのフレームワーク作りが非常に上手で，さらにそれを政策をとして展開する作業に長けています。ヘルス・スーパービジョンのシステムは，この長所が生かされており，真似しやすくわが国にも応用できる可能性があります。ヘルス・スーパービジョンという概念がわが国でも広く普及してゆけば，小児医療が担う役割もさらに拡大し，より多くの子どもが豊かな心身の健康を享受しながら成長できる——このような期待をこめて本書を執筆いたしました。

本書は，米国の "Bright Futures : Guidelines for Health Supervision of Infants, Children, and Adolescents[4]" のコンセプトとフォーマットをお手本に，その内容を随時引用しつつ，日々の臨床ですぐ使っていいただけるよう日本の文化や現状に沿って書かれています。それぞれの月齢・年齢での「正常」の解説と，育児支援・健康教育に必要なトピックをまとめ，よくある質問への答えかたも掲載しました。あくまでも，「エビデンスに基づく支援ができるための知識」に重きをおいてありますので，詳細な病態生理や診察技術，発達評価方法には言及していません。

小児科医のみならず，小児医療・小児保健に携わるすべての職種の方々・学生の皆さまに読んでいただれば幸甚です。拙書が日々の診療の一助となることを願って。

文　献

1. 総務省統計局：人口推計の結果の概要　http://www.stat.go.jp/data/jinsui/2.htm（2017年2月3日アクセス）
2. 厚生労働省：平成26年人口動態統計月報年計（概数）の概況　http://www.mhlw.go.jp/toukei/saikin/hw/jinkou/geppo/nengai14/index.html（2017年1月24日アクセス）
3. 厚生労働省：Vital Statistics in JAPAN-The latest trends　http://www.mhlw.go.jp/english/database/db-hw/dl/81-1a2en.pdf（2017年1月24日アクセス）
4. Hagan JF, Shaw JS, Duncan PM（eds）：Bright Futures : Guidelines for Health Supervision of Infants, Children, and Adolescents, 3rd ed, American Academy of Pediatrics, Elk Grove Village, IL, 2008

＊　＊　＊

2 健康診査・診断

まず小児期に行われる健康診査（以下，健診）の意義・役割を考えてみましょう。地域の乳幼児健診や学校健診を担当した経験のある方は多いと思いますが，実際にどんな業務をするでしょうか？　日本と米国で健診はどのように異なるのでしょうか？

1. わが国の健診制度

成り立ちと体制

乳幼児健康診査制度の基盤となるのが，昭和40（1965）年に成立した母子保健法[1]です。この法律に基づき，地方自治体が中心となり乳幼児健診を実施しています。1歳に満たない者が「乳児」，満1歳から小学校就学に達するまでの者が「幼児」と定義されています。

標準的な乳幼児健診には，集団健診と医療機関委託健診があります。母子保健法[1]の規定により，1歳6か月健診および3歳健診の実施は必須となっています。その他の時期の健診については自治体に一任されています。すなわち，公費によりすべての自治体で実施されるのは1歳6か月健診および3歳健診のみであり，その他の健診は原則公費では賄われません（健診によっては全額もしくは一部助成を行う自治体もあります）。個人的に健診を受ける場合，健診は自由診療であるため診察費用は医療機関によって異なります。自治体が実施しない健診をわざわざ自費で受ける家庭は少なく，子どもに関する心配や相談があれば保険診療として小児科を受診することが通常です。就学を控えた6歳の就学時健診およびそれ以降の学校健診は文部科学省の管轄となります（**表1**）。

乳幼児健診

母子保健法[1]には**表2**のように健康診査項目が列記され，問診・身体診察・発達診察により各項目の「障害・問題・異常の有無」を評価するよう規定されています。評価に応じて，要紹介・要観察・異常なし・既医療（異常はあるがすでに医療的介入がされている場合）に分類されます。あくまでも「正常か異常かのスクリーニング」が目的となります。

自治体による1歳6か月・3歳健診は集団健診の形式が一般的です。集団健診では医師，保健師，看護師，歯科医，歯科衛生士，栄養士など多職種が集まり業務を分担します。集団健診には**表3**に示したような利点・欠点があります。

2. 健康診査・診断　**13**

表1　わが国における出生後の健康診査

時　期	実施体制	費用負担
生後1〜2週間	新生児は通常生後1〜2週間で退院する。退院時診察は小児科医師もしくは産婦人科医師によって行われる。	家族。各自治体の乳幼児医療費助成制度に応じて減額。児の健診まで出産費用に含む医療機関もある。
1か月健診	出生した医療機関で，母体の産後1か月検診とともに行うことが多い。	家族負担
3〜4か月健診	集団または医療機関委託で健診を実施する自治体が多い。その場合，自治体が費用を負担。	自治体が実施していない場合は家族負担
6〜7か月健診	医療機関委託で健診を実施する自治体もある（集団健診は少ない）。もしくは自由診療として，医療機関が独自に実施。	自治体が実施していない場合は家族負担
9〜10か月健診	医療機関委託で健診を実施する自治体もある（集団健診は少ない）。もしくは自由診療として，医療機関が独自に実施。	自治体が実施していない場合は家族負担
1歳健診	医療機関委託で健診を実施する自治体もある（集団健診は少ない）。もしくは自由診療として，医療機関が独自に実施。	自治体が実施していない場合は家族負担
1歳6か月健診	母子保健法により実施が規定されている。全額公費。集団健診。対象：満1歳6か月を超え満2歳に達しない幼児。	公費
3歳健診	母子保健法により実施が規定されている。全額公費。集団健診。対象：満3歳を超え満4歳に達しない幼児。	公費
就学時健診	文部科学省管轄。学校保健法により実施が規定されている。通常，居住区の小学校を会場にした集団健診。対象：6歳（小学校に就学する前年）	公費
就学以後	文部科学省管轄。学校保健法により実施が規定されている。頻度・形式は学校によって異なる。対象：小学校1年生〜高校3年生	自治体もしくは家族負担

　身体の異常・発達の異常の有無を判定できるスキルは小児科医として必須であり，その修練の場として集団健診は有用です。しかし，診察時間が短いため保護者とじっくり話すことができません。医師の代わりに，育児の悩みや栄養面の質問などは保健師，栄養士が対応しています。子どもと出会うせっかくの機会なのに「子どもを育てる」，「家庭を診る」という側面に触れることができないのは，小児科医のトレーニングとしても実にもったいないと思います。

表2 健康診査項目

1歳6か月健診　診査項目	3歳健診　診査項目
一　身体発育状況	一　身体発育状況
二　栄養状態	二　栄養状態
三　脊柱及び胸郭の疾病及び異常の有無	三　脊柱及び胸郭の疾病及び異常の有無
四　皮膚の疾病の有無	四　皮膚の疾病の有無
五　歯及び口腔の疾病及び異常の有無	五　眼の疾病及び異常の有無
六　四肢運動障害の有無	六　耳，鼻及び咽頭の疾病及び異常の有無
七　精神発達の状況	七　歯及び口腔の疾病及び異常の有無
八　言語障害の有無	八　四肢運動障害の有無
九　予防接種の実施状況	九　精神発達の状況
十　育児上問題となる事項	十　言語障害の有無
十一　その他の疾病及び異常の有無	十一　予防接種の実施状況
	十二　育児上問題となる事項
	十三　その他の疾病及び異常の有無

（文献1より）

表3 集団健診の利点・欠点

利　点
・異常がある場合の早期発見につながる。
・多職種の医療従事者による評価と指導を一度に行うことができる。
・健康教育を集団への講義として行うことができる。
・健診への出席状況から養育状況の評価ができる。
・日程を限定して行われるため費用が抑えられる。
・個人の健康状態だけではなく，地域の健康状況を把握できる。
・集団の発育状況のデータを収集できる。

欠　点
・決められた健診日程に必ず参加せねばならない。
・プライバシーがない。
　　→子どもの衣類の着脱は開放された空間で行うことが多い。
　　→内容が他人に聴こえてしまうような空間で問診を受けることもある。
　　→子どもが緊張してしまい，発達評価がうまくできないことがある。
・子どもの発達成長に悩んでいる保護者にとっては，参加しづらい。
　「他人の子どもと自分の子どもをつい比べてしまうのが嫌。」
　「他のお母さん方から，じろじろ見られるのが怖い・辛い。」
　「相談しても一般的な回答しか返ってこないことが多く有用でない。」
・流れ作業になりがちで時間の制約があり，医師との接触時間が短い。
　　→保護者が相談しづらい。
　　→医師側も大まかな身体診察しか行えない。
・健康教育が講義形式であり，参加は必須でない（聞きたくない人は聞かなくてよい）。

学校保健法による健診

　就学時健診および就学以後の学校健診は，学校保健法[2]の規定のもと文部科学省の管轄となります。教育機関には定期健診を実施するよう定められていま

すが，形式や頻度はさまざまです。校医が担当する学校もあれば，健診会社に委託し集団健診を大規模に行う学校もあります。文部科学省[2]によると，学校健診の役割は次の2つです。

- ・学校生活を送るにあたり支障があるかどうか（異常の有無や医療の必要性）について，疾病をスクリーニングし健康状態を把握する。
- ・学校における健康課題を明らかにして健康教育に役立てる。

身体測定に加え，内科・耳鼻咽喉科診察，視聴覚検査，心臓検診，腎臓検診が行われており，あくまでも「支障なく学校生活を送ることのできる身体状態か」を判定します。診察時間の制約のため医師が児童・生徒一人一人とじっくり話すことは難しいのが現状です。また，異常ありとスクリーニングされても，その後適切に医療につながっていないケースもあり事後措置の徹底が課題となっています。

母子健康手帳

乳幼児健診で欠かせないものが母子健康手帳です。母子保健法[1]に基づき，妊娠の届け出をした者に対して市町村が交付をします。母子健康手帳はもともと日本で始まり，今では世界に広がっている日本の誇るべき制度です。母体の健康状態，妊娠経過，出生時記録，成長記録，予防接種記録などが記入でき，さらに発達に関する情報，栄養管理，歯科衛生，疾病予防，予防接種，母子保健に関する法律や福祉など，母子にとって有用な情報が掲載されています。小児医療従事者にとっては，成長発達・養育環境に関する情報を把握するにあたりもっとも重要なツールとなります。手帳の余白への書き込みなどから保護者の趣向や子どもへの関わりかたを垣間見ることもできます。

保健師の活動

保健師による活動はわが国の母子保健の基盤です。家庭を訪問し生活の場へ入ることで，各家庭さらに地域の健康課題を把握することが保健師の役割であり，地域とのつながりが希薄になりがちな現在，地域と家庭を結ぶ大切な架け橋になります。保健師による新生児訪問・乳児家庭全戸訪問は，赤ちゃんを迎えたばかりの家族にとって心強いものですし，医療機関の少ない地域では保健師が医療的判断を担い，家族支援を行っていることもあります。さらに，障害のある子どもをケアする家庭では，家族と地域の福祉とをつなぐ不可欠な存在です。実際に自宅を訪問して得られる情報は非常に多く，医師にとっても心強いパートナーです。

一方で，いくつか問題点もあります。

16　2. 健康診査・診断

- 保健師数の不足：自治体によっては数が少なく地域のニーズを満たすことができない。
- 医療制度が変更されるとその業務内容が影響を受けやすい。
- 各保健師の知識・スキルの不均一さ：自治体によっては最新の医学・医療的知見を学ぶ機会が少ない。古い知識・認識をもったまま医学的に正しくない指導を行ってしまうことがある。
- 医療機関の医療従事者との連携の取りづらさ：情報アクセスの難しい医療機関が少なからず存在し，保健師との相互の情報提供が難しいことがある。また，かかりつけ医をもたない子ども・家族もまだ多く，地域の医療資源と連携が取りづらい。
- 支援対象の制限：小児の領域では，社会的支援の対象として保健師の継続的なフォローを受けられるのは，障害のある子どももしくは虐待症例（疑いも含む）や経済的困難など社会的リスクの高い家庭が主である。乳幼児健診で「育児の悩みがある」場合，その場で保健師による保健指導が行われるが，「正常である」，「問題ない」と評価されると，「フォロー不要」として地域の支援の輪から外れてしまう。さらに，就学後は保健師が介入する機会が極端に減ってしまう。

日本の課題

　前述のように，わが国の健診制度および母子保健制度には，今後も維持すべき点と，対応すべき課題があります。母子健康手帳や保健師制度を活かしながら，それぞれの子どもの心身の健康を最大限に保つ介入を実現することができれば，予防医学の質はさらに高まるでしょう。

　それでは，健康診断で身体の異常の有無を判定する以外に私達は何をするべきでしょうか？ 次に米国の「ヘルス・スーパービジョン」に関して説明します。

2. 米国における小児期の「ヘルス・スーパービジョン」

プライマリケアと健康診査・診断

　現在の米国ではプライマリケアを中心とした医療が行われています。プライマリケアとは「長期間にわたって同じ医療従事者から受ける包括的な医療ケア」と定義されます。1960年代の米国では，サブスペシャリスト（分野・臓器別専門医）の増加に伴ってジェネラリスト（総合医）が減少し，患者への最適な医療が提供しづらい状況が報告されました。いわゆる「臓器別」対応では，患者のニーズにあう効果的な全人的医療を提供することが難しく，プライマリケアの重要性が重視される[3]ようになりました。プライマリケア医として従事する

のは，総合小児科医（小児対象），家庭医（家庭医療のトレーニングを修了し，小児・成人を対象とする医師），総合内科医（成人対象），ナースプラクティショナー（特別な資格を持つ看護師で医師と同等の働きをする）です（以降，便宜上プライマリケア医と記載しますがナースプラクティショナーも含みます）。プライマリケア医はかかりつけ医としてそれぞれの患者と信頼関係を築きながら長期的なケアを行います。米国では，日本と異なり国民皆保険制度がなく〔→ コラム No.1（p20）参照〕，医療保険制度上，プライマリケア医をもたねば医療が受けづらくなっています。より専門的介入を要する患者の場合は，通常，プライマリケア医がサブスペシャリストへ紹介し，連携を取りながら患者のケアを行います。

　小児のプライマリケア医は，ヘルス・スーパービジョン，予防接種，軽症の急性期疾患の対応，さらに予防を重視した患者教育を担っています。American Academy of Pediatrics（米国小児科学会：AAP）は，小児期を「出生前から21歳まで」とし，プライマリケア医が継続的に介入していくことを提唱しています。信頼関係を築いた医師が，最長で約20年もの間，それぞれの子どもと家族をフォローすることで，より効果的な予防と医療情報の集約が可能となり，医療費を抑えることができるのです。

　小児期のプライマリケアの核となるものがヘルス・スーパービジョンであり，わが国の健康診査・診断に相当します。正式には Health Supervision Visits という言葉で表現され，"Well Child Check" や "Well Child Visits" などの通称で呼ばれています。Health Supervision を日本語に直訳すると「健康の監督」ですが，この言葉には子どもの健康を最大限に維持するために見守り，必要な介入を行うという，「健康診査・診断」以上の意味が含まれています。したがって，本書ではヘルス・スーパービジョンという言葉をあえて使っています。ヘルス・スーパービジョン・ビジットはかかりつけ医による個別面談・診察であり，通常，子ども1人につき30分以上をかけます。一般的な医療面接，身体診察，成長発達の評価，予防接種に加え，医師によるカウンセリング（助言や指導を与えること）に多くの時間を割きます。医療面接では，保護者の疑問や悩みに答えるだけでなく，生活習慣・親子関係・学校生活など子どもを取り巻く環境を詳細に聴取し，心身の健康に影響しうるなんらかのリスクがないかどうかのスクリーニングを行います。そして，Anticipatory Guidance と称される指導を行います。Anticipatory Guidance とは，直訳すると「予想される事柄についての指導」であり，次の受診までに子どもに起こりうることや保護者が悩みそうなこと，それらへの対応方法を具体的に説明し，保護者と話し合いをします。問題に直面する前に医療者と話し合うことで，保護者は安心感を得，成長

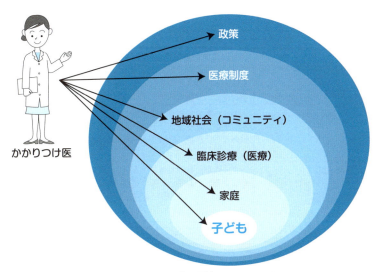

図　子どもを取り巻く環境—5つのレベル

に伴う変化にうろたえることが少なくなります。同時に，発達に伴って起こりうる予期せぬ外傷や事故をどう防ぐべきかを考えることができます。各健診でのAnticipatory Guidanceは，「保護者へのガイダンス」として本書の第4章から詳細に取り上げます。

Bright Futures: Guidelines for Health Supervision of Infants, Children, and Adolescents[3]

　より標準化された小児のヘルス・スーパービジョンを全国的に展開するため，1990年米国保険資源局を中心に"Bright Futures"と銘打った全国的な健康促進戦略が開始されました。そして，その政策の一環として，AAPが中心となって作成した"Bright Futures: Guidelines for Health Supervision of Infants, Children, and Adolescents"（以下，Bright Futures ガイドライン）が1994年に発刊されました。Bright Futures ガイドラインでは，子どもを取り巻く環境には，家庭・臨床診療・地域社会・医療制度・政策の5つのレベルが存在するとし（**図**），それぞれのレベルにおける健康問題に対して，ヘルス・スーパービジョン・ビジットを通じて小児医療従事者がどう対応すべきか，具体的な実践方法を示しています。

　Bright Futures ガイドラインでは，**表4**のようにかかりつけ医を受診すべき時期を推奨しています。わが国と比較し，回数が多い点に注目してください。

表4　ヘルス・スーパービジョン・ビジット―受診の時期

時　期	頻　度	備　考
プリネイタル（出産前）	―	ハイリスク妊娠の場合は出産予定の医療施設の小児科医が面談をすることが多い。妊娠経過に異常がない場合は希望のある女性のみ行う。その場合は母となる女性が生まれてくる子どものかかりつけ医を決め、そのクリニックを受診して面談する。
新生児（出生時）	―	米国では母体の産後入院期間が非常に短い※ため、生後1日以内に出生した医療機関で行われる。医療機関に勤務する医師が診察する。かかりつけ医となる開業医師が院外から往診することもある。
生後1週間または2週間	―	出生後問題がなければ児は退院しており、かかりつけ医のクリニックで行われる。哺乳や体重の状況に応じて生後1週間または2週間、もしくは両方とも受診する。
生後1か月	―	かかりつけ医のクリニックを受診。
生後6か月まで	2か月ごと	生後2・4・6か月にかかりつけ医のクリニックを受診。
生後18か月まで	3か月ごと	生後9・12・15・18か月にかかりつけ医のクリニックを受診。
3歳まで	6か月ごと	2歳・2歳半・3歳にかかりつけ医のクリニックを受診。
3～21歳	1年ごと	少なくとも年1回かかりつけ医のクリニックを受診。

※経腟分娩は通常2泊3日（経産婦は1泊2日）、帝王切開は3泊4日。

就学以降も、少なくとも年に1回かかりつけ医を訪れ、子ども自身が自分の健康と向き合う機会をもつことができます。社会的ハイリスク行動が増える傾向にある思春期の年齢においても、信頼できる医師に相談できる環境があるのは素晴らしいと思います。

米国の医療保険

　米国の医療保険は、国民皆保険制度の整った日本よりはるかに複雑です。ここでは簡単におおまかな仕組みを紹介します。
　米国では国民健康保険や社会健康保険がなく、民間の保険会社による医療保険を各家庭で選択し、加入します。職業・収入、居住地域によって、加入できる医療保険の選択肢が異なり、選択できないこともあります。米国の医療費は非常に高額ですが、加入した保険の種類によって、医療アクセスの自由度や医療費負担の割合が異なります。自由度とは、医師・診療科・医療機関をどれだけ自由に選択できるかということです。一般に自由度が高い保険プランほど高額であり、加入できる個人・家庭は限定されます。
　たとえば、
・富裕層向け「保険会社AのプランA」の場合：プライマリケア医を自由に選択できる。専門分野の医師の診察を希望する場合、自由に受診できる。

- ・中間層～富裕層向け「保険会社 A のプラン B」の場合：プライマリケア医を自由に選択できる。専門分野の医師の診察を希望する場合はプライマリケア医の紹介が必要となる。
- ・中間層向け「保険会社 B のプラン C」の場合：プライマリケア医は個人としては選択できず，保険会社によって指定された医療機関からプライマリケア機関を選択する。ほかの医療機関や専門分野の医師の診察を希望する場合はプライマリケア医の紹介が必要。

　このように保険によって享受できる医療サービスが異なり，経済格差に応じて医療格差が生まれやすい仕組みとなっています。専門分野とは，たとえば耳鼻科，眼科，皮膚科などです。日本では誰でも気軽に受診できる科が，米国ではなかなか受診できない科となります。

　保険料の支払いができない者は医療保険に加入することすらできないという社会的問題を受け，1965 年には公的医療保険であるメディケア（高齢者対象）とメディケイド（低所得者および障害者対象）が導入されました。それでも膨れ上がる医療費と医療格差を解消できず，ユニバーサルヘルスケア（国民皆保険制度，通称オバマケア）法案が 2010 年に可決，2014 年から施行されました。安価な公的医療保険への加入を国民に義務づけ，医療格差を是正しようとした政策ではありましたが，さまざまな問題が噴出し上手く普及していないのが現状です。大統領の交代に伴い，今後どのように米国の保険制度が変わるのか興味深いです。

文　献
1. 母子保健法
2. 学校保健法
3. Hagen JF, Shaw JS, Duncan PM（eds）: Bright Futures : Guidelines for Health Supervision of Infants, Children, and Adolescents, 3rd ed, American Academy of Pediatrics, Elk Grove Village, IL, 2008

＊　　＊　　＊

3 この本の使いかた

　第3章より，どのように子どもの「健康を見守る」のか，具体的な各論に入ります。本書は"Bright Futures：Guidelines for Health Supervision of Infants, Children, and Adolescents"の和訳本ではありません。日本の医療・文化・習慣を考慮し，ぜひ知っていただきたい部分のみをBright Futuresから引用しまとめています。また，子どもを診察するうえでぜひ知っておいていただきたい所見や診察のコツ，また保護者からよくたずねられる育児についての質問などを，エビデンスを含めながら記載しました。

　なお，わが国で一般的に用いられる年齢分類とBright Futuresにおける年齢分類は**表**の通り異なります。本書ではあえてBright Futuresの分類に準じて記載しました（**表**）。

　米国のヘルス・スーパービジョン・システムについてお話をすると，「一人の患者さんにそんなに時間はかけられない」，「そこまで詳しく聞くことは難しい」，「話すことだけに時間をかけるのは採算が合わない」といったご意見をいただくことがあります。もちろん，保険制度がまったく異なる日本で，採算を度外視して米国のシステムをそのままもち込むことは現実的ではありません。しかし，ヘルス・スーパービジョンの実践方法を学び，日々の診療のなかで，「もう一つ」診る部分を増やしたり，「もう一言」のアドバイスをしたりすることはできます。たとえば，思春期の子どもが上気道症状で受診した際に，上気道炎の治療だけではなく血圧測定やBMI計算をしてみる。5か月の赤ちゃんが湿疹で受診した際に，自宅内の事故予防について一言指導する。ほんの数分の手間をかけるだけで，大きな違いが生まれることがあります。この本がきっかけとなり，「次にあの患者さんが来たら，今度はこの点を気にしてみよう。これを聞いてみよう」と思っていただければ幸いです。

表　Bright Futures とわが国の年齢分類の違い

Bright Futures の年齢分類		わが国の年齢分類	
Infancy	出生前〜月齢11	乳児期	出生〜1歳
Early Childhood	1歳（月齢12）〜4歳	幼児期	1歳〜6歳
Middle Childhood	5〜10歳	学童期	6〜12歳（小学校入学〜卒業）
Adolescent	11〜21歳	思春期	性機能の発達〜第二次性徴の完成と月経周期がほぼ順調になるまでの期間

第 2 章
成長曲線

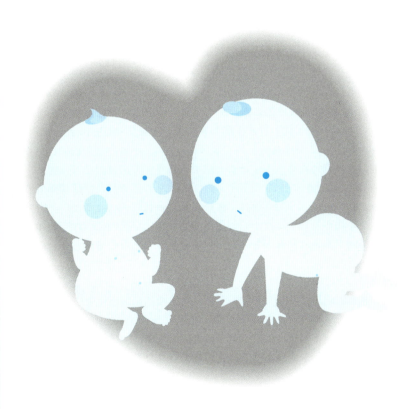

成長曲線は，子どもの「正常な成長」をモニタリングするうえで非常に有用なツールです。子どもの成長を縦断的に「目で見る」ことで，疾患および養育上の問題を早期に発見することができます。身長・体重・頭囲は，どこでも比較的容易に測定できるので，ぜひ日常の臨床の場で成長曲線を活用しましょう。

　成長曲線には WHO が作成したものと，各国が作成したものがあります。成長には人種差があり，各国で食習慣や生活習慣も異なるため，それぞれの国で作成されたものを使用するのが望ましいと考えられます。

1．わが国の成長曲線〔**成長曲線 1〜9**（p26〜34）〕

　現在，臨床現場で利用されているわが国の成長曲線は，厚生労働省による平成 12（2000）年乳幼児身体発育調査（0〜6 歳）[1]，および文部科学省による平成 12（2000）年学校保健統計報告書（6〜17 歳）のデータをもとにして作成されたものです。日本小児内分泌学会・日本成長学会から発表された「日本人小児の体格の評価に関する基本的な考え方」[2]では，この 2 つの身体測定値データを日本の子どもの標準値として用いることが望ましいとされています。

　1900 年から 1980 年代後半にかけて，日本人の成人身長は男女ともに増加しました[2]。このような年代（世代）間の成長促進現象を secular trend といいます。2000 年のデータが標準値として選ばれたのは，小児の全年齢にわたる男女別・年齢別身体測定値を入手することができる年度であったことに加え，成人身長の secular trend は 1990 代前半に終了し，さらに身長の伸びに関する「成熟」の secular trend が 2000 年にほぼ終了したと判断されたことが理由です。また，1980 年代から始まった小児の肥満傾向は年代が進むにつれて上昇しており，その傾向があまりにも顕著になる以前の年度である必要があったことも挙げられています。

　2014 年 4 月に公布された「学校保健安全法施行規則の一部を改正する省令」[3]で，学校保健の現場で身長・体重成長曲線を積極的に活用することが推奨されました。それを受けて，2016 年に新しい成長曲線が発表されました[4]。この曲線に反映されているデータは従来のものと同じですが，学校保健と臨床の両方の現場でより利用しやすいよう，修正が加えられたものとなっています。

2．測定法

　成長曲線を用いるにあたり，正確な測定は不可欠です。とくに乳幼児は測定時にじっとしていることが難しく，啼泣することもあります。筆者は頭囲の正確な測定がとくに難しいと感じているため，頭囲は自分の手で 3 回測定し，できるだけ正確な値を記録するようにしています。ここでは平成 12（2000）年度

調査[1]における乳幼児の測定方法を紹介します。
- 身長：2歳未満は臥位で身長板を用いて（length，図1），2歳以上は立位で測定する（height，図2）。
- 体重：全裸で測定する。
- 頭囲：後頭隆起（後頭部のもっとも突出した部分），耳介の上，眉毛の直上をつなぐように測定する（図3）。OFC（occipital frontal circumference）ともよばれる。

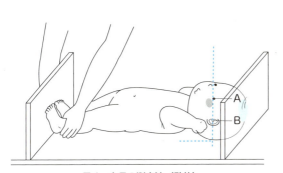

図1 身長の測定法（臥位）
眼窩点（A）と耳珠点（B）とを結んだ直線が台板（水平面）に垂直になるよう頭を固定します（頭部を保持するための手は省略）。

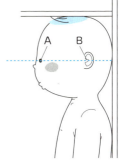

図2 身長の測定法（立位）
眼窩点（A）と耳珠点（B）とを結んだ直線が水平になるよう頭を固定します。

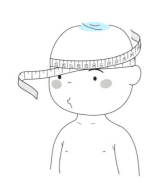

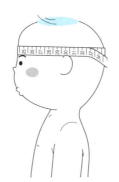

✘ 誤った測定の例

図3 頭部の測定法
前方は左右の眉の直上，後方は後頭部の一番突出しているところを通る周径を計測します。
前方は額の最突出部を通らないことに注意します。

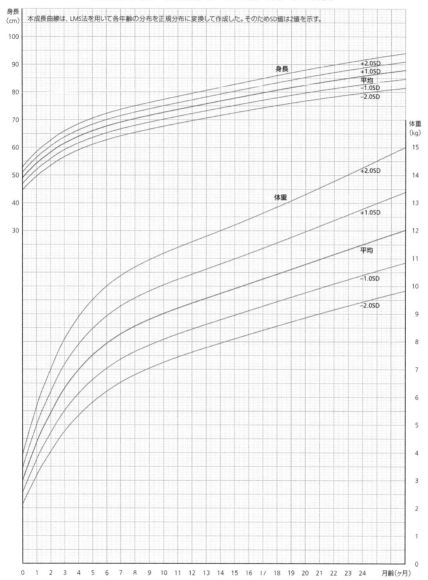

成長曲線1　横断的標準身長・体重曲線（0〜24か月）男子（SD表示）
（2000年度乳幼児身体発育調査・学校保健統計調査）
（日本小児内分泌学会；Isojima ら[4], 2016）

横断的標準身長・体重曲線（0〜24か月）女子（SD表示）

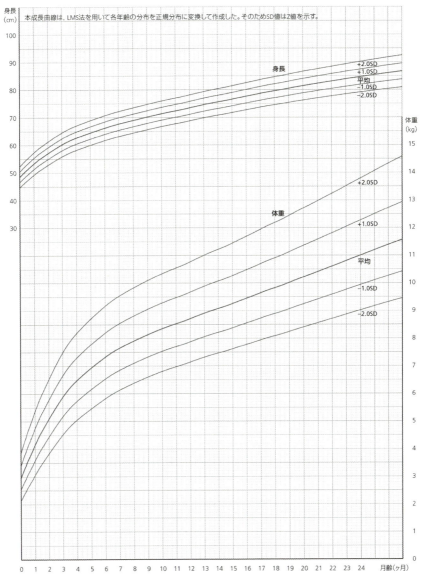

成長曲線2　横断的標準身長・体重曲線（0〜24か月）女子（SD表示）
（2000年度乳幼児身体発育調査・学校保健統計調査）
（日本小児内分泌学会；Isojimaら[4]，2016）

第2章　成長曲線

横断的標準身長・体重曲線（0〜6歳）男子（SD表示）

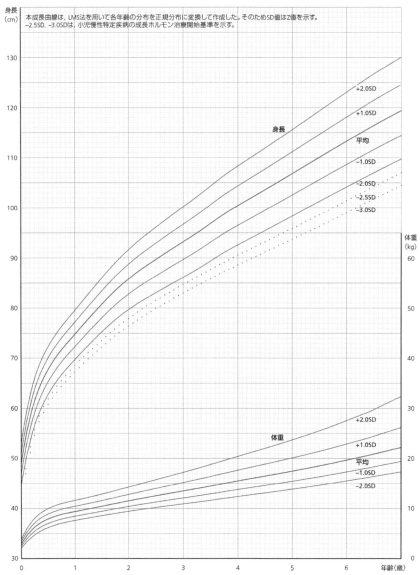

成長曲線3　横断的標準身長・体重曲線（0〜6歳）男子（SD表示）
（2000年度乳幼児身体発育調査・学校保健統計調査）
（日本小児内分泌学会；Isojima ら[4], 2016）

横断的標準身長・体重曲線（0〜6歳）女子（SD表示）

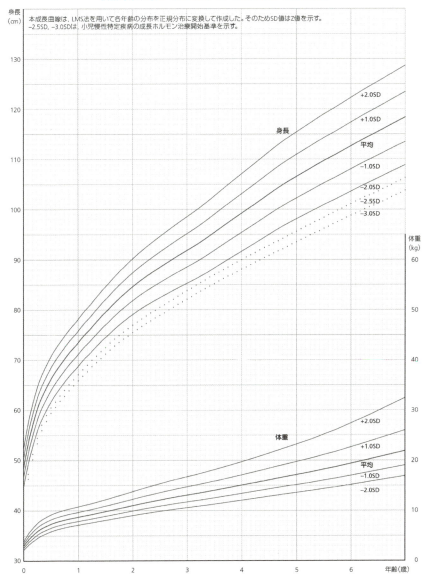

成長曲線4　横断的標準身長・体重曲線（0〜6歳）女子（SD表示）
(2000年度乳幼児身体発育調査・学校保健統計調査)
(日本小児内分泌学会；Isojima ら[4], 2016)

第2章　成長曲線

横断的標準身長・体重曲線（0〜18歳）男子（SD表示）

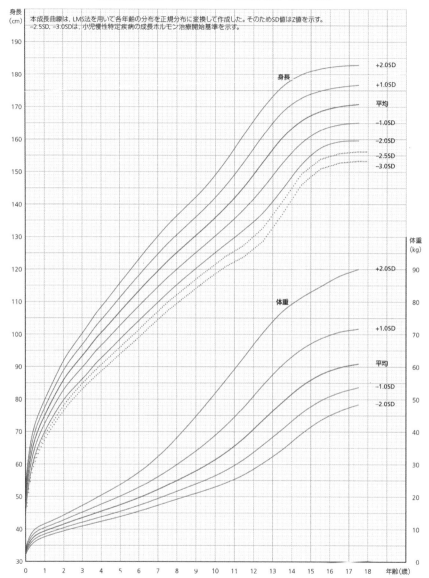

成長曲線5　横断的標準身長・体重曲線（0〜18歳）男子（SD表示）
(2000年度乳幼児体発育調査・学校保健統計調査)
（日本小児内分泌学会；Isojima ら[4], 2016）

横断的標準身長・体重曲線（0〜18歳）女子（SD表示）

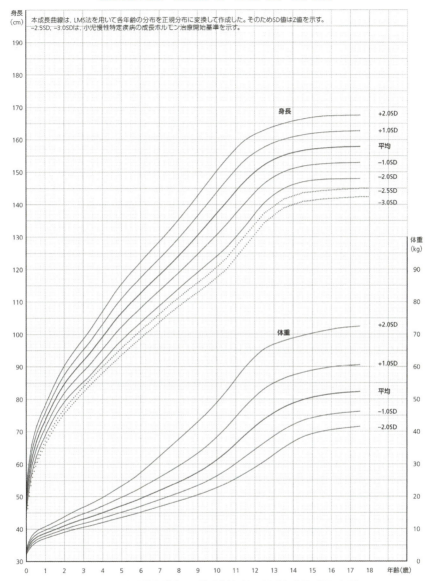

成長曲線6　横断的標準身長・体重曲線（0〜18歳）女子（SD表示）
(2000年度乳幼児身体発育調査・学校保健統計調査)
（日本小児内分泌学会；Isojima ら[4], 2016）

第2章　成長曲線　　31

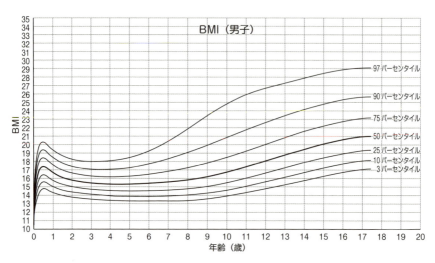
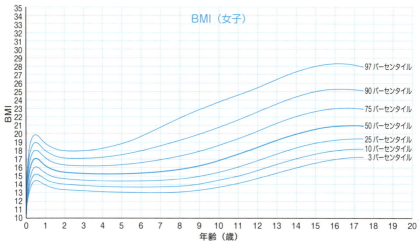

成長曲線7　BMI曲線
〔日本小児内分泌学会ホームページ：日本人小児の体格の評価　http://jspe.umin.jp/medical/taikaku.html（2017年2月6日アクセス）〕

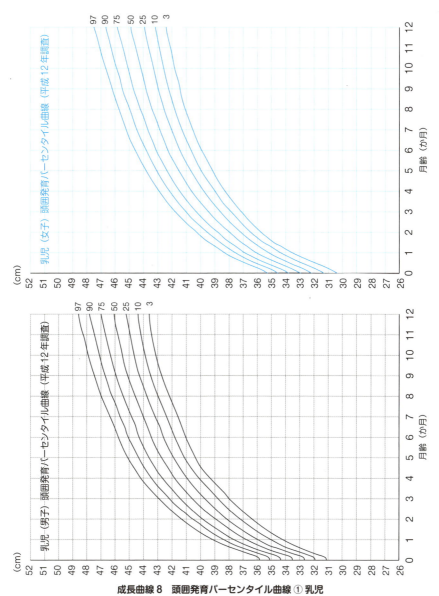

成長曲線 8　頭囲発育パーセンタイル曲線 ① 乳児
〔厚生労働省雇用均等・児童家庭局：平成 12 年乳幼児身体発育調査報告書，平成 13 年 10 月
http://www.mhlw.go.jp/houdou/0110/h1024-4.html（2017 年 2 月 6 日アクセス）〕

第 2 章　成長曲線　33

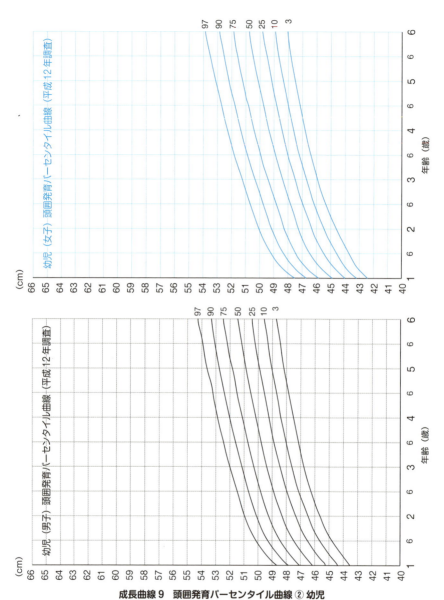

成長曲線 9　頭囲発育パーセンタイル曲線 ② 幼児
〔厚生労働省雇用均等・児童家庭局：平成 12 年乳幼児身体発育調査報告書，平成 13 年 10 月　http://www.mhlw.go.jp/houdou/0110/h1024-4.html（2017 年 2 月 6 日アクセス）〕

3. 米国とWHOの成長曲線

　自国の成長曲線をもつ国は複数ありますが，ここでは米国とWHOの成長曲線を紹介します。

米国の成長曲線の歴史[5]

　米国は多民族国家であり，成長曲線を作成する際に使用するデータの収集にはさまざまな工夫がなされています。米国では1970年代後半からさまざまな成長曲線が使われていました。1977年National Center for Health Statistics（米国国立健康統計センター：NCHS）が，国内の代表的な研究とFels Longitudinal Growth Studyとよばれる大規模研究のデータをまとめ，新しい「18歳以下の成長曲線」を発表しました。さらに翌1978年，それまでの成長曲線にZスコアを利用したパーセンタイルを付記した曲線（身長・体重・頭囲）を発表しました。しかし，この曲線に反映されたデータの測定対象となった子どもの人種や栄養状況には偏りがあった（大部分が人工栄養児であった）ため，NCHSは第3回National Health and Nutrition Examination Surveyにおいて6歳以下のデータを再収集し，1994年に収集を完了させました。このときデータ測定対象となった集団では，約50％が母乳を摂取し，約33％が生後3か月の時点で母乳栄養でした。このデータを反映させた新しい成長曲線が2000年にCenters for Disease Control and Prevention（CDC）から発表され，現在普及しています（NCHSは1987年にCDCに統合されています）。

WHOの成長曲線の歴史[5〜8]

　WHOは1997年，Multicentre Growth Reference Study（あえて訳すなら「多施設協同成長参考値研究」：MGRS）に乗り出します。厳しい包含基準を設け，その基準を満たした世界中の施設で調査を開始しました。データ収集を行った国（都市）は，ブラジル（ペロタス），ガーナ（首都アクラ），インド（首都デリー），ノルウェイ（首都オスロ），オマーン（首都マスカット），米国（カリフォルニア州デイビス）の6都市です。データ収集は2003年に完了し，データを反映したWHO成長曲線が2006年に発表されました。

● 調査対象

　　対象児の100％が次の条件をすべて満たしています。

　　　・生後12か月まで母乳栄養
　　　・少なくとも生後4か月までは完全母乳栄養か，混合栄養であっても母乳がメイン（exclusive/predominant breastfeeding）
　　　・母の喫煙なし

第2章　成長曲線　　**35**

● 測定頻度
・出生～生後 23 か月まで

MGRS の縦断研究に基づいた新生児コホート調査を上記 6 都市で実施。
生後 1・2・4・6・8 週間，以降は生後 12 か月まで毎月測定。生後 13～
23 か月の間は隔月。合計 18,973 人もの子どもを追跡調査した，非常に大規
模なスタディです。なお，生後 24 か月未満の身長の平均値は上記 6 都市で
ほぼ同じでした。

・生後 24 か月～59 か月

MGRS の横断研究に基づき，上記と同様の都市・包含基準・除外基準を
利用して 6,669 人のデータを収集。

このように，国を越えて，非常に大きなデータを厳しい包含基準・除外基準
を適応して収集し，作成されたのが WHO 成長曲線です。

CDC 成長曲線と WHO 成長曲線の違い

CDC 曲線は「特定の場所・時代に特定の集団に属す子どもがどう育つか＝過
去 30 年の米国での子どもの成長を表したもの」という成長参考値（growth
reference）であり，WHO 曲線は「最適な環境で健康な子どもがどう育つか」
という成長標準（growth standards）です。WHO 曲線は，自国の成長曲線を
もたない国が「理想の子どもの成長」の指標として使用することができます。

どちらを使うか？　米国の結論[5]

WHO 曲線が発表されて以降，米国では米国独自の CDC 曲線と WHO 曲線の
どちらを利用するかが議論となりました。2010 年 CDC は以下のように発表し
ています。

● 生後 24 か月未満の子どもには WHO 曲線の利用を推奨する

CDC 曲線に反映されているデータは，人工栄養の割合が高いこと，人工乳
の質がこの 30 年で大きく変化したこと，さらに母乳が理想的な栄養であると
いう共通認識を考慮して，このように結論づけています。なんらかの健康障
害を疑う基準としては，2 標準偏差の値（2.3 パーセンタイルと 97.7 パーセン
タイル。曲線内には 2 パーセンタイル・98 パーセンタイルと記載）を利用す
ることとしています。

● 生後 24 か月以上の子どもは CDC 曲線の利用を推奨する

・生後 24 か月を超えると両曲線が類似したものになる。
・CDC 曲線は 19 歳まで利用できるのに対し，WHO 曲線は生後 59 か月

（4歳11か月）までの曲線しか存在しない。

・生後24か月はちょうど身長測定法を臥位から立位へ変更する月齢で，曲線を変更するのにもっとも適している。

以上の点から生後24か月以降はCDC曲線の利用を推奨しています。

文　献

1. 厚生労働省雇用均等・児童家庭局母子保健課：平成12年乳幼児身体発育調査報告書，平成13年10月　http://www.mhlw.go.jp/houdou/0110/h1024-4.html（2017年2月6日アクセス）

2. 日本小児内分泌学会・日本成長学会合同標準値委員会：日本人小児の体格の評価に関する基本的な考え方　http://jspe.umin.jp/medical/files/takikaku_hyoka.pdf（2017年2月6日アクセス）

3. 文部科学省スポーツ・青少年局：学校保健安全法施行規則の一部改正等について（通知），平成26年4月30日　http://www.mext.go.jp/b_menu/hakusho/nc/1347724.htm（2017年2月6日アクセス）

4. Isojima T, Kato N, Ito Y, et al：Growth standard charts for Japanese children with mean and standard deviation（SD）values based on the year 2000 national survey. Clin Pediatr Endocrinol **25**：71-76，2016

5. Grummer-Strawn LM, Reinold C, Krebs NF；Centers for Disease Control and Prevention（CDC）：Use of World Health Organization and CDC growth charts for children aged 0-59 months in the United States. MMWR Recomm Rep **59**（RR-9）：1-15，2010

6. WHO Multicentre Growth Reference Study Group. WHO Child Growth Standards：Length/height-for-age, weight-for-age, weight-for-length, weight-for-height and body mass index-for-age：Methods and development. Geneva：World Health Organization, 2006　http://www.who.int/childgrowth/standards/technical_report/en/（2017年2月6日アクセス）

7. WHO Multicentre Growth Reference Study Group. WHO Child Growth Standards：Head circumference-for-age, arm circumference-for-age, triceps skinfold-for-age and subscapular skinfold-for-age：Methods and development. Geneva：World Health Organization, 2007　http://www.who.int/childgrowth/standards/second_set/technical_report_2/en/（2017年2月6日アクセス）

8. World Health Organization：Implementation of resolutions and decisions. Infant and young child nutrition：the WHO multicentre growth reference study. EB105/INF. DOC./1, 16 November 1999　http://apps.who.int/gb/archive/pdf_files/EB105/eeid1.pdf?ua=1（2017年2月6日アクセス）

＊　＊　＊

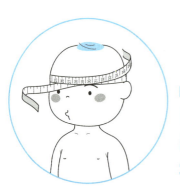

Beyond Saying "It's Normal."
Pediatric Health Supervision

第 3 章
赤ちゃんの誕生

1 プリネイタルビジット
～赤ちゃんの誕生前にできること

　赤ちゃんの誕生前から小児科医・小児医療従事者ができることがあります。米国では一般的に，生まれてくる赤ちゃんのプライマリケア医（かかりつけ医）を産前に親が決めます。この医師への出生前の受診はプリネイタルビジット（prenatal visit）とよばれ，出生後により効果的なケアを行うために有用です。この受診は必須ではないので希望のある親のみが行います。妊娠経過により母親が入院管理を必要とし，出産後に赤ちゃんがNICUへ入院することが予想される例では，NICU医がプリネイタルビジットを行い，出生後の医療ケアについて親と話し合いをします。

　日本ではプリネイタルビジットは一般的ではなく，一部の施設でNICU入院予定例に対してのみ行われています。しかし，健康に生まれてくると予想される場合でも，プリネイタルビジットは非常に意義があります。親が心身ともに健やかに育児をスタートし，不安の少ない状況で，より安全で適切な新生児ケアを行うための支援ができることが最大の利点です。

　日本では，多くの自治体・医療機関が保健師・看護師による妊婦対象の母親学級を開催しており，一般的な知識を伝え母親同士も交流できる場として重要です。しかし，プリネイタルビジットは「子どもが健やかに育つ家庭かどうかのかかりつけ医によるリスクスクリーニング」ができるという点で大きく異なります。また母親または父親・母親と医師がプライベートな空間で話すことができ，信頼関係を築く最初の一歩となります。今後，日本にもこの制度が確立されることを期待しています。

● プリネイタルビジットの目的[1]

　① よい医師・家族関係の確立
　② 家族からの情報収集
　③ 育児スキル向上の支援
　④ リスクファクターの同定
の4つがあげられます。

① よい医師・家族関係の確立

　プリネイタルビジットを行う場合，できるだけ両親そろって参加してもらいます。祖父母が育児にかかわる家庭の場合は，祖父母にも参加してもらうとよ

いでしょう。母親だけではなく，出生後の育児に実際にかかわり母親の支援者となる人が直接医師と話すことで，母親とそれ以外の家族の育児方針における葛藤を減らすことができますし，その後のヘルス・スーパービジョン・ビジット受診率の向上にもつながります。

② 家族からの情報収集

　プリネイタルビジットの利点の一つとして，出生後に適切なケア・支援を提供するための情報収集を産前に行えることがあります。家族歴（精神疾患や遺伝疾患を含めて），母親の周産期歴のみならず，親の期待・希望・不安を聴取できますし，育児に関する知識の度合いを測ることもできます。母乳育児に関する理解や希望も聴取して母乳育児支援へつなげることができます。また，親の性格を把握し，就業状態，夫婦関係，家族関係など社会歴を聴取し，将来的な家庭内暴力，児童虐待，産後うつのリスクがないかどうかをスクリーニングすることも重要です。母親がもともと働いていて復職の希望がある場合は，搾乳指導などを含めた支援も可能です。

③ 育児スキル向上の支援

　小児プライマリケア医にとってもっとも難しくやりがいのある仕事は，親をより有能な養育者にすることです。昨今は育児に関するさまざまな書籍や雑誌が出版され，インターネットにも情報があふれています。「自分の赤ちゃんは書いてある通りでない」と不安が募ってしまったり，自信をなくしたりする親は少なくありません。医師からあらかじめ「正常な赤ちゃん」について説明をうけると不安も軽減し，出産後実際に困ったときに医師に相談しやすくなります。適切な理解は育児スキルの向上につながります。

　話し合いや情報提供をしておくとよい事項を以下に挙げます。

● 赤ちゃんの様子

　　生まれてすぐの赤ちゃんがどのようにふるまうのかを理解してもらいましょう。睡眠，授乳，排泄の状態と，それらには正常範囲内のバリエーションがあることを知ってもらいましょう。睡眠時の姿勢，泣いているときのなだめかた，沐浴の方法など日常のケアについても説明するとよいでしょう。

● ケアを分担する重要性

　　赤ちゃんのケア（おむつの交換，入浴，授乳・哺乳など）を夫婦また家族で分担することでよりよい育児環境が整うことを伝え，あらかじめ考えてみるよう促しましょう。

1．プリネイタルビジット〜赤ちゃんの誕生前にできること　**41**

● 完全母乳の重要性
　完全母乳は禁忌でないかぎり推奨すべきであり，完全母乳が難しい場合はどうするかを話し合います。母乳に関しては間違った認識をもっている母親も多いため，母乳栄養の重要性を説明しましょう。

● 事故予防
　赤ちゃんが泣き止まずいらいらして赤ちゃんを傷つけてしまう可能性があるときは，必ずかかりつけ医に電話をするよう伝えます。親や同居の家族が喫煙・飲酒をする場合，その習慣が赤ちゃんに与えうる影響を説明し，悪影響をどう予防するかを話し合います。

④ リスクファクターの同定
　聴取した情報から，赤ちゃんの健康を損ねうるリスクファクターを見つけることで，適切なサポートをすることができます。

応用できるポイント
出産前から小児科医が積極的に親と直接対話する機会を設けましょう！
・自治体・医療機関の母親学級に小児科医として参加する。
・「かかりつけ医」として産前受診を地域の妊婦に呼びかける。

赤ちゃんを守るための「睡眠環境」

　赤ちゃんが生まれるまでに，家庭で準備するべきこと・物はたくさんあり，家族の楽しみの一つでもあります。ベビーグッズはついデザインや価格で選びがちですが，何よりも重要なのは安全性です。ここでは寝具についてのよくある質問を取り上げます。

Q．ベビーベッドと赤ちゃん布団，どちらがいいですか？
　A．どちらを選ぶかはそれぞれの家庭によります。ベッドが置きづらい間取りの家庭もありますし，数か月しか使わないものにお金をかけたくない，という家庭もあります。安全性だけをみればベッドがお勧めです。赤ちゃん布団は，親の寝る大人用布団と並べて敷かれることが多く，意図せずに大人用の布団が赤ちゃんにかぶさって窒息の危険があるからです。また，年齢の小さい兄弟姉妹がいる家庭はベッドのほうが安全です。布団では，容易に赤ちゃんに手を触れられるため，小さなおもちゃやお菓子の誤飲・窒

42　1．プリネイタルビジット〜赤ちゃんの誕生前にできること

息などの事故が起こる可能性があります。また布団を並べて寝ていた兄弟姉妹が寝ている間に赤ちゃんの身体の上に乗って窒息させてしまう危険もあります。

Q． どんなベッドを買えばいいですか？

A． 近年ではさまざまなメーカーからベッドが発売されています。通常，店舗に並んでいる物は国の定めた安全基準を満たす商品ですが，「昔から代々使っている」，「アンティークのベッド」のような古い寝具を使う場合は安全性を確認する必要があります。
安全なベッドの条件[1]は
　・ベッド柵の棒の間隔が 6 cm 以下（これ以上の間隔では新生児の頭部が挟まる可能性がある）
　・ベッドマットは硬く，ベッドとの間に隙間がない
　・ベッドマットから測定して柵の高さが 66 cm 以上
です。
　さらに，柵が壊れていないか，木製の場合はとげなどないかを確認しましょう。

Q． ベッドにつけるバンパーは買ったほうがいいですか？

A． ベッドバンパーをご存知でしょうか？　ベッドの内側に柵に結びつけて取りつける「赤ちゃんを守る緩衝材」としての装飾品です。かわいいデザインの物が多く，つい購入してしまいがちな商品ですが，実際に赤ちゃんを衝撃から守るというエビデンスはありません。かえってバンパーとマットの間に挟まって赤ちゃんが窒息する危険性や，バンパーの紐に絡まってケガをするリスクがあるため，使わないほうがよいです。また，赤ちゃんの月齢が進むと，バンパーを足掛かりにしてベッド柵をよじ登るようになるので安全ではありません。

Q． いつまでベビーベッドを使えばいいですか？

A． つかまり立ちをするようになり，身長が 90 cm を超えたら，柵を越えてしまう可能性があるので普通のベッドや布団で寝かせるようにしましょう。大人用のベッドに寝かせる場合は転落に注意しましょう。

Q． ベッドをさらに安全にするために何に気をつけるとよいですか？

A．
　・ベッド内には硬めのマットと軽い掛布団のみにしましょう。大きなおもちゃやぬいぐるみ，分厚い毛布や軟らかい枕・クッションは窒息の原因になるため，ベッドのなかには入れないようにしましょう。
　・ベッドの周りに本や写真立てなどを置かないようにしましょう。地震のときに落下しケガをする危険があります。
　・ベッドは窓から離れている場所に置きましょう。直射日光が当たらないようにします。また，カーテンやブラインドの紐がベッド内に入ってしまう可能性がある場所は避けましょう。紐で窒息する可能性があります。
　・ベビーベッドに赤ちゃんがいるときは必ず上まで柵を上げましょう。

安全なベビーベッドを選びましょう。

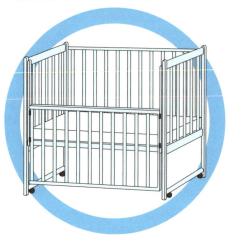

手作りやアンティークのものは柵の形状が**安全でないことがあります。**

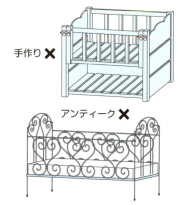

手作り ✗

アンティーク ✗

見た目はかわいいけど……安全ではありません。

ベッドバンパーや軟らかすぎる枕・クッション，ぬいぐるみ，ステレオなどの電化製品も落下・コード巻絡の危険あり！

ベッドバンパー ✗

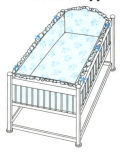

軟らかすぎる枕 ✗

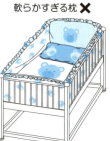

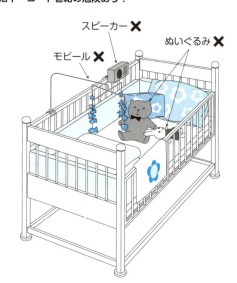

スピーカー ✗　　ぬいぐるみ ✗　　モビール ✗

Q．赤ちゃん布団の場合は何に気をつけるとよいですか？

A．ベッドと同様，軟らかすぎず厚すぎない布団を床の上に敷き，薄い掛布団のみとします。布団の周りに枕やクッション，ぬいぐるみは置かないようにしましょう。親や兄弟姉妹の布団は必ず少なくとも２メートルは離しましょう。

文　献
1. American Academy of Pediatrics：Choosing a Crib. HealthyChildren.org http://www.healthychildren.org/English/ages-stages/prenatal/decisions-to-make/Pages/Choosing-a-Crib.aspx（2017 年 2 月 3 日アクセス）

文　献
1. Cohen GJ：The prenatal visit. Pediatrics **124**：1227-1232, 2009

* 　 * 　 *

1．プリネイタルビジット〜赤ちゃんの誕生前にできること　**45**

2 生まれたばかりの赤ちゃんを診る

1. 新生児の診察のポイント[1,2]

　生まれたばかりの赤ちゃんの「正常所見」はバリエーションに富んでおり、たくさんの赤ちゃんを診ることで正常・異常の感覚が身につきます。ここでは確認すべき基本的な項目を記載します。

周産期経過の確認
　まず赤ちゃんの診察の前に、母体情報（妊娠歴、合併症、感染症、血液型）、妊娠経過、分娩経過（分娩様式、合併症、母体へ投与された薬剤、アプガースコア）を必ず確認します。胎盤が病理検査へ提出されている場合は結果を確認しましょう。

身長・体重
　出生時の身長・体重・頭囲はどの医療機関でも必ず測定されます。在胎週数と出生体重を成長曲線にプロットし、SGA（small-for-gestational age）、AGA（appropriate-for-gestational age）、LGA（large-for-gestational age）の分類を行います。

　正期産の定義は妊娠37週0日から妊娠41週6日まで、早期産は妊娠22週0日から妊娠36週6日まで、過期産は42週以降の出産です。

　在胎週数と比較しSGA、LGAである場合は必ず母体情報と妊娠経過を確認しましょう。

頭頸部
● 頭
　頭囲を測定し、縫合線を観察します（p50）。先天性病変や分娩外傷の有無を確認します。吸引分娩・鉗子分娩の場合はとくに注意して診察しましょう。
● 眼
　結膜下出血やコロボーマの有無、外眼筋運動を確認します。眼底鏡を用い必ず red reflex を確認します（→ **診察のコツ ①**）。
● 耳
　耳介の位置（→ **診察のコツ ②**）、形状、大きさ、耳瘻孔や副耳の有無を確認

46　　2. 生まれたばかりの赤ちゃんを診る

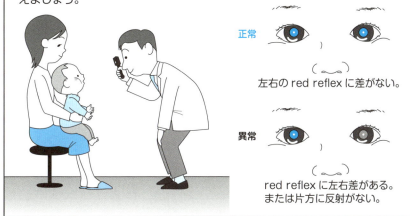

診察のコツ①　Red Reflex Test（Bruckner Test）[3]

赤ちゃんが起きているときに行います。室内をできるだけ暗くし，眼底鏡の設定を 0 にします。赤ちゃんの顔面から 30〜50cm くらい離れた場所から眼底鏡の光を当て，眼底（網膜）からの反射を確認します。片目ずつ行い両側検査します。正常であればオレンジがかった赤い光が観察できます。先天性白内障や網膜芽細胞腫がある場合は光の反射がなかったり，白くみえたりします。

両側を同時に照らして観察することも非常に重要です。眼軸を評価することができます。

新生児期だけではなく，幼児・学童期にも実施するべき検査ですのでぜひ覚えましょう。

正常　左右の red reflex に差がない。

異常　red reflex に左右差がある。または片方に反射がない。

しましょう。著しい耳介の奇形は聴力障害や遺伝疾患と関連することがあります。

● 口腔

軟口蓋・硬口蓋・口蓋垂の奇形の有無を確認しましょう。巨舌や舌小帯短縮症がある場合，授乳に影響することがあります。

● 頸部

先天性奇形の有無（→ **診察のコツ③**），および分娩による外傷の有無を確認しましょう。

胸部

心音・呼吸音・呼吸状態の評価に加え胸壁変形の有無を確認しましょう。

また，分娩外傷として，胸鎖乳突筋の血腫や鎖骨骨折を認めることがあります。鎖骨骨折は LGA 児や骨盤位出生児に多くみられます。骨折片が変位していない場合は無症状のこともあるので，触診で crepitation（きしみ音）がないか，Moro 反射が左右対称かどうかを確認しましょう。

2．生まれたばかりの赤ちゃんを診る

診察のコツ② 耳介の位置
外眼角と外後頭隆起を結んだ線をイメージします。正常な場合，耳介の上1/3がこの線の上に位置します。耳介の上端がこの線より下に位置する場合，耳介低位と診断します。

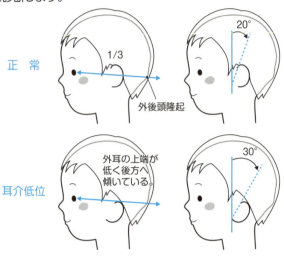

診察のコツ③ 頭頸部の先天性奇形
頭頸部の先天性奇形は胎児期の発生分化の過程を復習すると興味深く理解できます。外見から明らかなものや，よく観察しないと見落としてしまうものまでさまざまです。先天性奇形には，①鰓弓発生過程での異常（鰓裂嚢胞，鰓嚢性瘻孔など），②甲状腺の発生過程での異常（甲状舌管嚢胞），③胚細胞分化過程の異常（奇形腫，類皮腫など），④血管・神経の発生過程の異常（リンパ管奇形，血管腫など）によるものがあります[4]。

腹部
腹部腫瘤・臓器腫大の有無を確認します。背部の観察では脊椎がまっすぐかどうか，仙骨部の異常がないか確認しましょう。

外性器
女児では，大陰唇，小陰唇，尿道と膣開口部を確認します。男児の場合は包皮を牽引することができれば少し牽引して，尿道口が正常な位置にあるかを確認しましょう（完全包茎の場合，嵌頓包茎の危険がありますので無理に引っ張るのは避けます）。睾丸を触診し精巣の有無を確認します。

四肢・骨

上肢の動きを観察し分娩麻痺の有無を確認します。

四肢の骨を観察し，分娩外傷が生じていないか確認しましょう。股関節の開排制限の有無，非対称な大腿・鼠径部の皮膚溝の有無を評価します。先天性股関節脱臼発症のリスク（女児・骨盤位・家族歴）がある場合はとくに注意して観察します（→ **コラム No.3 参照**）。

コラム No.3　新生児の股関節の評価

歩行障害を予防するために，新生児期に先天性股関節脱臼を見逃さないことは非常に重要です。先天性股関節脱臼は，国際的にはdevelopmental dysplasia of hip（発育性股関節形成不全：DDH）という名称に変更されています。

米国では伝統的な診察法であるオルトラーニテスト（Ortolani test），バーロウテスト（Barlow test）を行い股関節のクリック音の有無を確認します。どちらかのテストで陽性ならばX線・超音波などの精査を行います。

日本小児整形外科学会の発表した「乳児健康診査における股関節脱臼 一次健診の手引き」[1]では，開排制限があるときに無理に股関節を開くと骨頭に障害が生じる可能性があるとして，股関節をやさしく開く程度にし視診による評価を推奨しています。膝関節・股関節を90度に屈曲して股関節を開いたときに床からの角度が20度以上ある場合（**下図A，矢印b**）を開排制限陽性と判定します。開排制限陽性ならば，整形外科へ紹介するよう推奨されています。さらに，大腿または鼠径部の皮膚溝が左右対称でない（**下図B**），家族歴がある，女児である，骨盤位分娩（帝王切開時の肢位を含む）のうち2つ以上を満たす場合も整形外科へ紹介します。

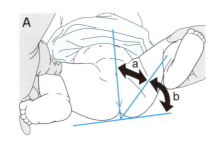
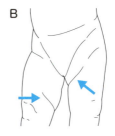

文　献
1. 乳児健診調査における股関節脱臼　一次健診の手引き―推奨項目の診かたと二次健診への紹介　平成27年度 日本医療研究開発機構研究費 成育疾患克服等総合研究事業 乳幼児の疾患疫学を踏まえたスクリーニング等の効果的実施に関する研究
http://www.mhlw.go.jp/file/06-Seisakujouhou-11900000-Koyoukintoujidoukateikyoku/kenshintebiki.pdf（2017年2月3日アクセス）

神経

まず赤ちゃんの姿勢を観察します。元気な赤ちゃんでは四肢が屈曲しています。視診と触診で筋緊張（muscle tone）の強さを確認します。吸啜反射，探索反射，把握反射，足踏み反射など原始反射の有無と左右差を確認しましょう。

皮膚

皮膚の厚さ，胎脂の量，胎便による皮膚変色（meconium-stain）の有無を確認しましょう（→ **診察のコツ** ④）。早期産児の皮膚は薄くて胎脂が多く，過期産は胎脂が少なく表皮に剥離した部分を認めることもあります。黄疸については後述します（p55）。

> **診察のコツ ④　胎便による皮膚変色**[1]
> 　胎便混入のある羊水は約 10 ％の分娩に認められます。胎児ジストレスと診断した際，胎便がいつからあるかは重要な情報ですので皮膚染色をチェックしましょう。胎便に染まった臍帯・皮膚・爪を認めた場合，その部分に少なくとも 4〜6 時間胎便が付着していたことになります。過産期産の児にはよく認められる所見です。

2. コモンな身体所見[1,2]

頭部

新生児の頭部所見は出生後劇的に変化します。大泉門は前頭・矢状・冠状縫

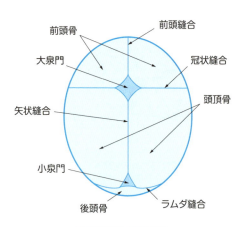

正常新生児の頭蓋縫合

合の接合部に位置し，菱形で軟らかく，平坦か軽度に陥没しています。小泉門はラムダ・矢状縫合があう場所にあります。正常な大泉門のサイズに関する調査は複数ありますが，論文によって数値の幅も異なるうえ，人種差もあり，確定した正常値というものはありません。コーンヘッド（とんがり頭）変形は経腟分娩の赤ちゃんによくみられる所見で，数日で目立たなくなります。

- 産瘤（caput succendaneum）：産道を通過する際に生じる頭皮の浮腫で，後頭骨と頭頂骨にまたがって生じることが多いです。通常は出生後2～3日で消失します。
- 頭血腫（cephalhematoma）：頭蓋骨と骨膜の間にできる血腫で，縫合線を越えないのが特徴です。片側に生じることが多いです。消退までに1か月～数か月かかり，石灰化することもあります。石灰化した場合，X線で頭蓋骨の上の血腫に沿った白線として確認することができます。血腫が吸収され分解されるため，黄疸増強のリスクになります。

口 腔

生まれたばかりの赤ちゃんの歯茎や硬口蓋に「白い点」を見つけたことはありますか？　歯茎に認めるものは「歯が生えている？」と勘違いされることもあります。どちらも治療は必要ありません。

- 上皮真珠腫（Epstein's pearl）：硬く隆起した白色～黄白色の結節で，胎生期に上皮組織の一部が残存したもの。硬口蓋（多くは後方）の中心に認めます。
- ボーン結節（Bohn's Nodule）：異所性粘液腺でケラチンを含む白色の小嚢胞。上顎の歯肉に認めることが多いです。

皮 膚

わが国では新生児の皮膚所見をじっくり習うことは少ないですが，「正常な新生児」には実にさまざまな良性の皮膚所見があります。適切な和訳がない所見もあるので，ここではあえて英語のままご紹介します。どれも特別な介入を要しません。

- acrocyanosis：生後すぐから認める手足（四肢の末端）のチアノーゼ。末梢循環がまだ不十分であるため生じます。
- milia：新生児の顔面に多くみられる約1mm大の白色の類表皮嚢腫。いわゆる「赤ちゃんの顔の白いぷつぷつ」です。
- sebaceous gland hyperplasia：新生児の鼻・鼻周囲にできる皮脂腺過形成。Milia と比べ黄色がかっており，鼻にだけみられるのが特徴で

2．生まれたばかりの赤ちゃんを診る　**51**

す。子宮内で母体のアンドロゲンに曝露した結果生じるといわれています。

- erythema toxicum：和訳では「新生児中毒性紅斑」となり少し怖い響きですが，これも良性かつ非常にコモンな皮膚所見です。新生児の50%に認めるといわれています。体のどこにでもでき，赤ちゃんによっては広範囲に認めます。典型的な病変では，黄白色～黄色の丘疹を境界不明瞭な紅斑が囲んでいます。紅斑だけが散在することもあります。

- salmon patch：サーモンパッチは薄紅～サーモンピンク色の斑状で，コモンな毛細血管の奇形です。頸部後面や前額部，眼瞼に多くみられます。欧米では「stork bite（コウノトリの咬みあと）」，「angel's kiss（天使のキス）」とよばれることもあります。眼瞼のものは数か月で，それ以外の部位は数年かけて消えていきます。

- subcutaneous fat necrosis：和訳すると「皮下脂肪壊死」となります。赤ちゃんの体幹に生じることが多く，紅斑に硬い皮下結節を伴う病変として認めます。大きさはさまざまで，複数生じることもあります。通常は良性で介入を要せず，数週間で消失します。分娩困難や周産期の低酸素血症などなんらかのストレスがあった場合に出現する頻度が高くなることが知られています。まれですが高カルシウム血症を合併することがあり，病変が広範な場合や児の全身状態が悪い場合は精査を要します[5,6]。

- transient neonatal pustular melanosis：新生児の全身に散在性に生じます。多数の小膿疱，膿疱が破れたあとに生じる表皮剝離（痂疲），その後の色素沈着の段階が混在して存在します。一つひとつの病変は2～4 mm大です。多くの場合は，散在性の色素沈着のみを認めます。膿疱病変が目立つ場合はなんらかの感染症と誤診されることもあります。数か月で消退します。膿疱の内容物を顕微鏡で観察すると多数の好中球を認めますが，発症機序はわかっていません。黒人の赤ちゃんに多い所見ですが，日本人でも認めます。

文　献

1. Berkowitz CD：Berkowitz's Pediatrics：A Primary Care Approach, 4th ed, American Academy of Pediatrics, Elk Grove Village, IL, 2011
2. Warren JB, Phillipi CA：Care of the well newborn. Pediatr Rev 33：4-18, 2012
3. American Academy of Pediatrics；Section on Ophthalmology；American Association for Pediatric Ophthalmology And Strabismus；American Academy of Ophthalmology；American Association of Certified Orthoptists：Red reflex examination in neo-

nates, infants, and children. Pediatrics **122** : 1401-1404, 2008
4. MacLean JA, Sobol SE : Congenital Malformations of the Neck. In Congenital Malformations of the Head and Neck, Springer, New York, pp159-183, 2014
5. Tuddenham E, Kumar A, Tarn A : Subcutaneous fat necrosis causing neonatal hypercalcaemia. BMJ Case Rep : bcr2014208460, 2015
6. Shumer DE, Thaker V, Taylor GA, et al : Severe hypercalcaemia due to subcutaneous fat necrosis : presentation, management and complications. Arch Dis Child Fetal Neonatal Ed **99** : F419-421, 2014

* * *

3 生まれてからの正常な経過

1. 体　重

　新生児の体重は，出生後の数日間で出生体重の5〜10％減少します。最近の文献[1]によると，経腟分娩出生，帝王切開出生ともに体重減少を生後48時間までに認め，生後48〜72時間には体重が増加に転じる傾向にあったと報告されています。生後10〜14日までに出生体重に戻るのが正常であり，12％以上の体重減少は評価を必要とします。完全母乳栄養の場合は，まず母乳測定を行い，授乳の指導を適切に行うことが大切です。完全母乳栄養のメリットを考えると，こうした評価をせずにやみくもに人工乳を投与することは避けたいものです。

　一方，完全母乳栄養児で母乳量が不足した状態が続くと，母乳関連高ナトリウム血症が生じ，高ビリルビン血症・低血糖・高カリウム血症・脳浮腫など重篤な合併症を伴うことがあります[2,3]。母乳関連高ナトリウム血症は確実に予防できる病態なので，医療者や母親が完全母乳にこだわり過ぎて発症させることがないよう注意が必要です。

　母乳に関しては本章第4項（p58〜）で詳細に説明します。

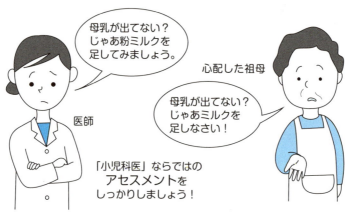

2．栄　養

　母子の状態が安定していれば，出生後から，両方の乳房から授乳をします。出生後からすぐに赤ちゃんと過ごすことで赤ちゃんの空腹のサインがだんだんわかるようになってきます。

赤ちゃんの空腹のサイン[4]
1. 見つめる
2. 口に手をもっていく
3. 探索（root）しようとする
4. 四肢を曲げ，手をこぶしにして活動が増す
5. ぐずぐずする
6. 啼泣（空腹の最後のサイン）

3．排　泄[5,6]

　正期産児の99％が生後24時間以内に排便をします。早期産児の場合は99％が48時間以内に排便をします。出生後は緑黒色の胎便を排泄しますが，生後3日目までには便性が変化し移行便とよばれる緑がかった茶色でヨーグルト状の便となります。生後4日目を過ぎると母乳栄養児では黄色・ペースト状・粒状の便となります。

　100％の健康な早期産児・正期産児・過期産児が生後24時間以内に排尿をします。

4．睡　眠

　生まれたばかりの赤ちゃんは昼夜の区別がつかず，睡眠サイクルは50～60分で，成人のように長く眠ることができません。

5．黄　疸[7~10]

　黄疸はもっともよくみられる症状の一つです。新生児は生理的多血であるうえ，グルクロン酸抱合酵素活性が不十分であり，腸肝循環が盛んです。したがって胎外循環への正常な適応過程として黄疸（生理的黄疸）が出現します。黄疸を呈する新生児の大部分が基礎疾患をもたず，正期産児の約60％，早期産児の80％が生後7日目までに黄疸をきたします。また，母乳栄養児の約10％が生後1か月時に黄疸を呈していると報告されています。

　一般に生後24時間以内に発症の黄疸は病的黄疸の可能性があり，なんらかの

3．生まれてからの正常な経過　　**55**

病態が隠れていないか精査を必要とします。もちろん生理的黄疸と病的黄疸が同時に存在することもあります。

わが国では，新生児の在院日数が約7〜14日と長いため，十分な観察，および必要に応じて治療をすることができます。経皮的ビリルビン濃度測定器による測定値と血清ビリルビン値の解釈に関しては，さまざまなリサーチがなされておりまだ議論が尽きませんが，それぞれの施設での測定法・方針に準じてモニタリングをします。もっとも重要なのは，どんな方法であれ核黄疸を起こしうる高ビリルビン血症を見逃さないことです。また，生理的黄疸に関しては，母親に適切な説明をして安心させる（reassurance）ことが大切です。

米国での黄疸の管理方法

米国では，出産後の母体の在院日数が非常に短く，経腟分娩2泊3日（経産婦では1泊2日での退院も可能），帝王切開で3泊4日が一般的です。新生児に問題がないかぎり母体と同時に児も退院するため，黄疸を観察できる期間が非常に短いのです。そのため2004年に「在胎35週以上で出生した新生児の高ビリルビン血症のマネジメント」ガイドラインがAAPより発表されました。このなかに，出生体重2,000g以上かつ在胎36週以上の児，および出生体重2,500g以上かつ在胎35週以上の児に利用できる，出生後時間・ビリルビン値・重度黄疸を起こすリスクの高さを示したモノグラム[1]があります。多くの施設がこのモノグラムを利用して黄疸のフォロープランと退院プランを決定しています。

文献
1. Bhutani VK, Johnson L, Sivieri EM：Predictive ability of a predischarge hour-specific serum bilirubin for subsequent significant hyperbilirubinemia in healthy term and near-term newborns. Pediatrics **103**：6-14, 1999

文献
1. Flaherman VJ, Schaefer EW, Kuzniewicz MW, et al：Early weight loss nomograms for exclusively breastfed newborns. Pediatrics **135**：e16-e23, 2015
2. Moritz ML, Manole MD, Bogen DL, et al：Breastfeeding-associated hypernatremia：are we missing the diagnosis? Pediatrics **116**：e343-e347, 2005
3. van Amerongen RH, Moretta AC, Gaeta TJ：Severe hypernatremic dehydration and death in a breast-fed infant. Pediatr Emerg Care **17**：175-180, 2001
4. Lawrence RA, Lawrence RM：Breastfeeding：a guide for the medical professional, 7th ed, Saunders, 2010
5. Gomella TL：Neonatology：Management, Procedures, On-Call Problems, Diseases, and Drugs, 4th ed, Appleton & Lange, Stamford, 1999
6. Zitelli BJ, McIntire SC, Nowalk AJ：Zitelli and Davis' Atlas of Pediatric Physical Diag-

nosis, Saunders, 6th ed, 2012

7. Rennie J, Burman-Roy S, Murphy MS ; Guideline Development Group ; et al : Neonatal jaundice : summary of NICE guidance. BMJ **340** : c2409, 2010

8. American Academy of Pediatrics Subcommittee on Hyperbilirubinemia : Management of hyperbilirubinemia in the newborn infant 35 or more weeks of gestation. Pediatrics **114** : 297-316, 2004

9. Maisels MJ, Bhutani VK, Bogen D, et al : Hyperbilirubinemia in the newborn infant＞or ＝ 35 weeks' gestation : an update with clarifications. Pediatrics **124** : 1193-1198, 2009

10. Fay DL, Schellhase KG, Suresh GK : Bilirubin screening for normal newborns : a critique of the hour—specific bilirubin nomogram. Pediatrics **124** : 1203-1205, 2009

* * *

母乳栄養

　母乳は，人間の新生児にとって「特別に作られた完全な栄養」です。母乳栄養のメリットは多くのリサーチで立証されており，禁忌がない限り，完全母乳栄養を推奨すべきです。WHOでは少なくとも2歳まで母乳を続けることを推奨しています。適切な母乳栄養指導は，小児医療従事者が習得すべき重要なスキルです。

1．母乳栄養に関する推奨

　母乳栄養に関する推奨としてもっともよく知られているものはUNICEF/WHO共同声明[1]です（**表1**）。産科医療や新生児ケアを行う施設に向けて出された声明で，そうしたすべての施設が守るべきとされる条項です。

　AAPによる「母乳栄養に関するポリシーステートメント」[2]では，臨床ですぐ利用できるより具体的な方針が推奨されています（**表2**）。

　これらを日々の臨床でも意識しながら母乳指導にあたりましょう。

2．母乳の利点[2,3]

　母乳についての知識が十分でない母親は少なくありません。完全母乳栄養の利点をしっかり伝え理解してもらい，できる限り完全母乳を継続してもらいましょう。

赤ちゃんへの利点
・成長・発達をもっともよく促すことができ，将来の認知能力がよくなる。
・下痢，下気道感染症，中耳炎，細菌性髄膜炎，尿路感染症の発症率が減る。
・アレルギー疾患（アトピー・喘息）・肥満・糖尿病の罹患率が減る。
・乳幼児突然死症候群（SIDS）の発症率が減る。

母体への利点
・オキシトシン分泌により産後出血が減少する。
・愛着形成を促す。
・妊娠前の体重により早く戻ることができる。
・乳がん・卵巣がん・骨粗鬆症のリスクが減る。

表1 「母乳育児成功のための10か条」UNICEF/WHO 共同声明（1989）

1. 母乳育児についての基本方針を文書にし，関係するすべての保健医療スタッフに周知徹底しましょう。
2. この方針を実践するために必要な技能を，すべての関係する保健医療スタッフにトレーニングしましょう。
3. 妊娠した女性すべてに母乳育児の利点とその方法に関する情報を提供しましょう。
4. 産後30分以内に母乳育児が開始できるよう，母親を援助しましょう。
5. 母親に母乳育児のやり方を教え，母と子が離れることが避けられない場合でも母乳分泌を維持できるような方法を教えましょう。
6. 医学的に必要がない限り，新生児には母乳以外の栄養や水分を与えないようにしましょう。
7. 母親と赤ちゃんが一緒にいられるように，終日，母子同室を実施しましょう。
8. 赤ちゃんが欲しがるときに欲しがるだけの授乳を勧めましょう。
9. 母乳で育てられている赤ちゃんに，人工乳首やおしゃぶりを与えないようにしましょう。
10. 母乳育児を支援するグループ作りを支援し，産科施設の退院時に母親に紹介しましょう。

（文献1より）

表2 健康な正期産児の母乳栄養マネジメントに関する推奨

1. 生後6か月までの完全母乳栄養
   ・生後6か月まで完全母乳栄養（最短でも生後4か月までの完全母乳栄養）
   ・直接母乳が望ましい（代替として搾乳母乳でもよい）
   ・少なくとも1歳まで母乳栄養を続け，1歳以降も母子がお互いに望むならより長く継続する
   ・鉄分や微量元素が多く含まれた離乳食を生後6か月で開始する
2. 母乳の開始と継続を最適化する医療機関の方針・プラクティス
   ・出産直後から最初の授乳を行うまで，母と児の直接の肌の触れ合いをもたせる
   ・児へのルーチンケア（測定，沐浴など）を行うのを最初の授乳が終わるまで待つ
   ・24時間で8～12回の授乳を行うよう母親を指導する
   ・ポジショニング，ラッチング，母乳の出を評価し記録する
   ・医学的に必要な場合を除き，母乳以外のもの（人工乳や糖水など）は与えない
   ・ルーチンでおしゃぶりを与えない
3. すべての母乳栄養児を小児科医が評価する
   ・脱水を評価する（排泄の状況を評価する）
   ・体重を評価する
   ・授乳を観察する
4. 母児は近くで休む（母児同室）
5. おしゃぶりを与えるのは生後3～4週間が経過し母乳栄養が確立してからとする

（文献2より一部抜粋，わが国に合うよう改変）

家族への利点

・経済的負担がない。
・人工乳の哺乳のときのような器具が必要なく，移動が楽である。

コミュニティ・社会への利点

・子ども自身の疾病罹患が減るため医療コストが減り，雇用者の欠勤が減る。

4．母乳栄養　**59**

3. 母乳栄養が禁忌となるとき[1~4]

母乳栄養が禁忌となる状況は下記のように多くありません。薬剤内服の授乳への影響を心配する母親は多いので，不安が軽減するよう説明し，母乳を継続してもらいましょう。

- 新生児がガラクトース血症（galactose 1-phosphate uridyltransferase 欠損症）の場合
- 母体が次の感染症に罹患している場合
    * HIV
    * HTLV（human T-cell lymphoma virus）typeⅠ, typeⅡ
    * 活動性結核（直接母乳は不可だが搾乳母乳の哺乳はよい）
    * 単純ヘルペス感染症による乳房の病変（直接母乳は不可だが搾乳母乳の哺乳はよい）
- 母体が特定の薬剤を内服している場合
    * 抗レトロウイルス薬
    * 抗がん剤
- 母体が放射線治療を受けている場合

母乳を快適にあげるために気をつけること 〜ポジショニングとラッチング

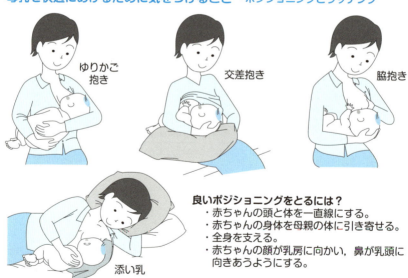

図1 授乳のポジショニングはいろいろ（参考：文献1）

・母体が違法薬物中毒の場合〔アンフェタミン，マリファナ，ヘロイン，フェンサイクリジン（PCP）など〕

4．母乳栄養のはじまり

　通常初産婦では，出産後72〜96時間経過するまで母乳は十分に供給されません。「生んですぐには母乳は出ない」ことは正常だと母親に理解してもらったうえで，生後すぐから1〜2時間間隔で授乳を続けます。

　初乳は必ず新生児に飲ませます．初乳には，移行乳・成乳と比ベタンパク質・脂溶性ビタミン・ミネラル・抗酸化物質・免疫グロブリン（とくにIgA）が豊富に含まれています．また，新生児の消化管で *Lactobacillus bifidus* の細菌叢形成を促すことも知られています[5]．

　より快適に母乳栄養を継続するために，よいポジショニング（図1）とラッチング（Latching-on；吸いつかせかた；図2）を母子ともに練習する必要があります．ポジショニングとラッチングのどちらかでもうまくいかないと，乳首

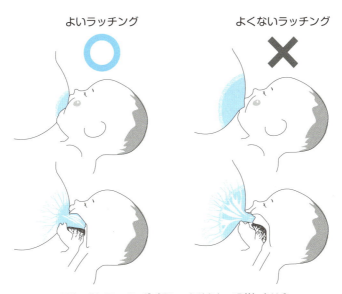

図2　よいラッチング（吸いつかせかた・吸着）とは？
よいラッチングでは児の口が大きく開き，口唇が外反する．
よくないラッチングでは吸いつきが浅く，吸っても乳輪の下にある乳管が刺激されないため，母乳が出づらい．結果として乳首の疼痛や摩擦による擦過傷の原因になる．
〔参考：World Health Organization；UNICEF：Breastfeeding counselling：a training course, WHO reference number：WHO/CDR/93.3-5, 1993　http://www.who.int/maternal_child_adolescent/documents/who_cdr_93_3/en/（2017年2月7日アクセス）〕

の痛みや乳腺炎，母乳摂取不足などのトラブルの原因になり，ひいては早期の母乳中止につながってしまいます。

　生後1か月までは24時間で8〜12回の授乳（約2〜3時間ごと）を行います。成長につれ授乳間隔が開き，1回量が多くなります。p55の「赤ちゃんの空腹のサイン」に母親が気づいたら，そのつど授乳を行うよう指導しましょう。

5. Milk transfer のアセスメント

　母乳がきちんと出て赤ちゃんが飲めていることを，専門的には milk transfer といいます。快適な母乳栄養継続のためにはよい milk transfer は不可欠で，milk transfer がよくできているかどうかは母子を観察するとわかります。

Milk transfer がよいときの赤ちゃんのようす
・ときどき休みながらもリズムよく吸啜し嚥下している。
・飲み込む音が聞こえる。
・手足がリラックスしている。
・授乳後，満腹に見える。
・1回の授乳は15〜45分で完了している。
・排泄の回数，便性，体重が適切である（**表3**）。

表3　Milk transfer がよいときの排泄回数・便性の目安

	生後0日	生後1〜2日	生後3〜4日	生後5〜6日
排尿回数	≧1	≧2	≧4	≧5
排便回数	≧1	≧2	≧3	≧5
便性	胎便	胎便	移行便	黄色・顆粒状
出生体重からの減少率	—	≦5%	≦10%	体重減少なし

（文献6より）

Milk transfer がよいときの母親のようす[6]
・分娩から3〜5日後までは子宮収縮を感じる。
・授乳中，もう片方の乳首から乳汁が出る。
・授乳前に乳房が張り，授乳中・授乳後に乳房が軟らかくなる。
・授乳後の乳首は長く伸びているが，擦過傷や痛みはない。
・授乳中，射乳反射（milk ejection reflex）を感じる。
・口渇，眠気を感じる。

乳汁産生が遅延するリスク[7]

通常は，出産後72時間までに乳汁産生がおこり母子ともに前述のような徴候を示します。いったん母乳が出るようになると赤ちゃんの体重は15～30 g/日増加するため，生後4日以降で体重増加しない場合は要注意です。

乳汁産生が遅延するリスクには，

- ・帝王切開
- ・母体の肥満
- ・LGA 児（とくに初産の場合）
- ・分娩第2期の遷延
- ・陥没/扁平乳頭

があります。乳汁産生が遅延している場合，赤ちゃんが正常に排尿・排便し，脱水がなければ頻回の授乳を行って様子をみましょう。

6．母乳育児の継続

母乳育児の成功には母親への指導・カウンセリングが重要です。わが国では地方自治体や医療機関によって，産前の母乳教室が開催されていますが，産後にも小児医療従事者による指導が継続的に得られることが理想的です。助産師・保健師による母乳相談や医師による母乳外来などの，母乳の悩みに対応する窓口がさらに増えるとよいと思います。

トラブルの予防[5]

母乳を快適に継続するためには，出生後の最初の1か月がとくに重要です。通常はこの1か月で母子ともに授乳のスケジュールに慣れ，適切なポジショニング・ラッチングを習得することができます。授乳を妨げる頻度の高いトラブルとして，次のものがあります。

① 乳首が痛い

乳首のひび割れ，裂傷からの出血，強い痛みは母乳栄養継続の障害となります。まずは乳首の状態，ポジショニング，ラッチングを評価することが重要です。

＜予防・対策＞

- ・授乳前に乳汁を出し，乳輪を軟らかくしておく。
- ・授乳と授乳の間は乳汁を乳頭に塗って乾燥させる。
- ・母親の苦痛が強く，必要であれば軟膏塗布（ラノリンなど）や授乳を休止する。

4．母乳栄養　**63**

② 乳房が張りすぎて痛い

乳汁がうまく排出されず乳房内にうっ滞すると，その部分が腫瘤（しこり）のようになり痛みを伴います。この状態を放置すると乳腺炎になってしまうこともあります。

＜予防・対策＞

・赤ちゃんに吸ってもらい，乳房を空にする（もっとも有効）。

・授乳時のラッチングの方向や角度を変える（乳房の異なる場所から乳汁が分泌されるので，乳汁うっ滞を予防できる）。

・乳腺炎が生じた場合，抗菌薬を内服しながら授乳を継続する。

③ うまく吸いつかせられない・吸う力が弱い

ポジショニング，乳首の形状，赤ちゃんの舌と顎の形状を評価します。また赤ちゃんに器質的な疾患がないかどうかを確認します。原因によって対応します。

家族の理解

快適に母乳栄養ができるようになっても，それを妨げる要素は日常のなかに多くあります。母乳に関する理解が不十分で完全母乳の利点を知らないまま人工乳に切り替える母親も少なくありません。また母親が，世代の異なる家族（たとえば祖父母）から人工乳を勧められることもあります。「人工乳のほうが栄養がある」と誤った認識をもってる家族もいます。母親のみならず育児に関わる家族メンバーに，母乳の重要性を理解してもらう必要があります。

母親が復職（復学）する場合の支援

母親の就労状況も母乳栄養中止の原因となります。完全母乳栄養から復職（復学）する場合，選択肢は3つあります。

① 完全に人工乳へ置き換える。

② 自宅にいるときは母乳，母親不在時には人工乳，と混合栄養にする。

③ 自宅と職場で搾乳した母乳を保存・貯蔵し，哺乳瓶で母乳をあげることで完全母乳栄養を続ける。

母乳は理想的な栄養ですので，小児科医としては③をお勧めします。③を実現するためには下記の条件がそろわねばなりません。

・職場・学校にプライバシーの守られる搾乳場所があり，清潔な保管場所（冷蔵庫や冷凍庫）がある。

・数時間おきの搾乳ができるスケジュールで勤務できる。

64　　4. 母乳栄養

・託児施設（または赤ちゃんの面倒をみてくれる家族）が搾乳母乳を適切に復温/解凍し，哺乳してくれる。
・赤ちゃんが直接母乳（母親の乳首）だけでなく哺乳瓶からも飲むことができる。

　これらが叶えば，復職後も完全母乳栄養を継続することが可能です。搾乳をより簡単に行うためにもち運びやすい小型の電動搾乳器を検討してもらうのもよいでしょう。ただ，働きながら隙をみつけて搾乳し母乳を保存することは，周囲が想像する以上に大変ですので，母親自身が母乳への強い思いをもたねばなりません。

　職場・学校でプライバシーの守られた搾乳環境があるかどうかは重要です。施設環境によっては快適でない場所（トイレなど）で搾乳をせざるを得ないことや，業務が忙しすぎて搾乳するための時間が十分取れないこと，同僚の理解が得られないこと，搾乳そのものが母親のストレスになってしまうことがあります。また，搾乳した母乳を良い状態で自宅にもち帰るためには，清潔な容器（母乳パックや搾乳用哺乳瓶）に保存し冷蔵庫での保管が必要ですが，容易でないことも少なくありません。適当な冷蔵庫がなかったり，「体液である母乳をほかの食品と一緒の空間に入れること」に母親本人や職場の人が抵抗を感じたりしてしまうこともあるでしょう。さらに，せっかく搾乳・保存をしても母乳を扱わない託児施設もあります。

　米国では，出産後比較的早期に復職し，③を実行する母親は多いです。しかし，忙しくて搾乳をしそびれたり，しっかり搾乳をする十分な時間が取れなかったりして，だんだんと搾乳できる母乳量が減ってしまうことはよくある問題となっています[8]。

　日本では②を選ぶ母親が多い印象です。この場合，授乳しない時間が長くなるので母乳産生が低下することが問題です。自宅で授乳したくても母乳の量が自然に減ってしまいあきらめたという母親も少なくないでしょう。母乳を継続したい場合は勤務中にできるだけ頻回に搾乳をするとよいでしょう。母乳を搾ったつど捨てる場合は保存を考えなくてもよいので，③と比較すると母親の負担は少ないかもしれません。

　搾乳母乳でも人工乳でも，母親が不在の間は哺乳瓶で飲ませることになります。赤ちゃんによっては母親の乳首と哺乳瓶の乳首に柔軟に対応できず，飲めないことがあります。復職を考えている母親は，復職前に赤ちゃんに母乳を哺乳瓶で飲ませ慣らす期間をもつよう勧めるのもよいでしょう。

　仕事をしながら母乳を続けられることは非常に素晴らしく，自信をもって取り組んでもらいたいものです。母親が「こっそり隠れて搾乳しなければならな

4. 母乳栄養　　**65**

い」,「搾った母乳を捨てなければならない」のではなく,「誇りをもって堂々と就労中に搾乳し,託児施設にもっていく」習慣・文化が日本でも育まれることを期待しています。一方で,前述したように,勤務しながらの搾乳・母乳保存は容易ではないので,労働環境や母親の性格,赤ちゃんの健康状態,託児環境,母子の生活スタイルなどを見極め,その母子にとって最適な栄養を助言できることが小児医療従事者には求められます。小児医療従事者が「完全母乳にこだわる」,「簡単に人工乳を勧める」のではなく,母親が「仕事のために母乳をやめてしまった罪悪感」をもたぬよう,復職前から小児医療従事者が相談にのり,適切なアドバイスができるとよいでしょう。

母乳の保存法[1,9]

　母乳がきちんと保存できれば,母親が不在でも母乳栄養を継続でき,より快適に育児ができるようになります (**表4**)。母乳保存用のパックやボトルが複数のメーカーから販売されています。

表4　母乳の保存環境と保存可能時間

	保存環境	保存可能時間	備　考
室温	37℃以上	保存不可	
	25〜37℃	4 時間	
	15〜25℃	8 時間	
	15℃未満	24 時間	
冷蔵	2〜4℃	5 日間	UNICEF/WHO は「8 日間（3〜5 日以内の使用が望ましい）」としていますが,AAP および米国母乳医学学会では 5 日間としています。
冷凍	冷蔵庫内の製氷室	2 週間	
	冷蔵庫と分かれた2 ドア	3〜4 か月	アイスクリームが固く凍る程度の温度なら大丈夫です。
	医療用	6 か月	

冷凍母乳の解凍方法

・冷凍母乳は冷蔵庫へ移し数時間かけて解凍するか,湯せんで温めながら解かします。
・母乳に含まれる抗体が破壊されるので電子レンジで温めたり,沸騰した湯につけたりしてはいけません。
・解凍した母乳は冷蔵庫内で24時間保存できますが,再冷凍をしてはいけません。

7. 母乳栄養中の補充

　完全母乳栄養は,「新生児にとって理想の栄養」とされながらも欠乏しやすい物質があることも知られています。代表的な「欠乏しやすい」物質はビタミンDと鉄です。早期産児・低出生体重児は,鉄欠乏およびビタミンD欠乏のリスクが高く通常どちらも補充が必要ですが,ここでは健康に出生した正期産児についての対応を取り上げます。

ビタミンD補充

　米国では1990年代後半から2000年にかけて,日照量の少ない地域における完全母乳栄養児のくる病の発症率増加が報告され,母乳栄養児のビタミンD摂取量が不十分であることが判明しました。人工乳と比べ母乳はビタミンD含有量が25 IU/Lと少なく,母乳栄養で,適切な日光曝露(ビタミンD合成には紫外線B波が必要)・ビタミンD補充を受けていない乳児はビタミンD欠乏症およびビタミンD欠乏性くる病のリスクが高いのです。

　AAPは2003年[10],完全母乳栄養児へのビタミン剤処方を推奨するガイドラインを発表しました。2008年に改訂された提言[11]では「すべての乳児に,ビタミンD 400 IU/日の補充を生後すぐから開始し,小児期・思春期も継続する」ことが推奨されています。完全母乳栄養の場合,かかりつけ医がビタミンD製剤を処方し,400 IU/L/日の内服を指導します。カナダでも同様に「母乳栄養児にはビタミンD 400 IU/日の補充する」ことが推奨されています[12]。米国で市販されている人工乳には少なくとも400 IU/LのビタミンD$_3$が含まれており,少なくとも1日1L飲めば必要量を摂取できます。逆に,人工乳摂取量が1日1Lに満たない乳児にはビタミンD製剤を処方するよう推奨されています。

　完全母乳栄養の健康な新生児へのビタミンDの補充の効果に関してのメタアナリシスは実施されておらず結果がでていません[13]。温帯に属する日本では日照量は少なくはありませんが,居住環境が整っているため,新生児の日光曝露は限られています。わが国において,健康な新生児へのビタミン補充は実際の臨床の場では行われておらず,潜在的にビタミンD不足になっている乳児は実は多いのかもしれません。AAPが推奨する摂取量に達するには,日本で販売されている人工乳をどれだけ飲めばよいでしょうか。さまざまなメーカーから販売されている人工乳の成分表から計算すると,やはり1日1L飲むことが必要となります。健康な人工栄養児が1日1Lのミルクを飲めるようになるのは通常生後2か月近くなってから,混合栄養の場合はそれぞれの哺乳状況によって異なります。AAPが推奨するビタミンD 400 IU/日が人種・気候の違いを考

4. 母乳栄養　**67**

慮しても必要であると結論づけられるかどうか，今後の動向が興味深いです。

鉄補充

母乳に含まれる鉄は初乳・移行乳では 70 µg/100 mL，成乳では 100 µg/100 mL です。参考値として，牛乳には 70 µg/100 mL，一般的な人工乳には 7 mg/100 g（換算すると約 900 µg/100 mL）の鉄が含まれています。通常，健康な新生児は生後 4〜6 か月くらいまでの鉄需要を補えるだけの貯蔵鉄をもって生まれてくるため，その期間に貧血になることは多くありません。完全母乳栄養であっても需要に見合う十分な鉄が供給できますので，補充は必要ありません。生後 6 か月になったら離乳食を始めますが，徐々に鉄分の多い食材を取り入れていくようにします。前述のように人工乳と比較すると母乳の鉄含有量は少ないため，母乳栄養児で生後 6 か月以降に離乳食の進みが悪い，または鉄分の多い食材を食べてくれない場合，鉄欠乏のリスクが高くなります。生後 6 か月以降の鉄欠乏は母乳栄養児にはよくみられる状態であり，鉄欠乏による成長発達障害は常に懸念されます。Cochrane Reviews によると，すでに貧血を発症した児へ鉄補充療法を行っても成長発達の改善につながるというエビデンスはありません[13]。したがって，鉄欠乏性貧血の予防が重要です。離乳食の進み具合と母乳および人工乳摂取量を詳細に確認し，リスクが高いと判断したら離乳食の指導，必要に応じて鉄補充を検討しましょう。

8. よくある質問

母乳に関して，よくきかれる質問をとりあげました。

 タバコを吸っているので，母乳はあげてはいけないのですよね？

 まず禁煙が第一ですが，どうしても禁煙できないときであっても，やはり母乳が理想的です。ニコチンが母乳に含有する可能性はありますが，副作用の報告はありません。

 母乳だと薬を飲めないのですよね？

 母乳をあげていてもほとんどの市販薬・処方薬は飲むことができます。医師に確認をし，母乳に影響のない薬の場合は心配せずに授乳を続けてください。

お酒を飲んだあと,授乳ができるまで何時間あければいいですか?

母乳をあげている間は極力飲酒を避けるのが無難です。アルコールは種類を問わず,赤ちゃんが飲む母乳量を減らす可能性があります。もしお酒を飲むのであれば,授乳後もしくは搾乳後に飲み,アルコール血中濃度が下がるまでの時間を賄えるよう,たくさん搾乳・保存しておきましょう。お酒を飲んでから次に母乳をあげるまで実際に何時間あければよいか,という点に関しては,摂取したアルコールの量によります。英国 National Health Service(NHS)[14]によると,一般的には1単位のアルコール(英国の基準で純アルコール8 g/単位)が母体からなくなるのに2時間かかるといいます。たとえば5%のビール200 mLでアルコール量が8 gになりますのでビールを200 mL飲んだら2時間は授乳してはいけません。350 mLのビール1缶(アルコール量14 g)を飲んだら3時間半は授乳してはいけません。

　なお,日本のアルコール1単位は20 gであり,1単位に相当する飲酒量が異なるので注意しましょう。参考までに,アルコール量の計算式は,
　　飲酒量(mL)×[アルコール度数(%)÷100]×0.8(0.8はアルコールの比重)
　　　=純アルコール量(g)
となります。

コラム No.5　母乳栄養と成長曲線

　複数の調査[1〜3]で完全母乳栄養児はそうでない児と比較して,小さめの体格になることが報告されています。臨床の場で乳児の成長を評価する際,とくに体重の経時的変化は重要であり,1日あたりの体重増加量の評価に加え,成長曲線が有用です。わが国の成長曲線に反映されているデータは平成12(2000)年乳幼児身体発育調査での測定値であることは第2章(p24〜)で述べました。このデータに反映されている集団背景を詳しく見てみましょう。
　平成12(2000)年乳幼児身体発育調査[4]の調査対象は,
　① 一般調査:平成7年国勢調査地区のなかの3,000地区内の生後14日以上2歳未満の乳幼児および3,000地区のうちから抽出した900地区内の2歳以上小学校就学前の幼児10,021人。
　② 病院調査:全国の産科病床を有する病院のうち,平成12年医療施設基本ファイルから抽出した146病院で出生し,平成12年9月中に1か月健診を受診した乳幼児4,094人。
となっています。両調査とも「全国から偏りなく抽出され,わが国の乳幼児とし

4. 母乳栄養　69

て十分な代表性がある」とされています。

　同調査で収集された栄養状況は**下表**の通りです。ご覧のように，成長曲線に反映されたデータは「生後4か月までの完全母乳栄養が4割弱程度の集団」から得られたものとなります。混合栄養および人工乳のみの児の測定値も反映されている曲線ですので，完全母乳栄養児の測定値をプロットすると，「小さめに見える」ことがあります。この背景を認識しながら，体重増加の経過，出生歴，母体の心身の状況（健康状態，性格，栄養に関する希望，子育て環境など）をていねいにアセスメントし，マネジメントすることが大切だと考えます。

平成12年乳幼児身体発育調査の測定対象の栄養

	総数（回答者数）	母乳(%)	人工(%)	混合(%)
1～2か月未満	2,736	44.8	11.2	44.0
2～3か月未満	2,594	42.3	21.1	36.6
3～4か月未満	2,348	39.4	30.2	30.5
4～5か月未満	2,112	35.9	39.5	24.5

（文献4より）

文　献
1. Dewey KG : Growth characteristics of breast-fed compared to formula-fed infants. Biol Neonatol **74** : 94-105, 1998
2. de Onis M, Onyango AW : The Centers for Disease Control and Prevention 2000 growth charts and the growth of breastfed infants. Acta paediat **92** : 413-419, 2003
3. 加藤則子，福田良子，石川房子，他：厚生省発育基準と比較した母乳栄養児の乳児期の発育曲線．小児保健研究 **60** : 680-689, 2001
4. 厚生労働省雇用均等・児童家庭局母子保健課：平成12年乳幼児身体発育調査報告書，平成13年10月　http://www.mhlw.go.jp/houdou/0110/h1024-4.html（2017年2月7日アクセス）

わが国の母乳栄養

■母乳栄養の推移

　いつの時代も「子育て」は社会情勢に影響されます。その時々の「トレンド・流行り」があり，わが国の乳児の栄養も例外ではありません。昭和30年代に入ると人工乳の質が改善し，それらの生産会社の宣伝や，海外で人工乳栄養が主流であった影響もあり，昭和40年代には母乳栄養の比率が低下しました。

　わが国のみならず，世界的な母乳栄養率の低下とその弊害は1974（昭和49）年WHO総会で議論され，母乳栄養を推進する勧告が発表されました。さらに1981年にはWHOとUNICEFによりInternational Code of Marketing of Breast-milk Substitutes[1]が発表され，人工乳の販売を見直す動きが生まれました。昭和50年版 科学技術白書[2]にも「乳栄養の重要性についての正しい認識

の欠除から，今日では人工栄養の比重が増大し，母乳栄養の場合でも授乳期間が短縮して，それらが乳児の抗体産生など健康問題ばかりでなく，産後の母体の肥満やそれに伴う健康障害など，母子保健に関する諸問題を提起している」と記されています。以降，わが国における母乳栄養率は漸増しています。平成27年度の統計[3]では，**下図**のとおり，生後1か月で母乳栄養の児は51.3％，生後3か月では54.7％，混合栄養も含めると母乳を与えている割合は生後1か月で96.5％，生後3か月で89.8％でした。

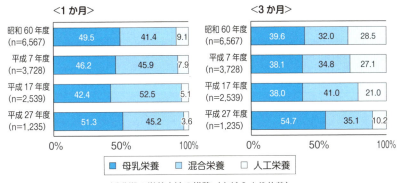

授乳期の栄養方法の推移（文献3より抜粋）
※栄養方法「不詳」除く

■母親の意識

平成27年度の調査[3]では，1,212名のうち43.0％が妊娠中に「ぜひ母乳で育てたいと思った」，50.4％が「母乳が出れば母乳で育てたいと思った」と回答しています。インターネットや雑誌などのメディアや，自治体や産院による母親学級でも母乳栄養の重要性が強調され，母乳栄養についての意識は高まっています。なかには母乳に対する思いが非常に強い，ときに強すぎてしまう母親もいます。理想通りに母乳栄養ができればよいのですが，ときにそれが叶わないこともあります。母乳が十分出ない，授乳がつらい，児の体重が増えない，など母乳栄養につまずいてしまうことはまれではありません。医療者の「じゃあ粉ミルクを足しましょう」の軽い一言で，深く傷ついたり自己嫌悪に陥ったりしてしまう人もいます。したがって，母親の性格・希望を把握しておくことは育児支援をするうえで大切です。医療者として適切なアセスメントをしたうえで，母親の気持ちを汲んだ対応をしましょう。

反対に，医療者が母乳にこだわりすぎるあまり，人工乳を与えることを批判してもいけません。人工乳を与えている理由は多岐にわたり，当然ながら「母乳をあげたくてもうまくいかなかった」人もいます。医療者が「母親が母乳栄養の長所を理解していない」と思い込み，その思い込みによる指導をすることも，適切な育児支援とはいえません。

■小児病棟の業務に携わっている医療者の方へ

母乳栄養中の乳児がなんらかの疾患で入院となったときは，必ず栄養に関する

4．母乳栄養　71

保護者の希望を聞きましょう。いろいろな事情で保護者が常時ベッドサイドにつき添えないことがあるので，母親が不在のときは栄養をどうすればよいかを入院時にあらかじめ話し合っておきます。母親の不在時に無断で人工乳を与える，ということはしないようにしましょう。搾乳母乳を与えられる施設であれば，その選択肢もあることを呈示しておきましょう。

文 献

1. World Health Organization：International Code of Marketing of Breast-milk Substitutes, 1981　http://www.who.int/nutrition/publications/code_english.pdf（2017年2月7日アクセス）
2. 科学技術庁：昭和50年版 科学技術白書─安定的発展への新たな要請を踏まえて（文部科学省ホームページより閲覧可能）　http://www.mext.go.jp/b_menu/hakusho/html/hpaa197501/index.html（2017年2月7日アクセス）
3. 厚生労働省：平成27年度 乳幼児栄養調査結果の概要　http://www.mhlw.go.jp/stf/seisakunitsuite/bunya/0000134208.html（2017年2月7日アクセス）

文 献

1. BFHI2009翻訳編集委員会（訳）：UNICEF/WHO 赤ちゃんとお母さんにやさしい母乳育児支援ガイド ベーシック・コース「母乳育児成功のための10カ条」の実践，医学書院，東京，2009
2. American Academy of Pediatrics, Section on Breastfeeding：Breastfeeding and the use of human milk. Pediatrics **129**：e827-e841, 2012
3. Gartner LM, Morton J, Lawrence RA, et al：Breastfeeding and the use of human milk. Pediatrics **115**：496-506, 2005
4. WHO/UNICEF：Breastfeeding and Maternal Medication—Recommendations for Drugs in the Eleventh WHO Model List of Essential Drugs　http://apps.who.int/iris/bitstream/10665/62435/1/55732.pdf（2017年2月7日アクセス）
5. Lawrence RA, Lawrence RM：Breastfeeding：A Guide for the Medical Professional, 7th ed, Saunders, 2010
6. Zitelli BJ, McIntire SC, Nowalk AJ：Zitelli and Davis' Atlas of Pediatric Physical Diagnosis, 6th ed, Saunders, 2012
7. American Academy of Pediatrics：A Clinician's Guide：Suggested Questions to Assess Breastfeeding in Primary Care Practice　https://www.aap.org/en-us/professional-resources/practice-support/Vaccine-Financing-Delivery/Documents/Breastfeeding_SAMPLE.pdf（2017年2月7日アクセス）
8. American Academy of Pediatrics：Expressing Breastmilk On The Job　https://www.healthychildren.org/English/ages-stages/baby/breastfeeding/Pages/Expressing-Breastmilk-on-the-Job.aspx（2017年2月7日アクセス）
9. Academy of Breastfeeding Medicine Protocol Committee；Eglash A：ABM clinical protocol #8：human milk storage information for home use for full-term infants（original protocol March 2004；revision #1 March 2010）. Breastfeed Med **5**：127-130, 2010
10. Gartner LM, Greer FR；Section on Breastfeeding and Committee on Nutrition. American Academy of Pediatrics Prevention of rickets and vitamin D deficiency：new guidelines for vitamin D intake. Pediatrics **111**：908-910, 2003

11. Wagner CL, Greer FR；Section on Breastfeeding and Committee on Nutrition. American Academy of Pediatrics Prevention of rickets and vitamin D deficiency in infants, children, and adolescents. Pediatrics **122**：1142-1152, 2008

12. Critch JN；Canadian Paediatric Society；Nutrition and Gastroenterology Committee：Nutrition for healthy term infants, six to 24 months：An overview. Paediatri Child Health **19**：547-552, 2014

13. Cochrane library　http://www.cochranelibrary.com/（2017 年 2 月 7 日アクセス）

14. NHS Choices：Breastfeeding and drinking alcohol　http://www.nhs.uk/Conditions/pregnancy-and-baby/Pages/breastfeeding-alcohol.aspx（2017 年 2 月 7 日アクセス）

＊　＊　＊

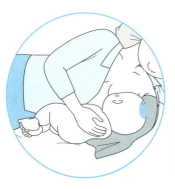

Beyond Saying "It's Normal."
Pediatric Health Supervision

第4章
誕生から1歳未満の
ヘルス・スーパービジョン

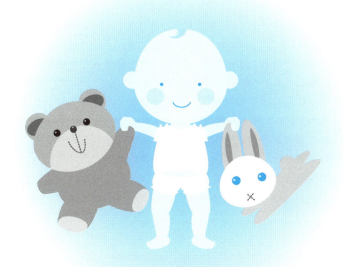

　この章から，子どもの月齢・年齢に応じたヘルス・スーパービジョンの実践法を説明します。Bright Futures ガイドラインから応用しやすい点はできるだけ引用し，そのほかにも日々の臨床で気になる・わかりづらいトピックに関して解説をしています。
　1．このころの様子
　2．確認すべきポイント
　3．身体診察とスクリーニング検査
　4．保護者へのガイダンス
の順番にまとめています。「4．保護者へのガイダンス」では，確認すべきポイントに対応したサンプルクエスチョン（尋ねやすい保護者への質問例）およびアドバイスを記載しています。

誕生〜生後1週間のヘルス・スーパービジョン

　赤ちゃんの誕生後，速やかに診察を行います。わが国の産科施設では，助産師による診察の後，24時間以内（施設によっては出生時）に医師による診察も行われるのが一般的です。身体所見や体重，哺乳状況にとくに異常がないかぎり，小児科医と母親が赤ちゃんについてじっくりと話す機会は多くありません。育児のスタート地点となる機会ですので，母子の退院前に，ぜひ養育環境や母乳栄養について母親と話し合いたいものです。

　米国では分娩後の母体の在院日数が非常に短いですが，赤ちゃんの状態に問題がなければ，母親と一緒に退院します。すなわち経腟分娩では生後2〜3日目，帝王切開では生後3〜4日目で退院となります。通常，診察は出生した医療機関で生後24時間以内に行われます。米国ではかかりつけ医をもつことが必須と前述しましたが，母親によってはかかりつけ医をまったく決めていないこともあります。また，人々の社会経済的背景の差が大きく，不安定な生活環境（貧困・移民・言語の壁など）に身を置く母親も少なくありません。さらに，母親の不十分な産前ケア（1度も妊婦健診に行っていないなど）・薬物依存，ひとり親家庭，父親の薬物依存や家庭内暴力，などがあることもあります。したがって，退院前に母親と医師が直接話し，養育環境のリスクスクリーニングおよび必要な介入をすることが重要とされています。

1．このころの様子

発　達
● 運　動
・出生後まもなく：視覚・聴覚の刺激（光や音）で体を動かす。
・生後1週間：強い原始反射を示す。腹臥位で頭部を一瞬もち上げることができる。
● 認　知
・出生後まもなく：覚醒時には母親を見る。
・生後1週間：親の顔を数秒間固視する。
● 言語・コミュニケーション
・出生後まもなく：抱っこされると泣き止む・落ち着く。
・生後1週間：親の声に反応し落ち着く。泣きかたはいつも同じ（気分やして欲しいことに応じて泣きかたを変えることはまだできない）。

● 社会情動
　・出生後まもなく：父親・母親の声やタッチに反応する。
　・生後1週間：覚醒時間が長くなる。周囲の環境を認識し始める。

栄　養
第3章3項（p55）を参照してください。

排　泄
第3章3項（p55）を参照してください。

睡　眠
第3章3項（p55）を参照してください。

2．確認すべきポイント

　① 家族の準備状況
　② 新生児の行動
　③ 栄養
　④ 安全の確立
　⑤ 新生児のケア

3．身体診察とスクリーニング検査

　身体診察については第3章2項（p46～）を参照してください。
　スクリーニング検査として，聴力検査と新生児マススクリーニングを行います。

4．保護者へのガイダンス[1]

① 家族の準備状況

　新しく赤ちゃんを迎えるとき，家族は新しい生活に順応しなければなりません。とくに1人目の子どもの場合，保護者の不安も大きいです。保護者の心身の疲労は事故や虐待の原因にもなりえます。過度の疲労を防ぐために，「積極的に休む」，「人に頼る」ことが大切であると知っておいてもらいましょう。また，産後うつは決してまれな病態ではないのであらかじめ知識をもっておいてもらうことが大切です。

　わが国では，子どもの貧困も問題となっています。17歳以下の相対的貧困率※は1990年代半ばから上昇傾向にあり，2013年には16.3％となっています[2]。

1．誕生～生後1週間のヘルス・スーパービジョン　　**77**

それぞれの家庭に必要（または後に必要となりそう）な社会的支援を提供できれば，より適切に育児を支えることができます。赤ちゃんを迎える家庭の社会面を把握し，なんらかの問題があれば保健師，子ども家庭支援センター，児童相談所など地域の福祉機関へ相談しましょう。

※相対的貧困率＝世帯の可処分所得を世帯人員の平方根で割り
調整した所得の，中央値の半分に満たない世帯員の割合

保護者への質問例
・困ったときや，わからないときに，助けてくれる家族や友人はいますか？
・これから赤ちゃんのお世話をするうえで，いらいらしてしまいそうなことはありますか？
・赤ちゃんの世話をしながらどうやって休息をとるか考えていますか？
・お住まいの環境はいかがですか？　赤ちゃんのお世話をするうえで，住居，経済面，安全面で不安なことはありますか？
・かかりつけ医は決めましたか？

アドバイス
・困ったときに頼ることができる家族や友人をもち，助けが必要と思ったら遠慮せずに頼りましょう。
・どんな親でもいらいらしたり，途方に暮れたりすることがあります。そんなときは，赤ちゃんを安全な場所（ベッドや布団）に寝かせ，だれかに手伝ってくれるよう頼んだり，電話で話したりしてみましょう。赤ちゃんに向かって怒鳴る，赤ちゃんを叩く・揺さぶることは絶対にしてはいけません。
・赤ちゃんのためだけではなく，自分自身のための時間をもつように心がけましょう。
・多くのお母さんが最初の何週間かで疲れたり，もうできないと感じたりします。こうした気持ちは通常短期間で治まりますが，ひどく疲れる・落ち込むことが続く場合は医師に相談してください。
・まだ決めていなければ，赤ちゃんのかかりつけ医を決めましょう。通いやすいクリニックを選びましょう。

② 新生児の行動
　お互いの存在に慣れながら，新たな親子関係を築いていく時期です。赤ちゃんの気質を理解し，行動のパターンを知り，対応できるようになると，保護者

も子育てに自信がついてきます。

保護者への質問例
・どうやって赤ちゃんをなだめますか？　安心させますか？
・おうちでは，赤ちゃんはどこで眠りますか？

アドバイス
・赤ちゃんは嬉しいときはその気持ちを表すことができます。すぐに表情や仕草から赤ちゃんの気分がわかるようになります。
・ときには泣き止まないこともあります。抱っこして優しく揺すったりすると落ち着くかもしれません。深刻な脳の障害が起こる可能性があるので絶対に強く揺さぶってはいけません。
・抱っこ，マッサージなど毎日のケアのなかで，赤ちゃんの体にたくさん触れてあげると，赤ちゃんは安心し自分が愛されていると感じます。
・赤ちゃんを寝かせるときは必ず仰向けにします。大人と一緒のベッドや布団ではなくベビーベッドか赤ちゃん専用の布団に寝かせます。添い乳をする場合は，お母さんが眠りに落ちる前に必ずベビーベッドへ戻しましょう。

③ 栄　養

　母乳栄養に関しては第3章4項（p58〜）で詳しく述べました。哺乳・授乳がうまくいくと，育児が楽しくなり母親としての自覚を育みやすいといわれています。出生後しばらくのあいだ哺乳・授乳が難しいと感じる母親は多いので，悩みやトラブルを聴取し，早めに対応できるようにします。可能であれば医療従事者が直接授乳・哺乳を観察してアドバイスをします。

保護者への質問例
・授乳をしてみてどうでしたか？
・母乳について質問はありますか？
・生まれてからうんちやおしっこは出ましたか？

アドバイス
・出生後，赤ちゃんは寝ている時間が長いので，授乳の時間になっても起きなければ刺激をして起こしましょう。生後24時間に8〜12回（2〜3時間おき）の授乳をします。

1．誕生〜生後1週間のヘルス・スーパービジョン　　**79**

- 出産後すぐでは母乳はあまり出ませんが，これは普通のことです。出産後3～4日経つと母乳が多く作られおっぱいが張ってきます。同じころに赤ちゃんもたくさん飲みたがるようになるので1～2時間おきに授乳を続けましょう。生後1週間たつと，日中は2～3時間おきの授乳，夜間は3時間おきの授乳，というようにリズムができてくることが多いです。
- 母乳・人工乳以外のもの（白湯やお茶など）はあげないでください。
- 赤ちゃんが満腹になるまで授乳します。満腹になると乳首から口を離したり，口を閉じたりします。
- 生後6か月までの完全母乳栄養は赤ちゃんの身体と脳の発達にとてもよいので，できるだけ母乳をあげましょう。
- 母乳をあげるために，お母さん自身がしっかり栄養を摂って休むことが大切です。
- 授乳は痛くないものです。授乳が痛い・つらい場合は医師や保健師，助産師にすぐに相談しましょう。
- 赤ちゃんは生まれてから24時間以内に黒っぽくべっとりしたうんちをします。これは正常です。だんだん色や性状が変わって，生後4日目ころには黄色・粒状のうんちになります。赤ちゃんの便は水っぽく軟らかいですが，下痢ではありません。生後1週間ごろには1日に3～4回のうんちをします。
- 健康な赤ちゃんは生後24時間以内におしっこをします。生後3～4日目に母乳がたくさん出て赤ちゃんの飲む量が増えると，1日で6～8回くらいおしっこをします。

④ 安全の確立

　赤ちゃんを事故・外傷，疾病から守るには保護者の注意が非常に大切です。より適切な養育環境を作るために指導をします。母親自身が赤ちゃんに愛情があるかも観察しましょう。

　安全な睡眠環境については**コラム No.2（p42）**を参照してください。

保護者への質問例
- 退院時，病院からご自宅まではどうやって帰りますか？
- 退院後，赤ちゃんが車に乗ることはありますか？　その場合，チャイルドシートを用意していますか？　チャイルドシートの取りつけかたは適切ですか？

・家族でタバコを吸う人はいますか？

・赤ちゃんをどうやって（どこで）寝かせますか？

・お風呂はどうやって入れますか？

・抱っこ紐（ベビーキャリア）の使いかたはわかりますか？

アドバイス

・チャイルドシートは必ず後部座席に後ろ向きに取りつけ，赤ちゃんを乗せたら必ずストラップベルトを適切に締めます。

・チャイルドシートの取りつけがうまくできないときは，シートを購入したお店やガソリンスタンドなどで取りつけてもらいましょう。

・他人の車（友人・親戚の車やタクシー）に赤ちゃんが乗るときも，必ずチャイルドシートを使用しましょう。

・赤ちゃんを助手席に乗せては絶対にいけません。エアバッグが作動したときに強い衝撃が赤ちゃんに加わり，重度の外傷や死亡することにつながります。

・赤ちゃんが過ごす空間ではタバコを吸ってはいけません。赤ちゃんの部屋だけではなく，おうち全体，家族の車でもタバコを吸うべきではありません。タバコを吸う人には禁煙をしてもらいましょう。

・赤ちゃんの転落事故は珍しくありません。おむつ台やソファ，ベッドに赤ちゃんを置くときは，絶対に片手を赤ちゃんから離さないようにします。

・沐浴のときは必ず湯温を確認してから赤ちゃんを入れます。赤ちゃんが湯のなかにいる間は絶対に目を離してはいけません。ベビーバスに入れるタイプのベビーネットやチェアを使っているとつい油断してしまいますが，溺れる可能性があるので絶対に目を離さないでください。ベビーバスに入れる湯は深くなりすぎないようにしましょう。

・赤ちゃんを寝かせるときは必ず仰向けにします。うつ伏せ寝で乳幼児突然死症候群のリスクが上がるといわれています。

・寝ている間の事故を防ぐために，赤ちゃんはベビーベッドか，専用の赤ちゃん布団で寝かせます。布団の場合，兄弟姉妹や大人の布団が誤って赤ちゃんにかぶさってしまわないように，赤ちゃんの布団からは離して敷きましょう。

・抱っこ紐（ベビーキャリア）はデザインの良し悪しだけではなく安全性を確認して購入しましょう。それぞれの製品の適正体重や使用法をよく読んで使用しましょう。誤った使いかたをすると赤ちゃんが転落

1．誕生〜生後 1 週間のヘルス・スーパービジョン　**81**

したり窒息したりする危険があります。おんぶ紐は首がしっかり座ってから使うようにします。

⑤ 新生児のケア

　赤ちゃんのお世話については，家庭によっていろいろな「慣習」・「信条」があり，ときには医学的に正しくない習慣を続けていることもあります。たとえば，「赤ちゃんには石鹸を使ってはいけない」，「赤ちゃんのおへそにはガーゼを当てなければいけない」……などです。適切でないケアをしている場合は，よりよい方法を指導しましょう。

　予防接種についても忘れずに言及しましょう。

保護者への質問例

- ・赤ちゃんのお肌をどうケアしていますか？
- ・お風呂はどうやって入れますか？
- ・退院後，外出の予定や団体で集まる予定はありますか？
- ・予防接種についてどう考えていますか？

アドバイス

- ・赤ちゃんのお肌は敏感なので，赤ちゃん用の石鹸・ローションや，匂いの強くない洗濯石鹸を使いましょう。乾燥している部分には保湿ローションを適宜塗りましょう。
- ・お風呂のとき，石鹸で赤ちゃんの体を洗っても大丈夫です。首や頭皮は湿疹ができやすいので石鹸でやさしく洗いましょう。
- ・ベビーパウダーは赤ちゃんが吸い込む可能性があるのでやめましょう。
- ・へその緒は自然に乾燥させます。何かで覆ったり，消毒する必要はありません。生後10～14日で自然に落ちます。落ちたあと少し出血することもありますが心配いりません。心配なことがあれば医師に相談してください。
- ・おむつかぶれを防ぐために，おしっこ・うんちをしたら優しくふき取り，よく乾かしてから新しいおむつをあてます。まめにおむつを替えましょう。
- ・赤ちゃんに触る前には手を石鹸で洗いましょう。親戚や友人が赤ちゃんに触るときにも必ず手を洗ってもらいましょう。
- ・生まれてから数か月間は病気にかかりやすいです。家族・親戚・友人が風邪などをひいてしまったら，赤ちゃんに触らないようにしてもら

いましょう。また，人が多く集まる場所への外出は感染のリスクにな
りえますので，どうしても出かける必要がある場合を除き，控えるほ
うがよいでしょう。
・お母さん自身が風邪をひいてしまった場合は，よく手を洗ってから授
乳をしましょう。
・予防接種は必ず受けましょう。きちんと接種して，予防できる感染症
から赤ちゃんを守りましょう。

文 献

1. Hagan JF, Shaw JS, Duncan PM（eds）：Bright Futures：Guidelines for Health Supervi-
   sion of Infants, Children, and Adolescents, 3rd ed, American Academy of Pediatrics,
   Elk Grove Village, IL, 2008
2. 内閣府：平成 26 年版　子ども・若者白書（全体版），第 3 節　子どもの貧困　http://
   www8.cao.go.jp/youth/whitepaper/h26honpen/b1_03_03.html（2017 年 2 月 8 日アクセ
   ス）

* * *

1か月時のヘルス・スーパービジョン

1．このころの様子[1]

発　達
● 運　動
　・原始反射（モロー反射，歩行反射，吸啜反射，探索反射，把握反射，緊張性頸反射）を認める。
　・顔や口に手をもってくることができる。手を拳にしている。
　・定頸していないが，腹臥位で頭部をもち上げようとする。
● 認　知
　・笑う。
● 言語・コミュニケーション
　・目で保護者を追う。
　・保護者の声を認識する。
● 社会情動
　・泣いているとき落ち着かせる行動（抱っこなど）に反応する。

視　力
　生後すぐは 0.05〜0.1 程度の視力しかもたない新生児も，生後1か月になると 20〜30 cm 離れたところに視点を合わせることができるようになります。眼の軸はまだ定まっていないので，「目が泳ぐ」，「寄り目になる」ことも多くみられます。白黒などコントラストがはっきりした物体や人の顔をよく見ることができます。

聴　力
　聴力は完成しており，音を認識します。聞きなれた音や声に反応します。

栄　養
　母乳または人工乳を 2〜3 時間おきに飲みます。生後 6〜8 週間ごろになると授乳量・哺乳量が増えていきます。

睡 眠

多くの赤ちゃんが自分自身で決まった睡眠リズムを作ることがまだできません。したがって，授乳時間や部屋を暗くする時間，ベッドに入れる時間を決めて，保護者がある程度リズムをつくるのを助けるようにする必要があります。このころの赤ちゃんは1日に平均15時間ほど眠ります[2]。1度の睡眠は数時間と短いため，何度も覚醒します。

排 泄

このころの母乳栄養児の排便頻度には幅があり，授乳ごとに排便することも，3日おきのこともあります。人工乳栄養児は授乳ごとに排便があることが多いです。

遊びかた

仰向けのまま，色や柄のコントラストの強いモビールを眺めたり，音の鳴るソフトトイ（ぬいぐるみのがらがらなど）を鳴らすとその音を楽しみます。

コラム No.7　乳児の睡眠～赤ちゃんと大人の睡眠の違い[1,2]

　睡眠は REM（rapid-eye movement）睡眠と non-REM 睡眠に分けられます。在胎 29 週には REM 睡眠のパターンが完成し終生継続します。Non-REM 睡眠は在胎 32～35 週に完成します。正期産の新生児では REM 睡眠が全睡眠の約 50％を，早期産児では約 80％を占め，成長とともに減っていきます。3歳までに REM 睡眠は全睡眠の 30％，成人までに 20％となります。生後数か月経過すると，Non-REM 睡眠は脳波の形状および睡眠深度の異なる4つのステージに分かれ，REM 睡眠とあわせて睡眠サイクルが構成されます。乳児のサイクルは 50～60 分/サイクルと成人の約半分の長さです。成長に伴い REM 睡眠前に Non-REM 睡眠を経るようになり，REM 睡眠が短くなり，1回の睡眠時間が長くなっていくのです。
　REM 睡眠では心拍・呼吸が早く不規則になり，Non-REM 睡眠では体動が最小限になり心拍・呼吸とも規則的・緩徐になります。
　睡眠の発達のマイルストーンには
　　・睡眠の凝縮（sleep consolidation）＝一定時間睡眠を継続できる能力
　　・睡眠の調節（sleep regulation）＝覚醒をコントロールできる能力
があります。前者は生後 2～3 か月ごろに発達し，生後 4 か月には約 50％の児が夜通し眠れるようになります。後者を身につけると「自分で自分をなだめる」ことができるようになるので，夜間に目覚めてしまっても自分の力で再度眠れるようになります。通常は生後 4～6 か月にはできるようになっています。生後 3 か月ごろにこの能力があるかどうかが，のちの夜泣きの頻度・程度に影響するとい

われています。夜泣きに関しては第4章6項（p122～）で詳しく述べます。

文　献
1. Berkowitz CD：Berkowitz's Pediatrics：A Primary Care Approach, 4th ed, American Academy of Pediatrics, Elk Grove Village, IL, 2011
2. Mindell JA, Owens JA：A Clinical Guide to Pediatric Sleep：Diagnosis and Management of Sleep Problems, 3rd ed, Lippincott Williams & Wilkins, 2015

2. 確認すべきポイント

① 保護者（母親）の心身の健康状態
② 家族の適応状態
③ 児の適応状態
④ 栄養
⑤ 安全の確立

3. 身体診察とスクリーニング検査[1]

● **身長・体重・頭囲**
　・測定値を成長曲線にプロットする。
　・1日当たりの体重増加を確認する。
● **身体診察で確認すべき点**
　・頭頸部：両眼の red reflex，角膜透過性
　・心音：雑音の有無，鼠径動脈の脈の触診
　・腹部：臍部（臍帯がすでに脱落し，乾燥していることを確認），腫瘤の有無
　・筋骨：股関節の評価
　・神経：筋緊張（muscle tone），音・光への反応
● **スクリーニング検査**
　・未実施であれば聴力検査
　・マススクリーニング結果の確認

4. 保護者へのガイダンス[1]

① 保護者（母親）の心身の健康状態

　母親の心身の健康状態を確認しましょう。日本では1か月健診時に産後うつをスクリーニングする質問票を母親に回答してもらいますが，回答にとくに問題がない場合でも悩みを多く抱えていることは少なくありません。

保護者への質問例

- ・産後 1 か月健診で問題はありましたか？
- ・分娩後の陰部・腹部の痛みや不快感はありますか？
- ・授乳時の痛み・不快感はありますか？
- ・出産後から今までに，悲しくなったり落ち込んだりしましたか？
- ・復職（復学）する予定はありますか？

アドバイス

- ・授乳が痛い・つらい場合，姿勢や乳首のくわえかたがよくないことがありますので相談してください。
- ・自宅での最初の数週間で疲れを感じるお母さんは多いです。「マタニティブルー」とよばれる気分の落ち込みを経験することもあります。気分の落ち込みが長く続く場合，また気分をよくするために薬やお酒を必要する場合は，ご主人（パートナー）や医療者に伝え，適切な助けを得ましょう。
- ・復職（復学）をする場合，まずは信頼できる託児場所を見つけることが大切です。保育所やその他の託児施設など，自治体からの情報を集めましょう。復職（復学）後も母乳を続けられる託児場所（搾乳母乳を扱ってくれる施設）の情報を集めることも役に立つでしょう。

② 家族の適応状態

赤ちゃんを迎え，保護者の新しい責任・役割が増えています。適切な養育環境を整えているか，必要な支援を受けられているかを確認します。

保護者への質問例

- ・あなたがお住まいの住居について教えてください。電気・ガス・上下水道に問題はないですか？　害虫・ネズミ・剥がれかけた塗装・かびなどの問題はありますか？
- ・快適に育児ができていますか？
- ・赤ちゃんの世話に悪い影響を与える経済的な問題はありますか？
- ・（兄・姉がいる場合）お兄ちゃん/お姉ちゃんのための時間をもつことができていますか？
- ・お兄ちゃん/お姉ちゃんはどのように赤ちゃんに反応していますか？行動の変化や赤ちゃんへのやきもちはありますか？　それにどのように対応していますか？

2. 1 か月時のヘルス・スーパービジョン　　**87**

・あなたのご自宅は常に安全だと思いますか？　ご主人（パートナー，元パートナー）から暴力を受けたことはありませんか？　自分自身やご主人（パートナー）が赤ちゃんを傷つけるのではと不安になったことはありませんか？
・赤ちゃんの緊急事態にどうすべきか知っていますか？　緊急受診すべき状況および緊急受診できる医療機関を知っていますか？

アドバイス

・生活環境に不安がある場合は，自治体に相談しましょう。
・自分自身のための時間を見つけることは難しいですが，育児の悩みを一人で抱え込まず，ご主人（パートナー）に相談して一緒に解決し，相手にも育児に参加するという実感をもってもらいましょう。
・家庭内での暴力や脅迫がある場合は教えてください。どう対応すべきか病院や自治体から情報提供ができます。
・可能であれば，赤ちゃんの救急蘇生法を習得しましょう。窒息への対応を含めて学びましょう。
・おむつ交換の後や授乳の前には，石鹸・流水でよく手洗いをしましょう。

③ 児の適応状態

　この時期に観察したいのは赤ちゃんの機嫌と睡眠のパターンです。保護者が赤ちゃんの気質を知り，気持ちを汲み取って対応できているかも聴取しましょう。睡眠環境が安全かどうかも忘れず確認しましょう。

質問例

・赤ちゃんはどう眠っていますか？
・おしゃぶりを試したことはありますか？
・赤ちゃんはどんなふうに泣きますか？　どれくらい泣きますか？
・赤ちゃんが泣いているとき，どうやってなだめますか？
・赤ちゃんが起きているときは何をして過ごしますか？

アドバイス

・赤ちゃんは，規則正しい睡眠・覚醒のパターンを自分で作ることはできません。授乳やお風呂，ベッドに入る時間など，毎日同じスケジュールで行うと，赤ちゃんが規則正しいリズムを覚えやすくなります。
・まだ起きている，またはうとうとしかけた時点でベッドに入れましょ

88　　2．1か月時のヘルス・スーパービジョン

う。「起きている状態から自分で眠る」ことを覚えるので，後々の夜泣きを避けるのに役立ちます。
- ベッドを安全に保ち，寝かせるときは必ず仰向けにしましょう〔→**コラム No.2（p42）参照**〕。
- 暑すぎたり寒すぎたりしないよう室温を適切に保ちましょう。
- 赤ちゃんが泣いている場合は，抱っこしたり揺らしたり，歌ってあげるなどしてあやしてあげましょう。抱っこなどをすることは「甘やかす」ことにはなりません。
- 多くの赤ちゃんが午後から夕方にかけてご機嫌が悪くなります。どんなにあやしても泣き止まないこともあります。
- 赤ちゃんは，手を口に入れたり指しゃぶりをしたりして，自分を落ち着かせることができるようになります。
- 新しく親になった人は誰でも，疲れていらいらしたり腹を立てたりします。赤ちゃんを泣き止ませるためのすべての方法を試しても泣き止まない場合，安全であることを確認してから赤ちゃんをベビーベッドに入れ，少しその場（部屋）を離れます。数分おきに赤ちゃんが大丈夫か確認します。決して赤ちゃんを揺さぶってはいけません。
- 赤ちゃんが起きていて機嫌のよいとき，一緒に遊んだり話しかけたりしましょう。
- 「タミータイム」をもち発達を伸ばしましょう（→ **コラム No.8 参照**）。

コラム No.8　タミータイム（tummy time）とは？

　Tummy とは英語で「おなか」のことです。赤ちゃんが起きていて機嫌のよいときに，しっかりと見守りながら短時間うつ伏せにすることをタミータイムとよびます。うつ伏せになると，月齢の小さい赤ちゃんでも頭部をもち上げようとしたり，四肢を使ってバランスを取ろうとしたりします。定頸を促し，筋肉の発達を助けるといわれています。

　床に寝かせるときはタオルや毛布などを敷き，安全な場所で行います。ここでは楽しく取り入れやすい，お母さん・お父さんの体をつかってうつ伏せにする方法をご紹介します。
- お母さん・お父さんが仰向けになり，自分のおなかの上に赤ちゃんをうつ伏せにして寝かせる
- お父さん・お母さんが座位で両足を軽く開き，大腿の上に赤ちゃんをうつ伏せに乗せ，ゆらゆらする
- 抱っこするときにうつ伏せの姿勢にする（上半身と股間から支える）

2．1か月時のヘルス・スーパービジョン

月齢が上がり運動・認知発達が伸びるにつれ，同じうつ伏せでもいろいろな遊びかたができるようになります。赤ちゃんをうつ伏せにするのを怖がるご両親も多いですが，遊び感覚でできるのでお勧めです。もちろん，赤ちゃんが睡眠をとるときには必ず仰向けにします。

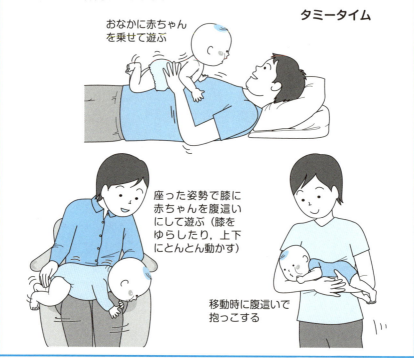

④ 栄　養

　生後1か月になると人工乳を使用しはじめる家庭も少なくありません。栄養の形式によってアドバイスが異なります。可能であれば授乳・哺乳を観察しましょう。母乳栄養の場合はとくに，ポジショニング・ラッチング・吸啜を評価します。授乳・哺乳の際に，吸啜が弱い，赤ちゃんが疲れやすいなどの問題がある場合は，赤ちゃんの神経学的な評価を行う必要があります。また，「ずっと機嫌が悪く何時間も泣いている」，「おならが多い」といった場合は，疝痛〔→**コラムNo.10（p95）参照**〕や胃食道逆流〔→**コラムNo.11（p103）参照**〕があるかもしれません。赤ちゃんがいつどのように機嫌が悪いのかをよく聴取し，評価をしましょう。

保護者への質問例

- 授乳・哺乳はどんな調子ですか？
- 母乳と人工乳のどちらをあげていますか？
- 昼と夜のそれぞれの授乳回数は？
- 母乳・人工乳以外に何か与えていますか？
- 赤ちゃんの空腹・満腹をどう見分けていますか？
- 授乳・哺乳時にどのように抱っこしていますか？
- 哺乳を手伝ってくれる人はいますか？
- 飲んでいる最中または飲み終わった後にげっぷは上手にできますか？
- 1日の尿の回数と便の回数は？
- （母乳栄養の場合）搾乳した母乳を哺乳瓶であげたことはありますか？

アドバイス

- 生後6か月までの完全母乳栄養は理想的な栄養です。できるだけ母乳を続けましょう。
- 生後6〜8週間ごろに成長のスパートに入るため授乳量・哺乳量が増えます。赤ちゃんがおなかがすいたようにみえたら授乳・哺乳をしましょう。1日に8〜12回は授乳・哺乳をしましょう。
- 母乳・人工乳以外はあげないようにしましょう。白湯も不要です。
- 成長するにしたがって，授乳・哺乳中に気が散りやすくなります。あまり飲まない場合は静かな環境で飲ませるとよいでしょう。
- 授乳後や，授乳と哺乳の間に縦抱きにしてげっぷをさせましょう。
- 排便回数は生後6週間までに減少し，3日おきになる赤ちゃんもいます。
- 母乳栄養の場合，1日に6〜8回の排尿，3〜4回の排便があり，適切に体重が増加していれば，母乳が十分飲めているということです。
- 人工乳の場合，平均的な哺乳量は女の子で約700 mL/日，男の子で約800 mL/日ですが，個人差がありますので体重をみながら哺乳量を決めましょう。生後6〜8週間ごろに成長のスパートに入ると飲む量が増えます。
- 赤ちゃんの満腹のサインを親が認識し，哺乳しすぎ（オーバーフィーディング）にならないよう注意しましょう。
- 哺乳瓶を使っている場合，必ず親が哺乳瓶を手で支えましょう。赤ちゃんの口に哺乳瓶をくわえさせたままベッドに寝かせておくことは，窒息の危険があります。

2．1か月時のヘルス・スーパービジョン　　**91**

⑤ 安全の確立

出生時と同様の内容を再確認します〔→ 第4章1項「4. 保護者へのガイダンス」④安全の確立（p80）参照〕。

5．よくある質問

おしゃぶりは使ってもいいのですか？

わざわざ購入する必要はありませんが，もし使う場合は母乳栄養が問題なくできるようになってから試しましょう。

WHOは「母乳育児成功のための10か条」のなかで，おしゃぶりを使用しないよう推奨しています。一方，AAPは

・おしゃぶりを使用するとSIDSのリスクが減少する。
・（とくに医療ケアが必要な新生児において）鎮痛の効果がある。

として，おしゃぶりの使用を禁じてはいません。しかし，健康な正期産の母乳栄養児においては，乳首混乱（nipple confusion）を避け母乳栄養を確立させやすくするために，おしゃぶりは生後3～4週間以降に使用を開始するよう推奨しています。乳首混乱とは，人工乳首に慣れたあとで母親の乳首を吸う際に，正しい口腔の形状・ラッチング（くわえ方）・吸啜を行うことが難しくなり，赤ちゃんが母乳をうまく飲むことができなくなる現象です[3]。

2012年に発表されたコクランレビュー[4]では，「おしゃぶりを開始する時期にかかわらず，生後4か月までは，完全母乳栄養および部分母乳栄養（混合栄養）の割合や期間に差はなかった。しかし，おしゃぶりを使用することによって短期間生じた母乳栄養のトラブルや長期的影響を分析するためのエビデンスは不足している」と結論づけています。

したがって，健康な正期産児においては，おしゃぶりを使わないほうがよいのか，使うとしたらいつからなのか，という明確なガイドラインはありません。すべての赤ちゃんがおしゃぶりを気に入るわけではありませんし，おしゃぶりが商業的製品であることも否めません。したがって私はAAPの推奨に沿って生後3～4週間たってからおしゃぶりを使いはじめるようお話しするようにしています。

おしゃぶりを使う場合，あくまでも赤ちゃんを落ち着かせたいときだけ使います。たとえば，赤ちゃんが寝ぐずったときにおしゃぶりをくわえさせ，眠りやすくします。赤ちゃんが眠ったらおしゃぶりを取ってしまってもよいのです。眠って自然に口からおしゃぶりが落ちた場合には，再度口に入れることはしません。「おしゃぶりをいつも口に入れていないと落ち着かない」と

思い，赤ちゃんが何をしていようと常にくわえさせておく保護者もいますので，この点を説明しましょう。

 げっぷがうまくできませんが大丈夫でしょうか？

 胃内に空気がたまると機嫌が悪くなり，母乳/人工乳がうまく飲めなかったり，吐いたりしてしまうことがあります。直接母乳よりも哺乳瓶での授乳のほうが呑気が起こりやすいです。げっぷをさせるには，縦抱きにしたり，膝の上に頭側が高くなるよう横にして背中をとんとんします。哺乳瓶の場合は60〜90 mLを飲んだら一度休憩しげっぷをさせます。直接母乳の場合は乳房を交代するときにげっぷをさせます。呑気をあまりしない赤ちゃんはげっぷをしないこともあります。赤ちゃんが苦しがる様子がなければげっぷを無理にさせる必要はありません[1]。

 外へお散歩に行ってよいですか？

 問題ありません。直射日光は避けますが，お天気のよいときに外気浴をして適度に日光に当たりましょう（→ **コラム No.9 参照**）。

 ## 紫外線対策とビタミンD欠乏症

　母乳栄養とビタミンDについては第3章4項（p67）で述べました。ビタミンDは骨の正常な成長には不可欠で，栄養摂取と皮膚合成の2つの経路から供給されます。

　オゾン層破壊の問題が取りざたされた1980年代から紫外線の害，とくに皮膚がんの危険が叫ばれるようになりました。診断技術の進歩もありますが，皮膚がん罹患数の統計をみると，英国では1970年代と比較して2013年には3.6倍になり[1]，米国では1982年の調査から2011年の調査で罹患数が2倍になった[2]と報告されています。白色人種における悪性黒色腫の罹患率は高く，欧米では紫外線の害に対する対策が広く普及しています。CDCを中心にAAP，米国がん協会などが皮膚がん予防キャンペーン実施の際に行った調査では，「日光曝露時間の合計よりも，直射日光に当たり始めた年齢が皮膚がんの発症リスクに影響する」という結果が報告されました。現在ではAAP，CDCともに，生後6か月以下の赤ちゃんは直射日光を避けるべき，かつ6か月以降はサンスクリーンを使用すべきと推奨しています[3]。米国は白色人種が8割近くを占める[4]ため，皮膚がん予防啓発が熱心に行われるのは理解できます。

2．1か月時のヘルス・スーパービジョン

わが国では，小児の栄養状態が良好ではなかった時代，くる病対策は小児医療における課題の一つでした。かつての母子手帳にはくる病を予防する目的で日光浴を推奨する文章が記載されていました。しかし前述したような国際社会の動きを受け，紫外線の害に関する意識が高まりました。実際にわが国での皮膚がん罹患数は1980年と2011年とを比較すると3.6倍と増加しています[5]。成人より表皮が薄く紫外線へのバリア機能が弱いとされる小児には紫外線による害もより大きなものになるだろうと考えられ，母子手帳から日光浴推奨の記載が削除されるに至りました[6]。しかし近年，母子ともに過度な紫外線対策を通年行う傾向が高まり，乳幼児のビタミンD欠乏症が再び問題となっています。

　したがって，乳幼児期から外気浴を通じて「適度」に日光を浴びることは大切であり，極端に紫外線を避けないことの重要性を保護者へ指導していく必要があります。紫外線量は地域・天候・季節・時刻で異なるため，「適度」というのがどれほどか，具体的に指導するのは難しいですが，「神経をとがらせて紫外線を避ける」というのは過剰であると予想されます。紫外線対策をどのように考えているか・実際にどのようにしているかを保護者から聴取するとよいでしょう。

文　献

1. Cancer Research UK：Skin cancer incidence statistics　http://www.cancerresearchuk.org/health-professional/cancer-statistics/statistics-by-cancer-type/skin-cancer/incidence#heading-Two（2017年2月8日アクセス）
2. Guy GP Jr, Thomas CC, Thompson T, et al；Centers for Disease Control and Prevention (CDC)：Vital signs：Melanoma incidence and mortality trends and projections—United States, 1982-2030. MMWR Morb Mortal Wkly Rep **64**：591-596, 2015
3. American Academy of Pediatrics：Sun Safety：Information for Parents About Sunburn & Sunscreen　https://healthychildren.org/English/safety-prevention/at-play/Pages/Sun-Safety.aspx（2017年2月8日アクセス）
4. Colby SL, Ortman JM：Projections of the Size and Composition of the U. S. Population：2014 to 2060, Population Estimates and Projections, Current Population Reports, U. S. Census Bureau, March 2015　https://www.census.gov/content/dam/Census/library/publications/2015/demo/p25-1143.pdf（2017年2月8日アクセス）
5. 国立研究開発法人国立がん研究センターがん対策情報センター：がん登録・統計，がん統計　http://ganjoho.jp/reg_stat/statistics/stat/index.html（2017年2月8日アクセス）
6. 馬場直子：紫外線対策．小児内科 **48**：618-623, 2016

Q　遠出や旅行はいつからしていいのですか？

　生後すぐに外出や旅行をすること自体が健康を害するわけではありません。ただ，人ごみや多くの人に出会う場への外出は，それだけ感染源（おもにウイルス）への曝露が増えます。この点をご理解いただき保護者の責任のもとでお出かけすることは構いません。飛行機も生後すぐから乗ることはできます。高度の変化で気圧が変わるので離着陸の際には授乳をするかおしゃぶりを使用するとよいでしょう。自動車に乗る

ときは必ずチャイルドシートを使いましょう。

 しゃっくりがよく出ますが大丈夫でしょうか。

 問題ありません。自然に止まります。授乳・哺乳中にしゃっくりが生じた場合はげっぷをさせる，姿勢を変えるなどして止まるまで待ちます。頻繁にしゃっくりをする赤ちゃんの場合は，授乳・哺乳の間隔を短くし，空腹になりすぎて泣いてしまう前に与えるとよいでしょう。

 耳掃除はしたほうがいいですか？

 乳児の間はとくに耳掃除をする必要はありません。耳垢が外耳道から出てきたらふき取る程度で十分です。綿棒を使用する場合は耳垢を外耳道の奥へ押し込まないよう，耳介の部分のみに使用するか，または外から見えている耳垢をすくい取る程度にしましょう。

コラム No.10 「全然泣き止みません」と言われたら？

　保護者，とくに出産してから赤ちゃんとずっと過ごしている母親にとって「赤ちゃんが泣き止まない」ことは精神的に大きな負担になります。保護者からこの訴えがあった場合，必ず詳細を聴取し状況をアセスメントします。「泣くのは赤ちゃんの仕事ですから」と受け流すことはしないようにしましょう。
　健康な乳児は平均2.2時間/日啼泣すると報告されています[1]。まずは「どれほどひどく泣くか？」，「何時間くらい泣くか？」，「どれほど困っているか？」を保護者から聴取しましょう。赤ちゃんの成長発達の評価・身体診察から器質的疾患を除外することが必要です。また保護者の精神状態（疲労・不眠の程度，精神疾患の既往，産後うつの有無など）および養育環境もアセスメントします。
　器質的疾患や保護者側の要因が除外できたうえで，「泣いてばかりでどうしたらいいかわからず私も泣いてしまいます」，「気がおかしくなりそうです」などと保護者が訴えるほど，ひどい啼泣のエピソードがある場合はコリック（colic；疝痛）の可能性があります。
　コリックとは，次の特徴をもつ病態です[1,2]。
- ・健康な乳児に3時間以上/日，3日以上/週，3週間以上つづく激しい啼泣。
- ・生後2〜3週間に始まり，ピークは生後6〜8週間。生後12〜16週までに改善。
- ・10〜26％の児がコリックを経験するといわれている。
- ・母乳・人工乳栄養児ともによくみられる病態。栄養による罹患度に差はない。

2. 1か月時のヘルス・スーパービジョン

・民族・貧富の差・性別は罹患度に影響しない。

・メカニズムは不明。

コリックをもつ乳児はあやしにくく，眠りも浅く，保護者の心配も強いため，産後うつや虐待のリスクとなります。また「母乳が足りないのかも」，「母乳の消化が良くておなかがすきやすいのかも」という不安から，母乳栄養を早くやめてしまう原因にもなります。コリックの原因は消化管ガス・胃食道逆流症・アレルギー・消化管機能不全など，さまざまな仮説が唱えられていますが，まだメカニズムは明らかにされていません。プロバイオティックス・鎮痛薬・抗コリン薬・緩下薬などが試されていますが，現時点ではエビデンスのある治療法はありません。また，人工乳の種類を変えたり，母親が低アレルゲン食に切り替えたりすることの有用性も立証されていません。ただ呑気症はコリックを惹起しうると考えられており，呑気の予防は効果があるかもしれないといわれています。呑気症を防ぐには，縦抱きで授乳し，1回の授乳時間を10分間程度に制限します。

マネジメントでもっとも重要なのは，保護者を安心させることです。コリックの可能性とその自然経過をていねいに説明しましょう。

文　献
1. Roberts DM, Ostapchuk M, O'Brien JG：Infantile colic. Am Fam Physician **70**：735-740, 2004
2. Cohen GM, Albertini LW：Colic. Pediatr Rev **33**：332-333, 2012

文　献

1. Hagan JF, Shaw JS, Duncan PM（eds）：Bright Futures：Guidelines for Health Supervision of Infants, Children, and Adolescents, 3rd ed, American Academy of Pediatrics, Elk Grove Village, IL, 2008

2. Mindell JA, Owens JA：A clinical guide to pediatric sleep：diagnosis and management of sleep problems, 3rd ed, Lippincott Williams & Wilkins, 2015

3. Neifert M, Lawrence R, Seacat J：Nipple confusion：toward a formal definition. J Pediatr **126**：S125-S129, 1995

4. Jaafar SH, Jahanfar S, Angolkar M et al：Effect of restricted pacifier use in breastfeeding term infants for increasing duration of breastfeeding. Cochrane Database Syst Rev：CD007202, 2012　doi：10.1002/14651858.CD007202.pub3

* * *

3　2か月時のヘルス・スーパービジョン[1]

1．このころの様子

発　達
● 運　動
- ・抱っこされたときに短時間，頭を垂直に維持することができる。
- ・腹臥位で頭部をもち上げようとすることができる。
- ・頭部，四肢は対称的な動きをする。
- ・新生児期の反射が消退し始める。
- ・両手を身体の中心にもってくることができる（両手を胸の前で合わせられる）。

● 認　知
- ・行動に変化がないとき，退屈さを啼泣やぐずりで表現できるようになる。

● 言語・コミュニケーション
- ・啼泣に種類が出てくる。
- ・「あーあー」，「うーうー」というクーイング（cooing）をする。
- ・空腹時，眠たいとき，遊びたいときにみせるそれぞれの仕草がより見分けやすくなる。

● 社会情動
- ・保護者を見つめようとする。
- ・笑顔を見せる。
- ・自分自身を落ち着かせる行動をとることができる（手をしゃぶるなど）。

視　力
　両眼のコーディネートがよくなり，同時に物を見つめることができるようになります。追視ができるようになります。遠方の物も徐々に見えるようになっていきます。

栄　養
　保護者が赤ちゃんへ規則正しい生活を提供するよう努めていれば，この月齢までに授乳・哺乳のスケジュールはおおむね決まってきます。

3．2か月時のヘルス・スーパービジョン　**97**

睡　眠

　保護者が赤ちゃんへ規則正しい生活を提供するよう努めていれば，この月齢までに睡眠のスケジュールはおおむね決まってきます。睡眠サイクルが長くなり，赤ちゃんによっては夜間 4～5 時間続けて眠れるようになります。

親子関係

　この月齢までに，保護者と赤ちゃんはお互いにコミュニケーションが取れるようになります。赤ちゃんは保護者の目を見つめ，笑ったり発声したりするようになります。保護者も赤ちゃんのお世話に慣れ，家庭でのいろいろな役割を分担して行えるようになります。

2．確認すべきポイント

　① 保護者（母親）の心身の健康状態
　② 児の行動
　③ 児と家族の共同生活
　④ 栄養
　⑤ 安全の確立

3．身体診察とスクリーニング検査

● 身長・体重・頭囲
　・測定値を成長曲線にプロットする。
　・1 日当たりの体重増加を確認する。
● 身体診察で確認・評価すべき点
　・頭頸部：大泉門，眼球運動，眼の red reflex，角膜透過性
　・心音：雑音の有無，鼠径動脈の脈の触診
　・腹部：腫瘤の有無
　・筋骨：股関節の評価，筋性斜頸の有無
　・神経：筋緊張（muscle tone），運動の対称性
　・皮膚：皮疹や外傷の有無
● スクリーニング検査
　・未実施であれば聴力検査
● 親子間のやり取りの観察
　・保護者と子どもの関わりかた（語りかけかた，抱きかた，なだめかた，感情表現）
　・保護者の見た目（幸せそう，疲れている，涙ぐむ，不安が強いなど）

98　　3．2 か月時のヘルス・スーパービジョン

・保護者同士（父親・母親）の関係

4. 保護者へのガイダンス

① 保護者（母親）の心身の健康状態

このころになると，保護者は育児に慣れてくる一方で自分の育児に対していろいろな感情を抱くようになります。

保護者への質問例
・十分に休息が取れていますか？
・外出時に赤ちゃんの面倒をみてくれる人はいますか？
・上の子どもさん（兄・姉）の調子はどうですか？

アドバイス
・ご両親とも，赤ちゃんのお世話をしない「自分のための時間」を取ることが大切です。
・友人や家族と連絡を取り，社会的に孤立してしまわないようにしましょう。
・年長の子どもさんには，一緒に赤ちゃんのお世話を手伝ってもらうと満足感を感じてもらうことができます。赤ちゃんの物をもって来てもらったり，赤ちゃんの手をつないでいてあげたり。まだ上のお子さんの年齢が小さいならば，お人形を与えてそのお世話をしてもらうのもいいでしょう。そして，ご両親が上のお子さんと1対1で過ごす時間を定期的にとることも大切です。

② 児の行動

赤ちゃんの覚醒時間も長くなり，笑うなどより多くの反応するようになるので，育児が楽しいと感じられるようになります。また，育児・母乳栄養に慣れ添い乳をすることもあるので，夜は一緒のベッド・布団で寝てしまうという保護者が増えます。しかし，ちょうど保護者の疲労が溜まるころでもあり，熟睡してしまって保護者自身の体や寝具などで赤ちゃんを窒息させてしまう危険性があります。必ず別のベッド・布団で寝かせるよう，再度注意を呼びかけましょう。

保護者への質問例
・赤ちゃんと過ごしていて，楽しいと思うことは何ですか？　難しいと

3. 2か月時のヘルス・スーパービジョン　**99**

思うことは何ですか？
- ・赤ちゃんの睡眠スケジュールを教えてください。
- ・赤ちゃんはどこで眠っていますか？　どんな姿勢で眠っていますか？
- ・赤ちゃんの体の動かしかたはどうですか？
- ・赤ちゃんはどんなふうに声を出しますか？
- ・赤ちゃんはあなたの顔を見つめますか？　あなたが顔を動かすと目で追いますか？　周囲を見ていますか？

アドバイス

- ・2か月になると，赤ちゃんは起きている時間が長くなり，笑ったり声を出して反応してくれるようになります。抱っこしたり，話しかけたりして，遊んであげてください。
- ・抱っこしすぎると赤ちゃんが甘やかされる，ということはありません。たくさんの時間を一緒に過ごすことで赤ちゃんとの間に強い信頼関係ができるようになります。
- ・赤ちゃんは睡眠パターンを作っている途中です。お昼寝と夜寝る時間は，できるだけ毎日同じスケジュールにしましょう。ご機嫌が悪いときは寝不足のことが多いです。
- ・日中に1回長く眠るようになる赤ちゃんが多いです。長く眠る時間帯を夜に動かすために，日中の授乳・哺乳を頻回にするとよいでしょう。
- ・SIDS（乳幼児突然死症候群）のリスクを減らすため，仰向けで寝かせましょう。
- ・親と同じ布団やベッドで寝かせることは安全ではありません。赤ちゃんは別に寝かせましょう。
- ・寝かせるときは必ず仰向けですが，起きていて機嫌のよいときはうつ伏せにして遊びましょう。
- ・赤ちゃんが声を出したら，あなたも声を出して答えてあげましょう。話しかけるときには顔を見せて話し，赤ちゃんにも「話し返す」よう促しましょう。
- ・赤ちゃんの性格を理解し，好きなことや嫌いなことを知りましょう。

③ 児と家族の共同生活

　わが国では，母親となった女性は産後8週間を経過するまで従業できないと労働基準法で規定されています。産後8週間，すなわち生後57日から保育所・こども園に赤ちゃんを預けることができます。そのため，復職や復学を予定す

る保護者もいます。安心して働く（学ぶ）ためにも，質が良く経済的にも許容しうる託児場所を探す必要があります。祖父母宅，保育所・こども園，認可外託児施設など預ける先は家庭によりさまざまです。

保護者への質問例

・復職（復学）の予定はありますか？　そのための託児の調整はうまくいっていますか？
・赤ちゃんを誰かに預けて家を出ることをどう感じますか？

アドバイス

・託児場所の情報は自治体から得ることができますので，お住まいの地域の役所で相談しましょう。実際にその保育施設を訪れてどのような状態で子どもを預かっているのかを確認しましょう。
・赤ちゃんを置いていくとき，お母さんが申し訳なさや寂しさを感じるのは珍しいことではありません。赤ちゃんは，信頼できてよくお世話をしてくれる人といるのだと認識することが大切な第一歩です。
・復職（復学）した後も母乳栄養を続けたければ，搾乳して母乳を保存し，哺乳瓶で与えることができます〔→ **第3章4項（p64〜66）参照**〕。

④ 栄　養

保護者への質問例

・授乳・哺乳はどうですか？
・赤ちゃんの空腹・満腹にどうやって気づきますか？　げっぷは上手に出ますか？
・母乳の場合：授乳の頻度と1回にかける時間はどのくらいですか？授乳のトラブルはありますか？
・人工乳の場合：哺乳の頻度と1回にかける時間はどのくらいですか？どんな姿勢で哺乳をしていますか？

アドバイス

・生後4〜6か月までの完全母乳栄養は理想的な栄養で，赤ちゃんの成長発達をもっともよく促します。
・水や白湯を含め，母乳・人工乳以外の物をあげる必要はありません。
・母乳と人工乳では，赤ちゃんが必要とする授乳・哺乳回数は異なります。

3．2か月時のヘルス・スーパービジョン　**101**

・頻回の溢乳があるときは飲ませすぎの可能性があります。赤ちゃんの空腹・満腹のサインに気づくようにしましょう。赤ちゃんの胃はまだ小さいので昼も夜も2〜4時間ごとに飲む必要があります。
・母乳栄養の場合，24時間で8〜12回（2〜3時間ごと）の授乳が必要です。人工乳栄養の場合，24時間で6〜8回（3〜4時間ごと）の授乳が必要です。昼間の授乳が頻回で，夜長めに眠る赤ちゃんの場合は，夜4〜5時間あけて授乳しても大丈夫です。
・哺乳瓶をくわえさせたまま寝かせてはいけません。窒息の原因になります。

⑤ 安全の確立

乗車時のチャイルドシート，睡眠の環境など，出生時と同様の内容を再確認します〔→**第4章1項「4. 保護者へのガイダンス」④安全の確立（p80）参照**〕。育児にも慣れ，保護者の油断や不注意が生じやすい時期です。

質問例
・チャイルドシートを適切に着用していますか？
・赤ちゃんはどこで寝ていますか？
・赤ちゃんの安全と健康のためになにか気をつけていますか？

アドバイス
・チャイルドシートはこれまでと同様，後部座席に後ろ向きに設置しましょう。
・大人と一緒の布団・ベッドで寝るのは窒息（ベッドの場合は転落も）の危険がありますのでやめましょう。
・赤ちゃんを抱っこしているときは，熱い飲み物を飲まないようにしましょう。
・給湯器の設定温度を常に48℃以下に設定しましょう。入浴させる前は必ず湯を触って湯温を確認しましょう。
・浴槽・ベビーバスに決して赤ちゃんを置き去りにしてはいけません。赤ちゃんが溺れる危険があります。
・引きつづき禁煙しましょう。
・おむつ交換台やソファ，ベッドに赤ちゃんを放置してはいけません。2か月になると寝返りを妨げていた原始反射が弱まり，足の筋力が強くなるので，転落の危険があります。

・窒息やケガを予防するため，小さな物はすべて遠ざけましょう。

5．よくある質問

粉ミルクはどのくらい飲ませればよいのでしょうか？

生後2か月では620〜950 mL/日と幅がありますが，平均770〜830 mL/日程度を飲みます[1]。溢乳・嘔吐が多い場合は，哺乳量が多すぎている場合もあります。適切に体重が増加しているかどうかを確認しましょう。

頭の皮膚に黄色いかさぶたのようなものがたくさんついています。

頭皮や顔面など皮脂分泌の多い部分によくできる，黄色のふけ様・かさぶた様の病変を伴う紅斑を脂漏性湿疹といいます。英語では cradle cap（ゆりかご帽子）ともよばれ，よくみられる病態です。この湿疹ができる原因はよくわかっていません。脂漏性湿疹は生後2〜10週にもっとも多く認められます。頭皮やおむつ部に，分厚い鱗屑や黄色の痂疲を伴うサーモンピンク色〜紅色の病変ができます。頭皮から眉毛・鼻・眼周囲へと広がることもあります。通常痒みはないか，あっても軽度です。治療なしでも3〜4週間で治癒し，ほとんどの場合は生後8〜12か月までになくなります。治療をする場合，もっとも有効なのは洗髪です。市販の赤ちゃん用シャンプーで十分です。分厚い痂疲を取り除く必要がある場合にはベビーオイルやミネラルオイルをつけて頭皮をマッサージし，それから洗髪します。炎症を伴っている場合には，医師の判断でステロイド外用薬や抗真菌薬を使用することがあります[2]。

コラム No.11　乳児の胃食道逆流

胃食道逆流（gastroesophageal reflux：GER）は，頻度の高い病態です。健康な乳児の3分の2以上に起こるといわれています[1]。下部食道括約筋が未熟で一時的に緩んでしまうことが原因で，正常な生理的現象です。程度はそれぞれの赤ちゃんで違いますが，症状を呈する場合は，授乳（哺乳）中や後に反り返る，飲む量が少ない，吐く，突然泣き出す，などがあります。保護者にとっては不安が強くなる症状ですが，通常はそれ以外の症状はなく経過し，月齢が上がるとともに軽快します。1歳になるまでに大部分の児が無症状になります。逆流による

身体的合併症がないことを確認したうえで，経過観察します。対応としては，授乳（哺乳）中・後は上半身をしばらく起こしておく，少量頻回の授乳（哺乳）にすることが有効です。なによりも，しっかりと説明し保護者を安心させることが大切です。

　重度の逆流がある場合は，頻回の嘔吐，摂食（授乳・哺乳）拒否，呼吸器症状（無呼吸や咳嗽），体重増加不良などの症状や合併症が生じることがあり，GERD（gastroesophageal reflux disease）とよばれます。GERD は医療的介入を要します。

文　献
1. Lightdale JR, Gremse DA；Section on Gastroenterology, Hepatology, and Nutrition：Gastroesophageal reflux：management guidance for the pediatrician．Pediatrics **131**：e1684-e1695，2013

文　献
1. Hagan JF, Shaw JS, Duncan PM（eds）：Bright Futures：Guidelines for Health Supervision of Infants, Children, and Adolescents, 3rd ed, American Academy of Pediatrics, Elk Grove Village, IL, 2008
2. Paller AS, Mancini AJ：Hurwitz Clinical Pediatric Dermatology：A Textbook of Skin Disorders of Childhood and Adolescence, 5th ed, Elsevier, 2015

＊　＊　＊

104　　3．2 か月時のヘルス・スーパービジョン

4 か月時のヘルス・スーパービジョン[1]

1．このころの様子[1,2]

発　達
- 運　動
  - ・腹臥位で頭頸部・胸を上げる。
  - ・定頸している。
  - ・四肢を対称的に動かす。
  - ・寝返りを始める。
  - ・物に手を伸ばそうとする。
- 認　知
  - ・愛情を示されると反応する。
  - ・環境の変化に反応する。
  - ・快・不快（好き・嫌い，嬉しい・嬉しくない）の感情を表すようになる。
- 言語・コミュニケーション
  - ・空腹・疲労・痛みなどを表すため泣きかたを変える。
  - ・「ばぶぶ」,「ばーばー」など喃語を話す。
  - ・まねて音を出す。
- 社会情動
  - ・自発的に笑う。
  - ・自分を落ち着かせる（なだめる）ための決まった行動をみせる。

視　力
遠方にある対象物に視点をあわせ，色を認識し，いろいろな色や影を識別できるようになります。

睡　眠
生後 4 か月になると，夜間に長時間続けて眠れるようになります。長時間といっても年長児のように 8〜12 時間連続で眠るわけではなく，5〜6 時間の長めの睡眠をとることができるようになります。

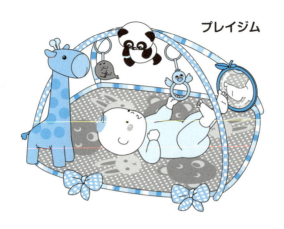

プレイジム

遊 び

周りの世界に興味をもつようになり，手足の動きもより活発になるので，プレイジムやがらがら，鏡などを利用して遊べるようになります。色が識別できるのでカラフルなおもちゃにもよく反応します。

親子関係

赤ちゃんが発達するにつれ，笑顔をみせる，クーイングする，声を出して笑う，といった行動が増えるので，保護者も育児をより楽しいと感じることができます。この時期には，保護者とやり取りをしあうなかで，赤ちゃんの運動・言語・社会面の発達が促されます。

2．確認すべきポイント

① 家庭内の役割分担
② 児の発達
③ 栄養状態と成長
④ 歯の健康
⑤ 安全の確立

3．身体診察とスクリーニング検査

● 身長・体重・頭囲
　・測定値を成長曲線にプロットする
● 身体診察で確認・評価すべき点
　・頭頸部：頭蓋の形状（姿勢による変形はコモン），眼球運動，眼の red reflex，角膜透過性

- ・心音：雑音の有無，鼠径動脈の脈の触診
- ・腹部：腫瘤の有無
- ・筋骨：股関節の評価
- ・神経：筋緊張（muscle tone），運動の対称性
- ・皮膚：皮疹や外傷の有無
- ● スクリーニング検査
  とくになし
- ● 親子間のやり取りの観察
  - ・保護者と子どもの関わりかた（話しかけかた，抱きかた，なだめかた，感情表現）

4. 保護者へのガイダンス

① 家庭内の役割分担

　生後4か月になるまでには保護者は親としての役割を楽しめるようになり，育児への自信もついてきます。

保護者への質問例
- ・赤ちゃんのお世話で困ったときはどうしていますか？
- ・夫婦関係は良好ですか？　1人だけではなく，2人で育児をしていますか？
- ・赤ちゃんのお世話を誰が手伝ってくれますか？
- ・上のお子さんは赤ちゃんにどう接していますか？
- ・復職（復学）はしましたか？　または，する予定ですか？　託児の調整はどうしますか？

アドバイス
- ・赤ちゃんの気質や性格，好き・嫌いが徐々にわかるようになるので，お世話がしやすくなるでしょう。
- ・友人や家族・親族と連絡を取り合い，困ったときは手伝ってもらいましょう。
- ・自分自身のための時間や夫婦で（またはパートナーと）過ごす時間を作りましょう。
- ・ご主人（パートナー）にも赤ちゃんのケアに参加してもらうようにしましょう。
- ・上のお子さんが満足できるように一緒に過ごし，好きなことをしてあ

4. 4か月時のヘルス・スーパービジョン　**107**

げましょう。
・質の良い託児施設やベビーシッターを選びましょう。

② 児の発達

　生後4か月ごろは，適切なカロリーを摂取するためにまだ夜間の栄養を必要とします。5～6時間続けて眠れるようになりますが，「夜通し眠る」ことはまだできないことを保護者に説明します。保護者がケアの日課を毎日規則正しく続けることで，赤ちゃんの生活リズムを整えることができます。また，体を使った遊びと静かな遊びの両方を取り入れるよう伝えましょう。認知面・情緒面の発達に伴い，不機嫌で泣き続けることもあります。

保護者への質問例

・最近の赤ちゃんのお世話のスケジュールはどんなふうですか？
・赤ちゃんは夜何時間眠りますか？　眠るときにいつもやっていることはありますか？
・仰向けで寝かせていますか？
・赤ちゃんのお気に入りの遊びは何ですか？　どんなふうに一緒に遊んでいますか？
・赤ちゃんの機嫌が悪いときどのように対応しますか？

アドバイス

・授乳・哺乳，昼寝のスケジュールをいつも同じにし，眠る前にやることを決めると，だんだん夜長く眠れるようになります。また，決められたスケジュールで過ごすことは赤ちゃんにも安心感を与えます。
・赤ちゃんが自分自身で眠れるようになるには，眠りかけているタイミングで布団・ベッドへ入れ，自分で眠らせることが大切です。大人が抱っこして寝かしつけ，ぐっすり寝てからベッドに入れるのではなく，うとうとしているときに優しく話しかけたりとんとんしてあげたりしながら，赤ちゃん自身の力で眠れるようにさせましょう。
・体を使ってアクティブに遊ぶ時間（おもちゃやプレイジムなどを使い手足を動かすような遊び）と静かに遊ぶ時間（読書や歌）を両方もちましょう。
・テレビやビデオは2歳以下の子どもには見せないようにしましょう。
・機嫌が悪くて泣いている場合，哺乳やおむつ，安全を確かめます。とくに問題がないのになだめても泣いていて，自分がいらいらしてきた

108　4. 4か月時のヘルス・スーパービジョン

ときは，ベビーベッドのなかに赤ちゃんを入れて自分もその場を離れて少し休憩を取りましょう。赤ちゃんはたくさん泣くもので，泣くことが赤ちゃんの害になることはありません。

③ 栄養状態と成長

　授乳・哺乳回数はやや減り，24時間で6〜10回ほどになります。体重は1週間に200g程度ずつ増えます。また，この時期になると多くの保護者が離乳食について考え始めます。離乳食開始は生後6か月まで待っても問題ないので，焦って始める必要がないことを理解してもらいましょう。生後5か月から開始すると指導を統一している自治体もあります。下記の項目を参考にして児の発達を評価し，離乳食を始められそうであれば始めてもかまいませんが，WHO，AAPは生後6か月ごろまでの完全母乳栄養を推奨，すなわち生後6か月まで離乳食を待つように推奨しています[1,2]。

　離乳食を始められる準備ができているかどうか適切にアドバイスをするために，次の項目を診察時に確認しましょう[3]。

● Tongue thrust reflex が弱くなる

　　Tongue thrust reflex とは，舌を突き出して口のなかから物を出す反射です。この反射がある場合は，赤ちゃんの下唇を指で押し下げると舌が口唇を越えて前方へ出ます。通常は生後4〜5か月ごろに消退します。また吸啜反射も同時期に弱くなってきます。こうした反射がなくなって初めて，舌を挙上して食べ物を口腔前方から後方へ移動させることができるようになります。

● 定頸し，支えれば座位が取れる

● 腹臥位で上肢を伸ばして上半身を挙上できる

● 手やおもちゃを口に入れる

　　いろいろな感触の物を口に入れられる証拠です。口腔過敏があると口のなかへなかなか物を入れられず，摂食困難の原因になります。

● 食べ物を見るとその方向へ乗り出し口を開ける

　　食べ物に興味をもつことが大切です。日ごろから保護者の食事風景を赤ちゃんに見せておきましょう。

保護者への質問例

　・最近の授乳・哺乳について教えてください。母乳・人工乳のどちらですか？　どれくらいの間隔で授乳・哺乳していますか？　1回の授乳・哺乳時間はどれくらいですか？

　・母乳・人工乳以外の物をあげたことはありますか？

4．4か月時のヘルス・スーパービジョン　**109**

・いつ離乳食を始める予定ですか？

アドバイス
- 生後4〜6か月までの完全母乳栄養は理想的な栄養です。
- 脂肪が増える時期なので，体重の増えが正常範囲内でもぷくぷくと太ってみえます。肥満ではありません。
- 離乳食を進めていく過程は赤ちゃんによって異なります。生後4〜6か月になり，離乳食を食べる準備ができてくると，舌を突き出して口の中から物を出そうとする反射が弱くなってきます。
- 離乳食は遅くとも，生後6か月には始めましょう。生後6か月以降は鉄が不足するリスクが高まります。
- 赤ちゃんはより多くの栄養が必要になっていきます。母乳栄養の場合は飲む回数が増えることがあります。人工乳栄養の場合，通常は24時間で8〜12回，平均890〜950 mL/日の哺乳が必要となります。このころの赤ちゃんは空腹・満腹を示すことができるので，赤ちゃんの様子をみながら授乳・哺乳しましょう。
- 哺乳瓶使用の場合は，必ず保護者の手で瓶を支えながら飲ませましょう。赤ちゃんの口に哺乳瓶を入れたまま目を離すと窒息の危険があります。

④ 歯の健康

　この時期には歯が生えている赤ちゃんはまだ少ないですが，じきにかわいい歯が生えてきます。齲歯（むし歯）はもっとも多い慢性疾患であり，予防が非常に重要です。保護者自身の歯の健康が赤ちゃんの歯の健康に影響しますので，保護者の認識を高めましょう。

保護者への質問例
- お父さん・お母さんの最後の歯科検診はいつですか？　毎日歯をケアしていますか？
- 赤ちゃんはよだれをたらしますか？
- 赤ちゃんの歯を守るため，どんなケアを考えていますか？

アドバイス
- スプーンや箸などの食器を大人と共有したり，大人がなめたおしゃぶりを赤ちゃんにくわえさせたりしないでください。赤ちゃんの口腔内

の細菌が増えむし歯のリスクが高くなります。

・赤ちゃんのむし歯を予防するためには，親自身がよい口腔ケアをすることが大切です。定期的に歯科を受診し，甘い飲み物を飲まない，フッ素入りの歯磨き粉で歯磨きをきちんとするなどを心がけましょう。

・赤ちゃんに歯が生えてくるとき，よだれが出たり機嫌が悪くなったり口に物を入れるようになったりします。歯固めを適宜利用するとよいでしょう。

・むし歯を予防するために，ジュースやミルクの入った哺乳瓶をくわえさせたまま寝かせないようにしましょう。

⑤ 安全の確立

赤ちゃんの活動度が高まるので，保護者に安全性を再確認してもらいます。

アドバイス

・安全運転を心がけ，チャイルドシートは必ず後部座席に後ろ向きに取りつけましょう。1歳以上でかつ10 kgを超えるまでは，必ず後ろ向きシートに座らせましょう。年齢・体重にかかわらず体型が許す限り，後ろ向きシートを使いましょう。後ろ向きシートを使う期間は長ければ長いほど安全です。

・予期せずに寝返りをすることがあるので，転落に十分気をつけましょう。

・赤ちゃんが浴槽にいるときには絶対に目を離してはいけません。

・歩行器は使わないでください。転落の原因や運動発達の妨げになることがあります。

・台所はもっとも危険な場所です。自分が料理や食事をするために赤ちゃんから目を離す場合は，赤ちゃんをベビーベッドやベビーサークルのなかなどに入れましょう。

・給湯器の湯温を48℃以下に設定しましょう。

・赤ちゃんを抱っこしながら熱い飲み物を飲んだり料理をしたりするのは絶対にやめましょう。やけどの危険があります。

・窒息を予防するために，小さな物，上の子のおもちゃなどは赤ちゃんの手の届かないところに置きましょう。このころの赤ちゃんは物に手を伸ばせるようになっているので注意しましょう。

4. 4か月時のヘルス・スーパービジョン　**111**

文　献

1. Hagan JF, Shaw JS, Duncan PM (eds)：Bright Futures：Guidelines for Health Supervision of Infants, Children, and Adolescents, 3rd ed, American Academy of Pediatrics, Elk Grove Village, IL, 2008
2. Zitelli BJ, McIntire SC, Nowalk AJ：Zitelli and Davis' Atlas of Pediatric Physical Diagnosis, 6th ed, Saunders, 2012
3. Duryea TK, Fleischer DM：Patient education：Starting solid foods during infancy (Beyond the Basics), UpToDate　http://www.uptodate.com/contents/starting-solid-foods-during-infancy-beyond-the-basics（2017 年 2 月 9 日アクセス）

*　*　*

5 6か月時のヘルス・スーパービジョン

1. このころの様子[1～3]

発 達
- 運 動
  - 寝返りをする。
  - 座位をとる。
  - 片手からもう片方の手へ物をもちかえる。
  - 熊手のような形で物をつかむ（**右図**：母指は内転位，ほかの四指は伸展。母指以外の四指の指間に物をはさむ）。

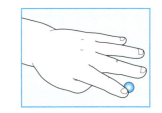

- 認 知
  - 周囲の環境を視覚で認識する。
  - 口腔の感覚で認識する（物をなめる・口に入れる）。
- 言語・コミュニケーション
  - 「あー」，「えー」，「おー」など母音を長く発する。
  - 「む」，「ぶ」など子音を発するようになる。
  - 自分の名前を認識し始める。
- 社会情動
  - 保護者と双方向性にやりとりできる。
  - 親しい人と見知らぬ人の区別ができる。

視 力
　生後4か月までに可視範囲は数mまで伸びており，さらに伸び続けていきます。物体の識別ができ，動きの速いものも追視できるようになります。生後7か月までにはほぼ視力・視野は成熟します。

睡 眠
　生後6か月になると，多くの赤ちゃんが夜に6～8時間と長く眠れるようになります。赤ちゃんが「自分で眠り，起きてしまったら自分で眠りなおす」ことができるようにサポートしてあげることが大切です。

遊び

このころの赤ちゃんは周囲を観察し，しだいに大人のまねをすることを楽しむようになります。おもちゃを口に入れ，なめたりかじったりします。口に入れても安全な素材・サイズのおもちゃを選びます。普通の絵本ではページを破る・なめる・かじるので，布やビニールなど安全で壊れにくい材質の本を用意するとよいでしょう。「触って遊ぶ絵本」など，視覚と触覚を豊かにするものが適しています。音の出るおもちゃ・楽器も喜びます。小さな部品がゆるんでいないか，壊れていないかを必ず確認します。

親子関係

赤ちゃんの社会面・情緒面が発達し，相互のやり取りを親子で楽しめるようになります。見知らぬ人とよく知っている人の区別ができるようになり，保護者といることを好みます。

2. 確認すべきポイント

① 家庭内の役割分担
② 児の発達
③ 栄養と成長
④ 歯の健康
⑤ 安全の確立

3. 身体診察とスクリーニング検査

● **身長・体重・頭囲**
　・測定値を成長曲線にプロットする
● **身体診察で確認・評価すべき点**
　・頭頸部：眼のアライメント，眼球運動，角膜透過性，red reflex
　・心音：雑音の有無，鼠径動脈の脈の触診
　・腹部：腫瘤の有無
　・筋骨：股関節の評価
　・神経：筋緊張（muscle tone），運動の対称性
　・皮膚：皮疹や外傷の有無
● **スクリーニング検査**
　・歯の診察
● **親子間のやり取りの観察**
　・保護者と子どもの関わりかた（話しかけかた，感情表現，子どもの反応への

114　5. 6か月時のヘルス・スーパービジョン

受け答え）

・保護者のムード

4. 保護者へのガイダンス

① 家庭内の役割分担

　産後数か月が経過すると，赤ちゃんのお世話だけでなく，産前と同じように家庭でのいろいろな役割をこなす義務が生じることがあります。たとえば，産後数か月は誰かが手伝ってくれていた家事全般，家業の手伝い，高齢の家族の介護，兄弟姉妹の送迎など，状況は家庭によりさまざまです。家庭によってはそれらのすべてを１人（とくに母親）が担うこともあります。養育環境をよく保つために保護者のストレスはできるだけ減らしたいものです。育児に影響するストレスや負担がないかを尋ねると，保護者が心情を打ち明けてくれるきっかけになります。

> **保護者への質問例**
> ・家庭でのいろいろな仕事と，育児をどのようにやりくりしていますか？
> ・疲れたとき，助けてくれる人はいますか？
> ・パートナーとどのように育児・家事を分担していますか？
>
> **アドバイス**
> ・家庭環境を変えづらい，育児に加えてなんらかの家庭での役割がある，という場合はそれがストレスになることもあります。できるだけ家族みんなで役割を分担しましょう。
> ・自分でなくてもできる家事は，人に頼めるかどうか考えてみましょう。

② 児の適応

　この時期の赤ちゃんは視覚や口腔の感覚から情報を得て学び，行動も成熟していきます。身振りを使ったコミュニケーションもできるようになります。決まった日課（ケア）を規則正しく続けると，赤ちゃんが「自分をコントロールする能力（self-regulation）」を習得しやすくなります。

> **保護者への質問例**
> ・あなたや周りの人に対して，赤ちゃんの行動は変化しましたか？
> ・赤ちゃんは新しい環境（人物・場所）にどう適応しますか？　なんら

5. 6か月時のヘルス・スーパービジョン　**115**

かの刺激に敏感ですか？
・赤ちゃんはどうやってコミュニケーションをとりますか？　身振りや指さしをしますか？
・どんな声を出しますか？
・赤ちゃんの1日のスケジュールを教えてください。
・赤ちゃんの睡眠はどうですか？　困っていることはありますか？
・赤ちゃんの泣きかた・ぐずりかたはどうですか？

アドバイス

・赤ちゃんの視力はだんだんと良くなり，生後6か月までに人が動くと目で追えるようになります。起きている時間はベビーチェアなどに座らせ，赤ちゃんにたくさん周りを見てもらい，家族の人とお話ができるようにしましょう。
・赤ちゃんの気質，感じかた，周囲の世界との関わりかたは生後6か月になるとよりわかりやすくなります。気質を理解して対応してあげましょう。
・赤ちゃんはお風呂，おむつ交換，着替えなど毎日の日課を通じてコミュニケーションを学びます。本を読み聞かせたり，「いないいないばあ」をしたり，歌ったりすることでさらにコミュニケーションスキルが伸びます。
・できるだけ決まったスケジュールで1日を過ごしましょう。そうすることで赤ちゃんが「自分を調節できる」ようになります。
・赤ちゃんは「自分で眠る」ことを覚えなければなりません。赤ちゃんがうとうとしかけたときにベッドに入れ，自分で眠れるようにしましょう。夜に起きてしまったら，とくに構わず「自分で眠りなおす」ことを覚えてもらいましょう。
・お母さんのベッド（布団）で添い乳をしたり，哺乳をしたりする場合，赤ちゃんがうとうとしたらベビーベッドに戻しましょう。
・生後6か月になっても，赤ちゃんはこれまでのようにご機嫌が悪くなる時間があります。おむつもきれいで空腹でなければ，疲れていたり退屈していたりするのかもしれません。規則正しくお昼寝をし，短時間の遊びをいろいろ取り入れることがよいでしょう。おもちゃをつかんだり，なにかをなめたりなど，「自分を落ち着かせること」ができてくる時期でもあります。

116　5. 6か月時のヘルス・スーパービジョン

③ 栄養と成長

　生後6か月は栄養面での大きな移行期です。離乳食は「乳離れ」というイメージのある言葉なので，近年は「補完食」（母乳栄養を補う食事）とよばれることもあります。離乳食には文化的な影響や各家庭の慣習・信条が強く反映されるため，食材や進めかたについて保護者と話しましょう。離乳食の開始は保護者にとって喜ばしく楽しい反面，思うように進まないとフラストレーションの原因になることもあります。また，保護者が一方的（ときに強制的）に食べ物を口に入れてしまうと，赤ちゃんは食事を楽しいと感じるどころか，恐怖心を抱いたり興味を失ってしまったりします。そうすると成長に伴いますます摂食が難しくなります。離乳食を始めるにあたり，次のルールを保護者へ伝えましょう。

離乳食（補完食）における大切なルール
＝離乳食は親子の協働作業である。
・保護者は適切な食材を与える。
・赤ちゃんは食べる量を決める。

保護者への質問例
・今どんなふうに母乳・人工乳を与えていますか？　離乳食はもう始めていますか？　それぞれの頻度・1回量・1回にかかる時間は？
・どのように離乳食を進めていく予定ですか？
・すでに離乳食を始めている場合：これまでに試した食べ物，赤ちゃんの好きな食べ物はなんですか？

アドバイス
・成長曲線にあるように，これからの6か月の成長はややゆるやかになります。
・生後6か月からは母乳と離乳食の組み合わせがもっとも理想的です。1歳までは母乳を継続しましょう。もちろん1歳以降も母乳は続けたいだけ続けてください。
・離乳食を食べさせるときは，頭，体幹，足がきちんと支えられる椅子かバウンサーに赤ちゃんを座らせましょう。こうすることでお互いの顔が見えコミュニケーションをすることができます。
・食事中の赤ちゃんの行動に注意し適切な量を与えましょう。適切な食べ物を選んで与えるのはお父さん・お母さんですが，食べる量を決め

5．6か月時のヘルス・スーパービジョン

るのは赤ちゃんです。
- 新しい食材を始めるときは，1度に1種類だけ与え，数日間様子をみましょう。
- 新しい食材を試して赤ちゃんが食べなかった場合は，気にせずに後日また試してみましょう。無理矢理食べさせてはいけません。
- 離乳食を始めるころは，母乳は欲しがったときにあげましょう。人工乳の場合，赤ちゃんが空腹そうであれば哺乳します。1日5〜6回になることが多いです。

④ 歯の健康

　最初の歯は生後5〜9か月の間に生え始めるので，早期から口腔ケアを始めるよう伝えましょう。保護者自身が歯の健康の重要性を認識して，お手本となるのが理想的です。米国小児歯科学会では，生後6か月からリスクアセスメントを始めることを推奨しています。米国では，フッ素を上水道に添加して齲歯を地域で予防する政策をとっている州もあります〔→ **コラム No.15（p141）参照**〕。日本ではフッ素を上水道に添加していないので適切にフッ素を使用する必要があります。

保護者への質問例
- 赤ちゃんの歯の健康を守るために，どうすればよいと思いますか？

アドバイス
- 最初の歯が生えたら，柔らかい歯ブラシか布を使って，1日2回歯を磨きましょう。
- この時期は水で磨きましょう。歯磨き粉は要りません。
- 離乳食が進んでも，赤ちゃんにジュースは不要です。糖分が多く含まれる食べ物，飲み物はできるだけ制限しましょう。そのためには大人も食生活に気をつけましょう。
- ミルクの哺乳瓶をくわえさせたまま寝かしつけると，むし歯の原因になります。寝床で飲ませるなら哺乳瓶の中身は水や白湯にしましょう。

⑤ 安全の確立

　運動面の発達に伴い，家庭内での事故予防はますます重要になります。体格が大きくなってくるのでチャイルドシートの使いかたが不適切になる家庭もあります。身のまわりの安全を再確認しましょう。

保護者への質問例
- 車のチャイルドシートは後部座席に後ろ向きで設置してありますか？チャイルドシートは赤ちゃんの体格に合っていますか？　シートのベルト（ハーネス）の調整はしていますか？
- 自宅で，赤ちゃんを安全に保つために工夫していることはありますか？

アドバイス
- チャイルドシートは後部座席に後ろ向きに取りつけ，1歳以上かつ9kgを超えるまでは使い続けます。
- 生後6か月からはいはいを始める子もいます。階段には柵をし，ケガをしそうな部屋のドアは閉めておきましょう。はいはいをするようになったら，もう一度家のなかの安全確認をしましょう。
- ストーブやヒーターの周りには柵をつけ赤ちゃんが近づけないようにしましょう。
- なんでも口に入れるころなので，小さい物を絶対に周囲に置かないようにしましょう。また，まめに掃除機をかけて小さいものが床の上に落ちていないようにしましょう。
- 窒息を予防するために，1 cmより大きな物はあげないようにしましょう。離乳食が進んでも，ナッツ類やポップコーンなどは4歳になるまであげてはいけません。
- 家事に使用する洗剤や化学薬品，薬などは必ず子どもの手の届かないところへ置き，鍵をかけましょう。誤って飲んでしまったら速やかに医療機関を受診するか，日本中毒情報センターに連絡をしましょう。
- 歩行器は使用してはいけません。
- 必ず仰向けで寝かせましょう。ベッドを使っている場合，ベッドの安全性を再確認しましょう。赤ちゃんの背が伸びているので，とくに柵の高さに注意し，転落の危険がないか確認しましょう。

5．よくある質問

Q 歯が生えるとき，熱が出るって本当ですか？

A 「歯が生えると熱が出る」というのは多くの国で信じられていることですが，十分な科学的根拠はありません。英語では teething fever，わが国では「知恵熱」とよばれることもあります。歯が生

えかけているときにご機嫌が悪くなったり，37℃台の微熱が出たり，よだれが多くなったり，物を噛みたがることはよくあります[4,5]が，38℃以上の発熱をきたすことはありません。38℃以上の熱が出ている場合は歯とは関係ないので，適宜，医師の診察を受けましょう。

歩行器を使うと早く歩けるようになりますか？

歩行器は事故の原因になりますので使用しないでください。歩行器でつまずいたり，転落したり，歩行器のまま階段から落ちて頭をひどくケガすることがあります[6]。また赤ちゃんが動きやすくなるうえ，背丈以上に高いところにも届きやすくなるので，熱い物・危険な物を触ったり，重い物を引っ張ったりして事故につながる可能性もあります。また歩行器の使用は運動発達を遅らせると報告されています。

赤ちゃんを立位で遊ばせたい場合は，立位で遊べるけれども移動はできないステーショナリーアクティビティセンターという遊具がよいでしょう。

離乳食は何からあげればいいですか？

離乳食は1つの食材で作ったものから開始し，新しい食材は2〜7日の間隔をあけて加えていくとよいでしょう。日本では，一般的には重湯（水分を加えてよく煮た米粥の薄い上澄み液）から始めます。根菜類も調理しやすく食べさせやすい食材です。離乳食に関してはたくさんの書物が出ていますが，本の内容にこだわりすぎず，それぞれの赤ちゃんのペースで進めていきましょう。赤ちゃんが支えなしで座れるようになり，手のひらで食べ物をつかむしぐさをみせるようになったら，より粘性のある食べ物（粒のないマッシュ状）を試せるようになります。生後7〜9か月ごろには，口に自分で食べ物を入れるようになります。

食物アレルギーに関しては，どんどん新しい医学的見解が発表されていますので，わからない・心配な点は小児科医に相談してください。

赤ちゃん用のイオン水やジュースはあげたほうがいいですか？

赤ちゃん向けの商品は多く販売されていますが，この時期に口にする飲物は母乳もしくは人工乳，水，お茶で十分です。果汁を与えるときは市販のジュースではなく，新鮮な果物の搾り汁をあげ

ましょう。風邪や胃腸風邪で脱水が心配なときも，医師の特別な指示がないかぎり母乳または人工乳で十分です。

文　献

1. Hagan JF, Shaw JS, Duncan PM（eds）：Bright Futures：Guidelines for Health Supervision of Infants, Children, and Adolescents, 3rd ed, American Academy of Pediatrics, Elk Grove Village, IL, 2008
2. Zitelli BJ, McIntire SC, Nowalk AJ：Zitelli and Davis' Atlas of Pediatric Physical Diagnosis, 6th ed, Saunders, 2012
3. Berkowitz CD：Berkowitz's Pediatrics：A Primary Care Approach, 4th ed, American Academy of Pediatrics, Elk Grove Village, IL, 2011
4. Macknin ML, Piedmonte M, Jacobs J, et al：Symptoms associated with infant teething：a prospective study. Pediatrics **105**：747-752, 2000
5. Wake M, Hesketh K, Lucas J：Teething and tooth eruption in infants：a cohort study. Pediatrics **106**：1374-1379, 2000
6. American Academy of Pediatrics. Committee on Injury and Poison Prevention：Injuries associated with infant walkers. Pediatrics **108**：790-792, 2001

＊　＊　＊

6 9か月時のヘルス・スーパービジョン

1. このころの様子[1~3]

発 達

● 運 動
- ・はいはいする。
- ・自力で座ろうとする。
- ・つかまり立ちをする。
- ・自分一人で動きたがる。

● 認 知
- ・Object permanence（人や物が視野内にない状態でも「ある・いる」と理解すること）が発達する。
- ・Cause and effect（原因と効果＝あるアクションがほかのアクションをひき起こすこと）を理解できるようになる。
- ・「いないいないばあ」などの双方向の遊びを楽しむ。

● 言語・コミュニケーション
- ・「ママ」,「パパ」を無差別に言う（母親に対しても，母親でない人に対しても「ママ」と言う）。
- ・子音と母音の反復をし，音のバリエーションが多くなる。
- ・意思表示をする。
- ・指さしをする。

● 社会情動
- ・人見知りをする。
- ・遊びたいときや安心したいときに保護者を探す。

栄 養

　離乳食と母乳・人工乳です。離乳食開始から9か月ごろまでに咀嚼を覚えます。特定の食感の物を嫌がる・咀嚼をしない（丸飲みする）・吐くなどの問題はよくみられます。こうした問題をできるだけ防ぐために，固形食の感触に徐々に慣らしていきます。生後9か月になるころには自立心が高まり，自分で食べたがるようになります。

睡　眠

この時期になると，それまで夜通し寝ていた子やふと目が覚めてもすぐ寝なおすことができていた赤ちゃんが，夜間に起きるようになるのは珍しくありません。後述するように「お母さん（お父さん）は近くにいるはずなのに自分のそばにいない」という認知ができるようになり，夜泣きにつながります。

遊びかた

今までは，眼を使って探索する・口に物を入れる，という方法でいろいろな刺激を学んでいました。生後9か月になると，cause and effect（原因と効果＝あるアクションがほかのアクションを引き起こす）と object permanence（視界に入っていない物でも存在している）を理解できるようになりますので，遊びかたもより成熟していきます。Object permanence を学ぶ遊びとしては，いないいないばあやかくれんぼうがよいでしょう。

単純な cause and effect を楽しめるおもちゃを選びましょう。たとえば，ボール（前後に転がす），車のおもちゃ，押すと音の出るおもちゃ，出し入れ遊びができる容器つきのブロックなどがいいでしょう。歌を歌うときも，歌に合わせて手を叩く・ジェスチャーを使う・指遊びをするなど工夫するとよいでしょう。

親子関係

この時期になると，活動範囲が広がり主張が強くなるので，保護者が行動の制限をする必要があります。保護者はいつ「だめ」と言うべきかを決めなければなりませんが，これを実行するには保護者自身の自信や労力も必要になります。児の自立の過程をどのように扱うか，保護者の態度と能力を分析することが小児科医にとって大切です。

2. 確認すべきポイント

① 家族の適応
② 児の発達と行動
③ 栄養・食事
④ 安全の確立

3. 身体診察とスクリーニング検査

人見知りが強い時期なので，診察時には，ゆっくりと近づく，保護者が抱っこしたまま診察する，おもちゃなどで気を紛らわす，足や靴から触り始める，

6. 9か月時のヘルス・スーパービジョン　**123**

などの工夫をしましょう。

● **身長・体重・頭囲**
- ・測定値を成長曲線にプロットする
- ・1日当たりの体重増加を確認する。

● **身体診察で確認・評価すべき点**
- ・頭頸部：眼球運動，追視の確認（水平方向・上下方向），眼の red reflex，角膜透過性
- ・心音：雑音の有無，鼠径動脈の脈の触診
- ・腹部：腫瘤の有無
- ・筋骨：股関節の評価
- ・神経：筋緊張（muscle tone），運動の対称性，パラシュート反射の有無

● **スクリーニング検査**
- ・歯の診察
- ・標準化された発達検査

● **親子間のやり取りの観察**
- ・保護者と子どもの関わりかた(語りかけかた，相互にやり取りしているか，保護者から離れたとき子どもは保護者を探そうとするか)

4. 保護者へのガイダンス

① 家族の適応

活動性・自立心が高まってくるため，「しつけ（躾）」について保護者と話しあう時期です。しつけとは，保護者が適切な行動を教えることで，「だめな行動を罰する」のとは異なります。保護者が常に同じ態度で「よい行動を褒める」ことができると，何がよくて何がだめなのかを覚えやすくなります。保護者がこの時期の発達の程度を理解することも大切です。生後9か月では「ルール」を学んだり覚えたりすることはできないため，理由を説明しても理解できません。

> **保護者への質問例**
> - ・しつけに関してどう思いますか？
> - ・お子さんのよい行動を伸ばす環境をどのように作りますか？ お父さんとお母さん，またはほかの同居している家族（祖父母など）の間で考えかたは同じですか？
> - ・上のお子さんは，赤ちゃんが大きくなるにつれて，どう反応していますか？
> - ・自分自身への時間は取れていますか？

アドバイス

- しつけの重要な面は，お父さん・お母さんが期待する行動をお子さんに教えることです。この時期の子どもは観察したことから学ぶので，お父さん・お母さんがお手本を示すのが大切です。
- 可能な限り，よい行動を伝えます。たとえば「立つな」の代わりに「座りましょう」と伝えましょう。
- しつけをするうえで必須なのは，もっとも重要なことだけ「だめ」を使うことです。具体的には安全にかかわる行為に「だめ」と言います。たとえば，ストーブを触りそうになったときに「だめ！ 熱い。触らない。」と言って体ごとストーブから遠ざけるようにします。
- 赤ちゃんは好奇心が強く注意力を保てる時間が短いため，危ない行動をとろうとしたらほかの物で気を紛らわせたり，触ってはいけないものを触ってもよいものに置き換えたりしましょう。
- しつけをするうえで，その子に関わる大人が「常に同じ態度をとる」ことは重要です。大人がそれぞれ異なる態度をとると，お子さんは混乱してしいます。あらかじめ許容する行動・許容できない行動の詳細を相談しましょう。
- 上のお子さんにはできる範囲で赤ちゃんのお世話をしてもらうとよいでしょう。家族の一員であるという感覚や「何かしたい」という気持ちに応えることができます。

コラム No.12 家庭内暴力（DV）のスクリーニング

　DV（domestic violence）がこの月齢に増えるというわけではありませんが，いわゆる母親の「産後」が終わり，子どもが活動的になってくる時期なので，DVのスクリーニングを行うことが重要です。身体的な暴力だけでなく，暴言・脅迫など精神的苦痛を受けていないかの聞き取りが必要です。女性が被害者となることが多いですが男性が被害を受けることもあります。被害者が存在する家庭では，子どもがDVの対象になりえます。「虐待」，「暴力」と直接訪ねるよりも「叩かれたことはあるか」，「蹴られたことはあるか」，「脅されたことはあるか」など具体的に聞くほうがよいでしょう。聞きづらい話題かもしれませんが，子どもを守る小児科医として，リスクを早期に発見するために必ず聞きましょう。

② 児の発達と行動

　活動性も自立心も高くなりますが，保護者が近くにいてほしいという要求も

6. 9か月時のヘルス・スーパービジョン

強くなります。前述したように生後9か月になると，object permanence（視界に入っていない物でも存在しているという理解）が発達するため，夜泣きが始まります。

保護者への質問例

- ・赤ちゃんの睡眠のパターンは変わりましたか？　夜起きることはありますか？
- ・発達で気がかりな点はありますか？
- ・人見知りはしますか？　新しい場所，人，状況にどう適応しますか？
- ・赤ちゃんはどうやってあなたとコミュニケーションを取りますか？

アドバイス

- ・就寝時間を決め，睡眠前には徐々にリラックスして寝る準備をする時間をもちましょう。睡眠前の時間が妨げられると睡眠パターンに悪影響をおよぼし，しっかりと眠れなくなります。夜のお出掛けや来客など，妨げになることはできる限り避けましょう。
- ・もしお子さんが夜に起きてしまったら，おむつが濡れていないか，寝ている状況は安全かだけを確認します。そうした点が問題なければ，親はとくに何もせずに見守り，自分自身で眠りなおさせるようにしましょう。これを続けると自分で眠ることがうまくなります。親がミルクをやったり，抱っこをしたりして寝かしつけようとするのはできるだけ避けましょう。
- ・いろいろな人と遊ぶようにもなりますが，同時にお母さん・お父さんと離れたときの不安（分離不安）も強くなります。
- ・新しい環境にどう反応しなれていくかを観察しましょう。性格・気質によって反応のしかたが異なりますので，新しい環境に行くときはお子さんがもっとも対応しやすくなるよう工夫しましょう。
- ・2歳以下の子にはテレビ，DVD，ビデオ，コンピュータは見せないようにしましょう。
- ・声や身振りでの意思表示ができるようになります。意思を読みとって赤ちゃんのコミュニケーションをしようとする努力に応えることが大切です。

③ 栄養・食事

離乳食と母乳・人工乳を必要とする時期です。食事を摂る環境も家庭によっ

て大きく異なります。陥りやすい失敗としては，無理やり食べさせてしまう，食べさせることにこだわりすぎてしまうことがあります。また楽だからとテレビ・ビデオを見せながら食べさせる保護者も少なくありません。これは食べることに集中しない状況を作り，受け身で食べることに慣れてしまったり，食への興味を損なわせることにつながるため，やめるように指導します。

保護者への質問例

・離乳食は1日何回ですか？　どんな食材を食べていますか？
・授乳・哺乳の調子はどうですか？　母乳は今後どうしますか？
・赤ちゃんは自分で食べますか？　指を使って食べる物はありますか？
・コップは使っていますか？
・離乳食をあげるときの環境を教えてください。家族で一緒に食事をしますか？　テレビをつけていますか？

アドバイス

・お子さんが新しい食べ物に挑戦し，自分で食べることを辛抱強く見守りましょう。新しい食べ物を受け入れるまでには10〜15回くらい試すことが必要なこともあります。
・テレビなどの気が散る原因を除去し，食事に集中できる環境を作りましょう。
・適切な食べ物を選び与えるのはお父さん・お母さんですが，食べる量を決めるのはお子さんです。無理やり食べさせないようにしましょう。
・生後9か月になると，大部分の赤ちゃんが家族の食事スケジュールに合わせて食べられるようになります。朝昼夕の3回に加えて，2〜3回の補食（おやつ）を与えましょう。
・いろいろな食感の食べ物を与えましょう。ゆっくりといろいろな食感に慣らしていくとよいでしょう。
・コップで飲む練習を始めてみましょう。
・母乳の場合，断乳の時期はお子さんによって違います。生後9か月では離乳食＋母乳が理想的な栄養です。できれば1歳までは母乳を継続し，それ以降も続けたい場合はぜひ続けましょう。

④ 安全の確立

　車のチャイルドシート，家具，家電機器，転落・溺水防止について，保護者とおさらいをしましょう。事故予防の重要性は強調しすぎることはありません。

6．9か月時のヘルス・スーパービジョン　**127**

質問例

- チャイルドシートは後ろ向きにつけていますか？　いつ前向きに変更してよいか知っていますか？　乗車するときはいつもきちんとお子さんをチャイルドシートに座らせていますか？
- お子さんが動き回るようになって，安全のためにおうちでなにか変更をしたことはありますか？

アドバイス

- チャイルドシートの安全を再確認しましょう。衝突事故などで大きな衝撃が加わる場合，脊椎・脳損傷を防ぐためには前向きより後ろ向きが安全です。できる限り長く後ろ向きに座らせましょう。
- チャイルドシートのハーネスが，お子さんの身長・体格に合っているか確認しましょう。
- 重い物・熱い物をテーブルクロスをしたテーブルには載せないようにしましょう。布を引っ張りケガややけどをする原因になります。
- 台所のコンロには原則近づかせないことが必要ですが，万が一のために鍋やフライパンの取手がコンロからはみ出さないように向きを変えましょう。
- 暖房器具の周囲には柵・ゲージをしましょう。
- 電気コードを赤ちゃんの手の届かないところへ置きましょう。コードを噛んで破損させ口のなかをやけどすることがあります。
- 窓からの転落防止のため，窓の近くには踏み台になるようなものを置かないようにしましょう。階段の上り口，下り口には柵をしましょう。
- 浴槽やベビープールなど水の近くにいるときは，必ず大人が手の届く範囲で監視しましょう。お兄ちゃん・お姉ちゃんなど年長の子どもに監視をさせてはいけません。また，使用後は浴槽，プールなどは水をぬいて空にしましょう。災害対策や洗濯用として残り水を溜めておく場合は必ず浴室に鍵をかけましょう。
- 薬物，洗剤などは必ず手の届かない場所にしまいましょう。

5. よくある質問

教育的な DVD は効果がありますか？

内容を問わず，テレビ，DVD などのスクリーンを見せることは勧められません。子どもの脳は 3 歳までに著しく発達し，最初の 12 か月で脳容量は 3 倍にもなります。この時期に受ける刺激は脳の発達に多大な影響をおよぼします。

　テレビスクリーンのなかの像が実際の物体と結びつけられるようになるには，生後 2 年を要します。すなわち，テレビスクリーンで「ボール」を見ても，触ることもできないまま画像がほかのものへ変わるので，赤ちゃんはそれを「ボール」と理解することができないのです。当然ながら，子どもはスクリーン上で眺めるよりも，現実の世界で実際に触れる・経験するほうがよく学ぶことができます。2 歳以前にスクリーンを見せると，言語発達，読書能力，短期記憶，睡眠，注意力に悪影響をおよぼすと多くのスタディで報告されています[4]。

　スクリーンを見ているときに「子どもがしないこと」を考えてみましょう。テレビを見ているときは，おとなしく座って画面を眺めていることが多いでしょう（もちろん歌・踊りの場面では，一緒に歌ったり踊ったりすることもあります）。子どもは他人とのやり取りから非常に多くのことを学びます。顔の表情，声のトーン，ボディランゲージなど，親子間で日常的に行われているやり取りは非常に複雑で，決してテレビや DVD では再現できません。スクリーンを見ているとき，子どもは双方向のやり取りをすることがないので，こうした複雑な過程を学ぶことはできません。

　「誰も見ていないのにテレビをつけておく」ことも言語発達に悪影響を与えます。テレビがついていると無意識に親が子どもに話しかけることが少なくなり，その子どもの学びも少なくなります。スクリーンを見せることは 2 歳までは避けましょう。

　もちろん，2 歳をすぎたら長時間見せてよい，ということではありません。見せる場合は，内容にかかわらず 1 日に 2 時間までとします。教育的な番組からある程度学ぶ子どももいます。登場人物が視聴者に話しかけるタイプの番組もあります。保護者が内容をよく吟味する必要があります。テレビ番組を見せる場合は，あらかじめ番組を保護者が見て，刺激の強い CM が流れないかスポンサーの傾向を確認しましょう。

6. 9 か月時のヘルス・スーパービジョン

Q 土踏まずがないのですが大丈夫でしょうか？ 扁平足なのでしょうか？

A この時期は，土踏まずの上に脂肪の層があるので足の裏が平らに見えます。2～3歳までにこの脂肪がなくなり，土踏まずがはっきりしてきます。心配はいりません。

コラム No.13　Reach Out and Read[1]

　本を読むことは，early literacy（早期の読み書きの能力）を習得するために非常に大切です。米国では，非営利団体 Reach Out and Read による Reach Out and Read プログラムが全国的に展開されています。Reach Out and Read とは，「小児医療と本を結びつけ，一緒に本を声に出して読む大切さを家族に伝え，子どもに成功への基盤を与える」ことを目的としたプログラムです。

　人々の社会的・文化的・経済的背景の格差が大きい米国では，保護者が読書の重要性を知らないこともしばしばです。家庭によっては子どもの教育まで考えが及ばない，読書の習慣がない，子どもにテレビを過剰に見せる（テレビに子守りをさせる），といったことは少なくありません。子ども用の本が家にないことすらあります。また，移民の家庭では言語の違いも大きな障壁となります。移民層や貧困層では，言語発達・語彙修得で遅れのリスクが高いことが報告されています。

　学業の成功には十分な読解力が必須であり，流暢に読む力がないと学業に大きな支障をきたします。ひいては学校からの脱落といった事態もありえます。Reach Out and Read は，社会的・文化的・経済的背景の格差に関わらず，幼少期の読む能力を高め，将来的な格差を予防する，すなわち「成功への基盤を作る」ために始められました。

　社会的・文化的・経済的背景にかかわらず，すべての子どもがかかりつけ医をもち適切なヘルス・スーパービジョンを受けることを AAP は推奨しており，実際に大部分の子どもが受診をします。ヘルス・スーパービジョンで予防接種を行うことや，学校へ通うためにかかりつけ医の健診が必要であることも，受診率向上に影響しています。この機会を本に親しむ機会とするアイデアが Reach Out and Read プログラムです。ヘルス・スーパービジョンに来た親子に，それぞれの子どもの年齢・発達に適した本をかかりつけ医が選び，無料で提供します。同時に親へ本を読む大切さを伝え，一緒に声を出して読む・読み聞かせるよう指導します。書籍は Reach Out and Read を通じた寄付・寄贈で賄われており，各医療機関に経済的負担はありません。さまざまな背景・個々の発達の程度を考慮しながら，どんな本を選ぶのかも小児科医の腕のみせどころです。無料で本がもらえるので親子ともにとても喜ばれます。

　Reach Out and Read は 1989 年に創設され，ボストンからその活動を開始しました。2001 年までに全米 50 州のすべてに普及し，現在では 1 年に 650 万冊もの本を子どもたちに提供しています。わが国では，寄付で成り立つこのよう

な事業を展開することは難しいのですが，初等教育では読み書きに重点が置かれています し，学校や市町村の図書館も充実しています。子どもたちが本を手に取る機会は一般的には恵まれています。一方で，保護者による読み聞かせや一緒に読むという意識は，家庭によって幅があります。したがって，「読書の大切さ」を小児医療従事者が伝えることは非常に有意義だと考えます。

　Reach Out and Read の公式ホームページでは障害（脳性麻痺，聴力障害，ADHD など）のある子どもへどのように本を導入し親しんでもらうかというガイダンスも掲載されていますので，ぜひご一読ください。

文　献
1. Reach Out & Read　http://www.reachoutandread.org（2017 年 2 月 9 日アクセス）

文　献
1. Hagan JF, Shaw JS, Duncan PM（eds）：Bright Futures：Guidelines for Health Supervision of Infants, Children, and Adolescents, 3rd ed, American Academy of Pediatrics, Elk Grove Village, IL, 2008
2. Zitelli BJ, McIntire SC, Nowalk AJ：Zitelli and Davis' Atlas of Pediatric Physical Diagnosis, 6th ed, Saunders, 2012
3. Berkowitz CD：Berkowitz's Pediatrics：A Primary Care Approach, 4th ed, American Academy of Pediatrics, Elk Grove Village, IL, 2011
4. American Academy of Pediatrics：Why to avoid TV for Infants & Toddlers　http://www.healthychildren.org/English/family-life/Media/Pages/Why-to-Avoid-TV-Before-Age-2.aspx（2017 年 2 月 9 日アクセス）

＊　＊　＊

6．9 か月時のヘルス・スーパービジョン

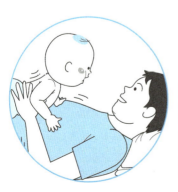

Beyond Saying "It's Normal."
Pediatric Health Supervision

第 5 章

1 歳から 4 歳までの
ヘルス・スーパービジョン

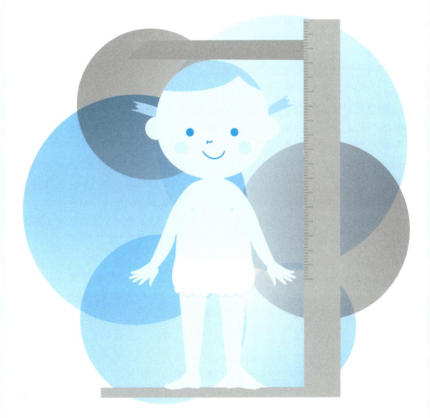

生まれてから1年間で心も体も大きく成長・発達した子ども達。1歳になると「乳児期」から「早期小児期」へと移行します。

12か月時のヘルス・スーパービジョン

1. このころの様子[1~3]

発　達

● 運　動

粗大運動
- 一人で立つ。
- 伝い歩きをする。支えなしで2~3歩歩く子もいる。

微細運動
- 母指とそれ以外の指で物をつまむ。
- 2つのブロックを両手に1つずつもってたたき合わせる。
- 物を容器に入れたり出したりする。

● 認　知
- 単純な指示に従う。
- 尋ねられると人を特定する（「パパはどこ？」などの質問に対して応答できる）。
- 絵の名前を言われると正しい絵を見る（動物の名など）。
- 物・おもちゃを正しい用途で使うようになる（コップで飲む，ブラシで髪をとく，電話のダイアルを押す，受話器を耳に当てる）。

● 言語・コミュニケーション
- Prodeclarative pointing（欲しいものを指さし，それに保護者が目を向けるかを見る行動）をする。
- 発声や発音をまねる。
- 1~2つの有意語を話す（例えば「パパ」・「ママ」をそれぞれ父・母だけに言う）。

● 社会情動
- 双方向のやり取りのある遊びを楽しむ（いないいないばあなど）。
- まねをする。
- バイバイと手を振る。
- 保護者に強い執着を示し，離れると泣く。
- 人見知りをする。

栄　養

自分の前に並べられた料理をぐちゃぐちゃにしたり投げたりして遊ぶことはこの月齢ではよくみられます。また，食べる量がそのつど異なる「むら食い」もよくあります。1回の摂食量をあまり気にせず，1日の合計である程度食べられていれば良しとします。

睡　眠

1日に12〜14時間眠ります。昼寝は1〜2回です。就寝時間を決めるだけではなく，寝る前の環境を整えることは質のよい睡眠のために大切です。テレビを避け，静かな部屋で本を読み聞かせたり静かに歌ったりするとよいでしょう。

遊びかた

微細運動が発達し，把持がうまくなるので，いろいろな色や形の積み重ねられるおもちゃ（ブロック，積み木）を楽しむようになります。大きめの人形・ぬいぐるみ，車のおもちゃ，ボールなどを使って，保護者とやり取りをしながら遊ぶのを好みます。本を読んでもらいたいときは自分で本をもってくるようにもなります。うまくページをめくることはまだ難しいので，本は破れにくいボール紙でできたもので，大きな絵が載っているものがよいでしょう。

親子関係

自立心，認知能力がますます高まり，自分の意思を表すようになります。安全を確保しながら子どもの自由な行動をどこまで許容するかが保護者の腕の見せどころになります。保護者が「よい行動」，「よくない行動」への対応をいつも同じにするように努め，食事や入浴・睡眠などの日課は時間を決めて行うことが大切です。また，運動能力も発達し，移動する・触るなどの行為を通して，自分の周りの世界にかかわることを好むようになるため，事故がおきぬよう，保護者が常に目を離さずに見守る必要があります。

2．確認すべきポイント

① 家族のサポート
② 日課の確立
③ 食事と食欲の変化
④ 歯の健康
⑤ 安全の確立

1．12か月時のヘルス・スーパービジョン　　**135**

3. 身体診察とスクリーニング検査

- 身長・体重・頭囲
  - 測定値を成長曲線にプロットする。
- 身体診察で確認・評価すべき点
  - 頭頸部：眼球運動，眼の red reflex，カバーテスト（→ **診察のコツ**），口腔内の衛生および齲歯の評価
  - 心音：雑音の有無，鼠径動脈の脈の触診
  - 腹部：腫瘤の有無
  - 神経：歩行の評価
  - 精巣：精巣がきちんと下降していることを確認する。
- スクリーニング検査
  - 貧血の評価：鉄欠乏の頻度が高い月齢なのでヘモグロビン値（Hgb），ヘマトクリット値（Hct）を測定する。
  - 歯の健康：かかりつけ歯科医がいない場合は受診を勧める。

診察のコツ　眼のカバーテスト（cover test）[4]

Cross cover test, cover/uncover test ともよばれます。名前どおり，眼を覆って眼軸を評価する検査です。簡単に実施できるのでぜひマスターしましょう。

児にまっすぐ正面を向いてもらい 3 m ほど離れた物体を見つめてもらいます。片方の眼を覆い（遮眼子など専用の道具があれば利用，なければ医師が手で覆う）もう片方の眼の動きを観察します。片目が覆われた瞬間に覆っていないほうの眼が外側へ動いたら，その眼は内側へ偏位していた＝内斜視であったということになります。逆に，覆っていないほうの眼が内側へ動いたら，その眼は外側へ偏位していた＝外斜視です。覆いをしたほうの眼が，覆いを外したとき（アンカバー uncover）にどう動くかも観察します。

乳児期は偽斜視が多いので（鼻根が低く内眼角贅皮が広いため），保護者の訴えがあったときは，カバーテストと red reflex test を行い，本当に斜視があるかどうかを確認しましょう。

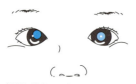

斜視があると red reflex は偏位している目で強く見える。

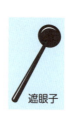

遮眼子

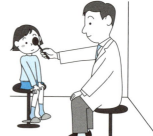

- ・視力・聴力：保護者からの訴えがある場合は眼科・耳鼻科受診を勧める。
● 親子間のやり取りの観察
  - ・保護者と子どもの関わりかた（やり取りのしかた，医師が子どもを褒めたとき親はどのように反応するか，親が子どもについて話すときポジティブに見えるか）

4. 保護者へのガイダンス

① 家族のサポート

　保護者が子どもの発達や行動の変化に適応することが，これまで以上に必要とされる時期です。しつけに関しては，その必要性が高まる前にどう対応するかを検討するとよいでしょう。とくに，この時期から起こりやすい「かんしゃく」について，どう対応すべきかを伝えるとよいでしょう。

保護者への質問例
- ・お子さんの機嫌が悪いときや言うことを聞いてくれないとき，どうしますか？　ほかの家族の方はどうしていますか？
- ・お子さんを叩いてしまったことはありますか？
- ・お子さんを褒めるときはどうやっていますか？
- ・ご両親以外でお子さんの面倒をみている人はいますか？

アドバイス
- ・叩いたり，怒鳴ったり，長々と説明をしたりして子どもを罰しないようにしましょう。しっかりと「だめ」と伝えるだけで十分です。
- ・よくない行動をしたときは，1〜2分間のタイムアウト（→ **コラム No.14 参照**）をするのもよいでしょう。
- ・お子さんを誰かに預ける場合，その場所が安全であること，またその場所への送り迎えも安全にできることを確認しましょう。

タイムアウト（Time-out）とは？

　米国では「タイムアウト（Time-out）」というしつけの方法が普及しています。タイムアウトとは，好ましくない行動を子どもがした際に，「その状況から子どもを離す」ための方法です。具体的には，その行動が発生した場所から，家のな

1．12か月時のヘルス・スーパービジョン　**137**

かの決めた場所に子どもを連れて行き一定時間その場所で過ごさせます[1]。簡単そうですが，実行するのは意外に難しいのです。有効なタイムアウトをするための方法を紹介します。

■ タイムアウトをするタイミング

叩く，投げる，咬むなど「よくない行動」を子どもがとったときに間を空けずに行います。このとき説教をしたり，怒鳴ったりせず，「はい，タイムアウト」とだけ伝えて子どもを移動させます。2歳ごろになれば，「それを続けたらタイムアウトする」という警告を伝えることもできます。警告する場合は1回だけにします。大切かつ，難しいのが，保護者が「よくない行動」に対する決まり・対応を常に同じにすることです。たとえば5歳の兄が2歳の弟を叩いたのでタイムアウトを与えたが，弟が兄を叩いたときにはなにもしなかった，という状況では，タイムアウトを有効に使うことができなくなります。また親の機嫌によってタイムアウトを与える閾値が変わることもいけません。

■ タイムアウトの長さ

［年齢＋1］分が効果的といわれています。たとえば1歳の子どもには2分。タイマーを使ってきちんと時間を計ります。

■ タイムアウトに適した場所

たとえば，ベビーサークルのなかや，部屋の隅に置いた椅子など，安全性が高く子どもの気が散り過ぎない場所である必要があります。大人がいる場所や，おもちゃやテレビ，ゲームがある場所では，子どもが自分の行動とタイムアウトの関連を理解することができません。「好ましくない行動をしたときに行く，一人ぼっちで楽しくない場所」と認識させることができる場所を選びましょう。自宅にいないときには，タイムアウトに適した安全な場所を見つけて行うこともできます（たとえば，スーパーマーケットでひっくり返り泣いてお菓子をねだる → スーパーのなかにあるベンチでタイムアウトする，など）。

■ タイムアウト中には

会話をしたり，お説教をしたりしてはいけません。子どもを決められた時間までただじっと座らせます。子どもに「なぜ自分はタイムアウトを受けているか」を考え理解させる必要があります。どんな内容（怒りやお説教の言葉）であれ，話しかけることは「注意を払っている」というご褒美になるので，タイムアウトの意味が全くなくなってしまいます。タイムアウト中にかんしゃくを起こしたり，泣き叫んだりする子どもも多いですが，安全性が確保されている限りは無視しましょう。もし子どもがタイムアウト中にその場所を離れようとしたら，体ごとその場所に戻して，もう一度はじめから時間を計りなおし，やり直しをさせます。年長の子どもの場合は，「気分が落ちついたらタイムアウトから出てきてよい」と伝えることも有効です。

■ タイムアウトの後には

上手にタイムアウトできたことを褒めましょう。説教をしたり謝罪を要求したりしてはいけません。親子ともに気分をリセットさせます。

タイムアウトは保護者にとっても有効です。つい腹が立ってかっとなってし

まったときには自分にタイムアウトを与え，冷静になりましょう。

文 献
1. American Academy of Pediatrics：Time-Outs 101　https://www.healthychildren.org/English/family-life/family-dynamics/communication-discipline/Pages/Time-Outs-101.aspx（2017年2月10日アクセス）

② 日課の確立

食事・昼寝・入浴・歯磨き・就寝などの日課を規則正しく継続しましょう。家族で時間を過ごすことも大切です。

保護者への質問例
・家族で過ごすときは何をしていますか？
・お子さんは規則正しく過ごしていますか？
・お子さんの昼寝はどうしていますか？
・お子さんは夜は何時に寝ますか？　寝るときに困ることはありますか？

アドバイス
・家族で過ごす時間には，読み聞かせや体を使った遊びなどを取り入れましょう。
・人見知りをする時期なので，初めての人に会うときは慣れる時間を与えてあげましょう。
・3回の食事と2〜3回のおやつを規則正しくあげましょう。おなかが空くとご機嫌が悪くなりかんしゃくを起しやすくなるので，規則正しく食べることはかんしゃくの予防にもなります。
・この時期にはまだお昼寝を必要とします。少なくとも1日1回は時間を決めてお昼寝をさせましょう。
・夜寝る前には，静かでリラックスした時間をもつようにしましょう。
・お子さんがまだ起きている間にベッド・布団へ入れ，自分で眠ることができるようにしましょう。
・歯が生えたら，歯磨きの習慣をつけましょう。朝食後と就寝前など，1日2回磨くようにしましょう。

③ 食事と食欲の変化

コップやスプーンの使用，指を使って食べるなど，食事を通じて微細運動の発達を促しましょう。食事・補食を規則正しく提供することで，子どもにもよ

1．12か月時のヘルス・スーパービジョン　**139**

い食事の習慣が身につきます。補食はいわゆるおやつですが，スナック菓子などではなくできるだけ栄養価の高い食材を与えるよう指導しましょう。

保護者への質問例

- ・食事はどんなふうに食べていますか？
- ・お子さんは自分で食べますか？　どうやって食べますか？
- ・お子さんの食欲はどうですか？
- ・おやつになにを食べさせていますか？

アドバイス

- ・この時期は食べ物をこぼしたり，触ってぐちゃぐちゃにしたり，手や指で食べたりすることは普通です。汚れるのが気にならないようにあらかじめ床にシートを敷いてもよいでしょう。
- ・ナッツ類やポップコーン，ウインナー，ブドウなど小さくて硬い食べ物は窒息の危険があります。ウインナーや硬めの果物は細かく切りましょう。
- ・お子さんも家族と一緒に食事を摂りましょう。
- ・この時期になると体重の増えかたはこれまでよりゆっくりになります。
- ・食べる量にむらがあるのは普通です。お子さん自身にどれだけの量を食べるか決めさせましょう。
- ・3回の食事と2〜3回のおやつをあげましょう。おやつには新鮮な果物や乳製品，おにぎりなど，栄養のあるものをあげましょう。

④ 歯の健康

最初の歯が生えたらかかりつけの歯科医をもつようにします。1日2回の歯磨きを始めるよう指導しましょう。

質問例

- ・どうやって歯をケアしていますか？

アドバイス

- ・歯が生えたらかかりつけの歯医者を決めて受診しましょう。
- ・軟らかい歯ブラシで，1日2回歯磨きをしましょう
- ・哺乳瓶をまだ使っていたら，哺乳瓶で飲むのは水かお茶だけにしましょう。

コラム No.15　**フッ素による虫歯予防**

■ **フッ素はいつから？**
　2014年にAAPから発表されたフッ素使用に関するクリニカルレポート[1]では，最初の歯が生えたらフッ素入り歯磨き粉をすべての子どもに使用することを推奨しています。フッ素は，
　　・歯のエナメル層の再石灰化を促進し脱灰を予防します。
　　・細菌の代謝と酸生産を抑えるという機序でむし歯を予防します。
　フッ素を過剰に摂るとフッ素症（fluorosis）が生じるため，使用する歯磨き粉の量に注意します。6歳以下では口のなかの歯磨き粉を全部飲み込んでしまう可能性があります。わが国で発売されている小児用歯磨き粉にはフッ素含有量が記載されていないことも多いため，年齢に適した歯磨き粉の量をかかりつけ歯科医と相談するとよいでしょう。フッ素塗布は3～6か月ごとに行うことが推奨されます。

■ **フッ素を過剰に摂るとどうなるの？**
　歯牙・骨が発達過程にあるときにフッ素を過剰摂取すると，永久歯のフッ素症（fluorosis）が生じます。斑状歯ともよばれます。過量のフッ素により歯のエナメル質の石灰化不全が起こりエナメル小柱間に穴があき，歯が全体的に変色したり茶色の斑点ができたりします。8歳以上になると永久歯の石灰化が完了するため，フッ素症のリスクは減ります。
　重度かつ慢性的なフッ素過剰によりフッ素が骨に蓄積すると，全身の骨のフッ素症が生じることもあります。初期症状は関節痛・関節のこわばりですが，さらに骨の硬化が進むと不可逆的な骨変形・易骨折性を招きます。天然水にフッ素が多く含まれる国々としてはシリア，ヨルダン，エジプト，リビア，アルジェリア，スーダン，ケニア，トルコ，イラク，イラン，インド，アフガニスタン，中国，タイ北部などがあります[2]。天然水からフッ素を取り除くことは難しく，こうした国々ではさまざまな程度のフッ素症が報告されています。
　わが国でも，天然水による歯のフッ素症が1970年代兵庫県の宝塚市・西宮市で報告されました。この地域は地質的にフッ化物を多く含む六甲山系に属し，井戸水・水道水に基準以上のフッ素が含まれていました。以降，フッ素濃度を安全域へ調節した水道水が供給されています。

■ **公共水道水へのフッ素添加**
　フッ素の齲歯予防効果が発見されてから，人体に害が出ない濃度で人工的にフッ素を公共水道水へ添加する（community water fluoridation：CWF）べきか否か，公衆衛生の視点からのさまざまな調査が行われてきました[3]。1945年に米国ミシガン州で最初のCWFが実施されてから70年が経過しました。現在はWHO・CDCともに，CWFに賛成の立場をとっています。CDCは「過去70年間で齲蝕は劇的に減少し，CWFは20世紀における10の優れた公衆衛生上の達成のうちの1つである」とまで宣言しています[4]。WHOによると，CWFを実施している国は米国，カナダ，英国，オーストラリア，シンガポール，ブラ

1．12か月時のヘルス・スーパービジョン　　**141**

ジルなど多く存在します。これらの国々でも，州や市など各地方自治体で方針が異なるため，フッ素添加された水資源を利用している人口の割合はさまざまです。たとえば米国は約75％[4]，カナダは約45％[5]，シンガポールは100％[3]です。WHOは世界で3億5500万人が人工的にフッ素添加された水を使用していると報告しています[3]。

　わが国でもCWFの歴史があります[6]。戦後，京都大学医学部が中心となり厚生省・文部省の補助のもと調査が行われ，1952年に京都市山科地区でCWFが開始されました。この地区でのCWFは13年間継続され，調査目的を果たしたとして終了しました。沖縄では米軍によりCWFが広い地域で実施され，1957年から沖縄返還の1972年まで25年間継続されました。三重県朝日町でも1967年から1971年まで実施されたと記録されています。

　現在ではCWFは日本のどの地域でも実施されていません（ただし関東地区にある米軍基地を除く）。フッ素洗口やフッ素塗布などの局所応用で齲歯を予防する方針となっています。

文　献
1. Clark MB, Slayton RL；Section on Oral Health：Fluoride use in caries prevention in the primary care setting. Pediatrics **134**：626-633, 2014
2. World Health Organization：Water sanitation hygiene, Water-related diseases, Fluorosis http://www.who.int/water_sanitation_health/diseases-risks/diseases/fluorosis/en/（2017年2月10日）
3. Lennon MA, Whelton H, O'Mullane D, et al；World Health Organization：Fluoride, Rolling Revision of the WHO Guidelines for Drinking-Water Quality, 2004 http://www.who.int/water_sanitation_health/dwq/nutfluoride.pdf?ua=1（2017年2月10日アクセス）
4. Division of Oral Health, National Center for Chronic Disease Prevention and Health Promotion；Centers for Disease Control and Prevention：Community Water Fluoridation http://www.cdc.gov/fluoridation/index.htm（2017年2月10日アクセス），http://www.cdc.gov/fluoridation/pdf/communitywaterfluoridationfactsheet.pdf（2017年2月10日アクセス）
5. Rabb-Waytowich D：Water Fluoridation in Canada：Past and Present. J Can Dent Assoc **75**：451-454, 2009 http://www.cda-adc.ca/jcda/vol-75/issue-6/451.html（2017年2月10日アクセス）
6. 筒井昭仁：口腔保健のこれから フッ化物応用と公衆衛生. 保健医療科学 **52**：34-45, 2003

⑤ 安全の確立

　ますます活動的になる子どもを事故から守るには，保護者によるしっかりした監視が必要です。

保護者への質問例

　・自宅をお子さんにとって安全にするために何か工夫をしていますか？
　・乗車時にチャイルドシートをきちんと着用していますか？

アドバイス

- ・薬や洗剤，農薬などはすべてお子さんの手の届かない場所へ鍵をかけてしまいましょう。よじ登れるようになると，高い棚にも手が届くことがあります。
- ・階段の転落事故を防ぐため，上り口と下り口に柵を取りつけましょう。
- ・窓がある場合，周りによじ登れる家具を置かないようにしましょう。よじ登って窓に届き，転落する可能性があります。
- ・暖房器具など高温になる物には柵をしてお子さんが近づけないようにしましょう。
- ・ビニール袋，ゴム風船，小物類は窒息や誤飲の危険があります。
- ・テレビや家具は，お子さんがよじ登る・引っ張るなどして倒れることがあります。簡単に倒れる家具がないか確認しましょう。できるだけ壁に固定すると地震の際にも安心です。
- ・包丁，カッター，はさみなどの刃物をお子さんが触らぬよう，手の届かない場所にしまいましょう。
- ・年長のお子さんだけで小さいお子さんのお世話をさせたり，見守りをさせて遊ばせたりしてはいけません。必ず大人が見守りましょう。
- ・チャイルドシートは後ろ向き・後部座席のまま使用しましょう。ハーネスを体格に合わせて調節しましょう。
- ・お風呂，プールなど，お子さんが水の近くまたは水のなかにいるときは，すぐに大人の手が届く位置で見守りましょう。

文　献

1. Hagan JF, Shaw JS, Duncan PM（eds）：Bright Futures：Guidelines for Health Supervision of Infants, Children, and Adolescents, 3rd ed, American Academy of Pediatrics, Elk Grove Village, IL, 2008
2. Zitelli BJ, McIntire SC, Nowalk AJ：Zitelli and Davis' Atlas of Pediatric Physical Diagnosis, 6th ed, Saunders, 2012
3. Berkowitz CD：Berkowitz's Pediatrics：A Primary Care Approach, 4th ed, American Academy of Pediatrics, Elk Grove Village, IL, 2011
4. Committee on Practice and Ambulatory Medicine, Section on Ophthalmology；American Association of Certified Orthoptists；American Association for Pediatric Ophthalmology and Strabismus；American Academy of Ophthalmology：Eye examination in infants, children, and young adults by pediatricians. Pediatrics 111（4 pt 1）：902-907, 2003

＊　＊　＊

1．12か月時のヘルス・スーパービジョン　　**143**

１歳３か月時のヘルス・スーパービジョン

1．このころの様子[1~3]

発　達

● 運　動

粗大運動
・上手に歩く。
・かがむ。
・後ろ向きに歩く。

微細運動
・ブロックを容器に入れる。
・コップから飲む。

● 認　知
・単純な指示を理解し，それに従う。
・殴り書きをする。
・危険を察知したり，恐れを抱いたりすることはまだできない。

● 言語・コミュニケーション
・意味のある言葉を2～3語言う（ママ，パパ以外）。
・指さしや引っぱる行為で欲しいものを示す。
・見せるために物をもってくる。
・物語を聞きたいときに本をもってくる。

● 社会情動
・物語を聞く。
・行動をまねする。
・「自分で決めたい」という気持ちが強くなる。

栄　養

　離乳食後期，もしくは離乳食を完了して幼児食の時期です。硬さは大人とほぼ同じか少し軟らかめで，咀嚼しにくいものは細かく切ってあげます。母乳は欲しがるときに飲ませますが，あまりにも授乳が頻回だと食欲低下の原因になることもあります。1歳をすぎたら牛乳を飲むことができますので，人工乳は牛乳へ切り替えて構いません。ただし，牛乳のみを過剰に与えると鉄欠乏性貧

血のリスクが高まるため，牛乳は多くても1日500 mL以下に抑えるようにします[4]。

親子関係

子どもの活動性は増し，好奇心のおもむくままに行動するので，保護者は常に注意を払い，指示を与える必要があります。「自分でやりたい」気持ちが強くなり，衣服の着脱や寝ることにも抵抗を示すことは珍しくありません。保護者のフラストレーションもたまりやすい時期です。

2. 確認すべきポイント

① コミュニケーションと社会面の発達
② 睡眠
③ かんしゃくとしつけ
④ 歯の健康
⑤ 安全の確立

3. 身体診察とスクリーニング検査

発達の正常な1歳3か月の子どもは，通常，医師の診察に対し警戒心をあらわにし，激しく啼泣し抵抗することもあります。保護者に抱っこしてもらったまま，もしくは膝の上に座らせたままで診察をしましょう。診察の前に，聴診器やメジャーをどうやって使うのかを人形や医療者自身の身体で示すと，警戒心が弱まることもあります。

● 身長・体重・頭囲
  ・測定値を成長曲線にプロットする
● 身体診察で確認・評価すべき点
  ・頭頸部：眼球運動，眼の red reflex，カバーテスト，口腔内の衛生および齲歯の評価，鼓膜
  ・心音・呼吸音・腹部
  ・神経：診察時の医師への態度（警戒心を示すか，人見知りをするかを評価）
● スクリーニング検査
  なし。訴えがあれば視力・聴力検査。
● 親子間のやり取りの観察
  ・保護者と子どもの関わりかた（診察室で保護者がどのように子どもをなだめているか，保護者と子どもがどうおもちゃで遊ぶか）

2. 1歳3か月時のヘルス・スーパービジョン　**145**

4. 保護者へのガイダンス

① コミュニケーションと社会面の発達

　子どもの自発的な行動，好奇心，自立心を褒めて伸ばしてあげる時期です。同時に，安全を維持するためにどこまでの行動を許可するか，という明確なリミットを設けなければなりません。さらに人見知りや分離不安が強くなる時期なので，「休む暇がない」と，保護者にとってもフラストレーションを感じやすくなります。

　また，1歳3か月になると受容言語が発達し，話すことはまだあまりできませんが，言われたことを理解することができるようになります。言葉の発達には，周囲の人，とくに保護者とのやり取りがとても大切です。ついテレビを見せてしまいがちですが，できるだけ子どもと会話をし，本を読み聞かせるよう伝えます。

> **保護者への質問例**
> ・お子さんはどのように意思表示をしますか？　それにどう対応していますか？
> ・見知らぬ人にはどのように接しますか？
> ・お子さんに対していらいらしてしまうときはどうしますか？　育児のストレスはありますか？
> ・お子さんはどうやって意思を伝えますか？　身振りで伝えますか？
> ・バイバイと手を振りますか？
> ・これまでに話した言葉は何ですか？
>
> **アドバイス**
> ・できる範囲で2つの選択肢を与えてお子さんに選んでもらいましょう。たとえば，「おやつにバナナとみかんどっちがいい？」，「どっちの本を読みたい？」など具体的に意思を聞きます。
> ・人見知りや，家族から離れたときの不安はこの年齢ではよくみられます。お子さんが恐怖を感じたときに強制をしてはいけません。よくありがちなのが，テーマパークなどにいる等身大のキャラクターや，ピエロ，サンタクロースと写真を撮るために無理に近づかせたりすることですが，嫌がっている場合はやめましょう。
> ・お父さん・お母さんも自分自身の時間を持ちリフレッシュしましょう。
> ・お子さんへ話しかける，歌う，本を読み聞かせることで，お子さんは

気持ちや体験を伝えるために言葉がどう使われるかを理解することができます。本の字面を読まなくてもいいので，本の絵をつかって簡単なお話を作って聞かせたり，絵について話しかけたりしてください。

・気持ちを表す言葉をたくさん使って，お子さんがそれらを学ぶのを助けましょう。
・指示を与えるときは，簡単な言葉で単純な指示を与えましょう。
・お子さんに，大人が言った言葉をくり返してもらいましょう。くり返すことができたら褒めましょう。

② 睡　眠

まだ昼寝が必要な時期です。夜泣きの有無をたずね，夜泣きをしている場合は，睡眠前の時間をどう過ごしているか，夜泣きが起きたときどう対応しているか，睡眠スケジュールを聴取します。

保護者への質問例
・最近の睡眠について教えてください。どんなスケジュールですか？困っていることはありますか？
・寝る前の時間をどう過ごしていますか？

アドバイス
・毎晩同じ時刻にお子さんをベッド・布団へ入れましょう。
・寝る前に行うことをいつも同じにすると，お子さんが眠る準備をしやすくなります。
・この年ごろの子は，よく眠っていても夜中に起きることがあります。起きてしまったら安全な状態かどうかだけ確認し，お子さん自身の力で眠るまで待ちます。お気に入りのぬいぐるみやタオル，毛布などをそばに置いてあげるのもよいでしょう。親が抱っこやミルクをあげて寝かしつけるのは避けましょう。

③ かんしゃくとしつけ

かんしゃくを起こす原因や親子で衝突してしまう原因がわかれば，それを避けるようにします。自宅をより安全に整える工夫をしたり，子どもが散らかしてしまうことを保護者が許すようにすれば，親子間の衝突も減ります。子どもの行動に対する保護者の期待（「○○できるはず」，「ちっとも言うことを聞かない」＝聞いてくれると期待している）が実際の子どもの成長発達に比べて大きす

2．1歳3か月時のヘルス・スーパービジョン　**147**

ぎることもあります。しつけに関する保護者の目標を話し合ってみましょう。

保護者への質問例

- お子さんはかんしゃくを起しますか？ どれくらいよく起こしますか？
- 何がきっかけですか？ かんしゃくにはどう対応していますか？
- お父さん・お母さんで子育ての方針，かんしゃくへの対応などを話し合っていますか？ お二人の方針で異なっていることはありますか？

アドバイス

- お子さんの機嫌が悪くなったときやかんしゃくを起こしそうなとき，代わりになる遊びに誘って気を紛らわせるとかんしゃくが防げるかもしれません。
- 選択肢を与えましょう。本を読むときも，お子さんに本を選ばせ，お子さん自身にページをめくらせましょう。
- よい行動をしたら褒めてあげましょう。
- 夫婦間で方針を決め，よくない行動やかんしゃくに対して常に同じ対応を取りましょう。
- しつけは罰ではなく，教え守る手段です。気を紛らわせたり，優しく体ごと止めたりして行動を制限しましょう。
- お父さん・お母さん自身がお子さんのお手本となる行動をとりましょう。叩くなどの体罰はケガの危険があるだけでなく，行動とその罰の関連をお子さんが理解できません。

コラム No.16　**具体的なかんしゃく対応の指導**

　かんしゃくへの対応を保護者に指導することは，とても大切です。対応を誤ると年齢が上がってもかんしゃくが治らず大人をコントロールするようになってしまいます。よくある訴えとその対応例をご紹介します。かんしゃく対応の基本は「かんしゃくが起こらないよう予防する」かつ「かんしゃくが起こった場合，安全を確認したうえで，注意を向けない」ということです。

■例1
お母さん：台所でお菓子を見つけて欲しくなって，ひっくり返って泣いて。だめって言っても聞かなくて，結局あげるまで泣き叫ぶのです。

医師：まずかんしゃくを起こさないための予防をしましょう。お菓子が見えたから欲しくなってしまったので，そのかんしゃくはその子のせいではありません。買い置きのお菓子を始めから見えないところに置きましょう。いったんかんしゃくのスイッチが入ってしまうと説得や説明は意味がありません。お母さんの注意が向くこと自体もお子さんにはご褒美になってしまいますし，結局お菓子をあげてしまうと，これだけ泣けばもらえる，という理解になってしまいます。また，親が怒ると子どももさらに興奮してしまうので，ますます手がつけられなくなります。かんしゃくが起こったら，安全のみを確認して，無視しましょう。お母さんが許せるほかのもの（たとえばおもちゃ）で気を紛らわせてもいいです。

■例2
お母さん：危ない物や触ってほしくない物に触ろうとするので，だめって取りあげるとぎゃーってなるんです。
医師：危ない物・触ってほしくない物をまずお子さんが見えない場所にしまいましょう。引き金になるものがなければかんしゃくも起きません。取りあげるときは，突然取りあげてしまうのではなく，ほかのおもちゃで気を引いてそのすきに隠すか，『交換ゲーム』のように遊びにしてお子さんに手渡してもらいましょう。

■例3
お母さん：お人形やおもちゃを投げるので叱ると，大泣きします。私が怒るのでパパのところへ逃げていって，パパは甘いので結局テレビとか見せて泣き止ませるんです。
医師：投げる，叩くなど，ご両親がよくないと思う行動はしっかりと「してはいけない。だめ。」であることを伝える必要があります。感情的に叱ると，叱られるのがいやで泣きますが，その行為がよくなかったのだと理解できないので，タイムアウトを使いましょう。物を投げたら，「投げるのはよくない。タイムアウト。」と伝え，体ごとその場所から移動させます。また，ご両親で同じ対応をとれるように話し合ってください。ママは怒って，パパはご褒美をくれる，という状況では子どもは学ぶことができません。

■例4
お母さん：かんしゃくは無視したほうがいいと聞き，そうしようと頑張ったのですが，本当にすごくうるさいし，同居のおばあちゃんは『かわいそうだから』とすぐお菓子でつってしまうんです。
医師：周囲の大人が皆，常に同じ対応をすることが大切です。たとえば最大を10として，2だけ泣いたときは無視され，5だけ泣いたときはお菓子がやってきた，となると子どもは5泣けばお菓子がくると学んでしまいます。かんしゃくは成長の証でもあるので，うまくコントロールできるように，ご家族の協力を仰ぎましょう。

④ 歯の健康

1歳3か月になると歯磨きも自分でやりたがるようになります。4歳になるま

ではしっかりと磨けるほどの手先の器用さがないので，必ず保護者が仕上げ磨きをしましょう。

保護者への質問例
- かかりつけの歯医者さんはいますか？
- 誰がお子さんの歯磨きをしていますか？
- 寝るときに哺乳瓶を飲ませていますか？　哺乳瓶の中身はなんですか？

アドバイス
- もしまだ受診していなければかかりつけ歯科医を決め，受診しましょう。
- この時期はしっかり歯磨きができるほどお子さんの手の発達が進んでいないので，仕上げ磨きをしましょう。1日2回，軟らかい歯ブラシと水で磨きましょう。
- 大人の唾液からむし歯の原因となる菌がお子さんへうつるので，お父さん・お母さん自身も歯磨きをしっかりやり，食器は大人と共有しないようにしましょう。

⑤ 安全の確立
　チャイルドシートの適切な使用法，家屋の安全について再確認しましょう。子どもは自分で動き回り，いろいろな物を触るようになっているので，水道の危険性，誤飲の危険性も追加して指導しましょう。

保護者への質問例
- 乗車時，チャイルドシートは着用していますか？
- 自宅内の安全性を高めるために何かしていますか？
- ポットなど熱いお湯はお子さんの手の届かない場所に置いていますか？
- 台所には柵をしていますか？

アドバイス
- チャイルドシートは必ず後部座席に後ろ向きに取りつけ，乗車時は絶対に装着しましょう。ハーネスを体格に合わせて調節しましょう。
- 洗剤や塩素剤，農薬など毒性のある家庭用品は手の届かない場所へ鍵

をかけて保管しましょう。
・日本中毒情報センターの中毒110番の電話番号を控えておきましょう。
・テーブルクロスをした机には熱い物を入れた容器を置かないようにしましょう。お子さんがクロスを引っ張ってしまうことがあります。
・コンロに置く鍋やフライパンの柄は壁側へ向け，お子さんが柄を触らないよう注意しましょう。
・タバコを吸う人が家族にいる場合，タバコ，ライター，灰皿などをお子さんの手の届く場所に置いてはいけません。また，ジュースの空缶などを灰皿代わりにすると，ジュースと間違えて中身を口にしてしまう危険がありますのでやめましょう。
・給湯器の温度は48℃以下に設定しましょう。蛇口を触ってしまったとき高温のお湯が出てしまうとやけどの危険があります。

文　献

1. Hagan JF, Shaw JS, Duncan PM (eds)：Bright Futures：Guidelines for Health Supervision of Infants, Children, and Adolescents, 3rd ed, American Academy of Pediatrics, Elk Grove Village, IL, 2008
2. Zitelli BJ, McIntire SC, Nowalk AJ：Zitelli and Davis' Atlas of Pediatric Physical Diagnosis, 6th ed, Saunders, 2012
3. Berkowitz CD：Berkowitz's Pediatrics：A Primary Care Approach, 4th ed, American Academy of Pediatrics, Elk Grove Village, IL, 2011
4. Maguire JL, Lebovic G, Kandasamy S, et al：The relationship between cow's milk and stores of vitamin D and iron in early childhood. Pediatrics **131**：e144-e151, 2013

＊　＊　＊

1歳6か月時のヘルス・スーパービジョン

1. このころの様子[1~4]

発 達

● 運 動

粗大運動
・階段を歩いて上がる。
・走る。

微細運動
・2～3個の積み木を積む。
・殴り書きのまねをする。
・あまりこぼさずにスプーンとコップを使う。

● 認 知
・体の部分を1つ指し示せる（「おめめはどこ？」）。
・身振りなしの，言葉のみによる指示に従うことができる（「座って」，「拾って」）。
・人形やぬいぐるみで簡単なままごとをする（抱っこする，ご飯をあげるふりをする）。
・お気に入りの本の名前がわかる。

● 言語・コミュニケーション
・有意語を6つ話す。
・20～50語を理解する。
・声や身振りで意思を示す。
・人に欲しいものを伝えるために指をさす。

● 社会情動
・他人に反応して笑う。
・親がそばにいれば，親から少し離れて自分ひとりで探検をする（例：母と一緒に診察室にいると，室内を歩き回って物に触る）。
・初めての場所や状況になると気質がより目立ってくる。
・簡単なお手伝いができる（ごみを拾う，おむつを持ってくる）。

栄 養

　1日3回の食事に2～3回の補食が理想的です。「食事」は，子どもが自分の意見を出せる場であり，好き嫌いがはっきりしていきます。新しい食べ物や見慣れない食べ物を警戒することもあります。好物だけ与えてしまう保護者も少なくないので，食べている食材について詳細に聴取しましょう。「新しい食べ物を拒否した場合，少なくとも2回は試し，すぐにあきらめないようにする」よう指導します。また，このころには大人とほぼ同じものを取り分ける，という家庭が増えてきます。そのため保護者も栄養価の高い食材を意識して摂るようにします。味つけが濃いもの，栄養価の低いスナック菓子などはできるだけ避けるよう指導しましょう。

睡 眠

　平均的な合計睡眠時間は11～13時間，昼寝は2～3時間です[5]。2回だった昼寝が1回になる子どもも多いです。昼寝の時間が夜の就寝時間に近すぎないようにします。哺乳瓶を飲みながら眠りにつく習慣をもつ子どももいますが，可能な限り哺乳瓶はやめるように指導します。毛布やタオル，人形など，眠るときにあると落ち着くものがある場合は，寝る準備の一つとしてもたせてあげます。そうすると自分で自分を落ち着かせて眠ることができるようになります。指しゃぶりは4歳までは歯並びに影響しないので，無理にやめさせる必要はありません。

遊び・おもちゃ

　1歳6か月ころになると，おもちゃや人形で「ごっこ遊び」ができるようになってきます。

　誤飲の危険を防ぐため，細かい部品のない，おままごとのおもちゃで一緒に遊んであげるとよいでしょう。

親子関係

　周囲を積極的に探検し，自分の欲求にこだわるようになります。言語を理解する能力はどんどん高まっていますが，自分の気持ちを表現できるほどには発達していないため，「いや！」，「だめ！」という反応がみられることが多い時期です。これまで怖がる・不機嫌になることが少なかった子どもでも，あるときは保護者にべったりしたり，あるときはかんしゃくを起したりするなど，行動に波が現れるようになります。これは移行期の行動として正常なのですが，保護者が対応に苦慮し，いらいらしたり，悩んだりすることも少なくありません。

3. 1歳6か月時のヘルス・スーパービジョン　**153**

発達の過程を保護者と共有し，保護者を安心させるとともに，具体的な対応方法を提案しましょう．

2．確認すべきポイント

① 家族支援
② 発達と行動
③ 言葉の発達・聴力
④ トイレトレーニング
⑤ 安全の確立

3．身体診察とスクリーニング検査

1歳6か月の子どもは，通常，診察を非常に嫌がります．警戒心を和らげよりよい身体診察をするために，先に人形やぬいぐるみを診察したり，聴診器や耳鏡を子どもに触らせることも有効です．できるだけ選択肢を与えながら診察を進めるとよいでしょう（例：ママのお膝と自分で椅子に座るのとどっちがいい？ どっちのお耳を先に見ていい？）．

● 身長・体重・頭囲
　・測定値を成長曲線にプロットする．
● 身体診察で確認・評価すべき点
　・頭頸部：眼球運動，眼の red reflex，カバーテスト，口腔内の衛生および齲歯の評価，鼓膜
　・心音・呼吸音・腹部
　・神経：歩行，四肢の動き
● スクリーニング検査
　・発達の評価（→ **コラム No.17 参照**）
　・自閉症スペクトラムのスクリーニング（→ **コラム No.18 参照**）
● 親子間のやり取りの観察
　・親子間のコミュニケーションはどうか．

1歳6か月健診での発達評価における問題点

わが国では，地方自治体が主体となって，通常は集団健診の形で1歳6か月健診が行われています．成長・発達面の異常を効率よくスクリーニングでき，保健

師や栄養士による個別相談の場も提供される有用な機会です。しかし，集団健診であるがゆえの問題点もあります。

集団健診ですので，規定された時間・場所に大勢の親子が集まり，混雑することが一般的です。受付から始まり，測定，歯科検診，身体診察などのブースを順番に回るため待ち時間も長くなることが多く，発達評価にいたるときには子どもが疲れて機嫌が悪くなっていたり，緊張してしまっていたりすることも少なくありません。発達評価は，通常，保健師によって積み木や絵を用いて行われます。初めて来た場所で機嫌が悪いときに，見知らぬ人からの「積み木を積めるかな？」，「わんわんどーれ？」という指示に従うのは，大人が想像する以上に難しいことです。

一方で，子どもが発達評価でうまく対応できなかったとき，保護者が強く不安を感じてしまうことがあります。集団健診での医師診察には時間制限があるのでゆっくり対応するのは難しいですが，外来などで保護者から相談を受けた際は，保護者の不安を十分に傾聴したうえで適切に発達評価を行いましょう。

コラム No.18 自閉症スペクトラムのスクリーニング

自閉症スペクトラムは早期発見・早期介入が予後改善につながるといわれています。診察室で簡便にできる自閉症スクリーニング検査として，米国のプライマリケアの現場では，M-CHAT（Modified Checklist for Autism in Toddlers）がよく使われます。英国で開発された乳幼児自閉症チェックリスト（Checklist for Autism in Toddlers）[1]を改訂したものが M-CHAT で，1999 年に米国から発表されました。生後 16〜30 か月の児を対象としたスクリーニングツールで，保護者が 23 個の質問に「はい・いいえ」で回答する形式となっており，その簡便さにより広く普及しています[2〜4]。M-CHAT は 2 段階スクリーニングであり，質問紙への回答から 1 か月後に電話面接を行い，質問紙での不通過項目を中心に発達状況を確認するのが正式な評価法となっています。

現在は，さらに陽性適中度を向上させた改訂版で 2009 年に発表された M-CHAT-R/F〔Modified Checklist for Autism in Toddlers, Revised with Follow-up（20 個の質問からなる）〕が活用されています。

わが国では，国立精神・神経医療研究センターから日本語版 M-CHAT[5〜6]が出版されており，これは 1999 年の M-CHAT を和訳したものです。詳細については国立精神・神経医療研究センター児童・思春期精神保健研究部のホームページ（http://www.ncnp.go.jp/nimh/jidou/aboutus/aboutus.html）をご参照ください。

忙しい臨床の現場に質問紙を導入することは容易ではないかもしれません。ここで，筆者が生後 18 か月ごろの子どもを診察するときに行う簡便なスクリーニングをご紹介します。この 3 つをすべて行ってもほんの 2〜3 分程度しかかかりませんので，急性疾患で外来受診や入院をした子どもの診察時にも実践することができます。患児の全身状態および機嫌が良いことが前提ではありますが，1 歳 6 か月健診の評価に関わらず，診察の一環としてぜひお試しください。

■ほしがるかな？
用意する物：子どもの興味をひきそうな大きめのおもちゃ（光るおもちゃやカラフルなおもちゃ）
1. 保護者の椅子から少し離れた場所かつ子どもから見えるけれど手が届かない場所におもちゃを置く（例：外来であれば診察室の机などの上，病棟であれば床頭台などの上）。
2. 保護者に「抱っこせずにお子さんの好きにさせてください」と伝える。
3. 保護者と医師が話している間，子どもがそのおもちゃに触ろうとしたり，取ってくれるように医師や保護者に意思表示するかを見る。

目的：自分の周囲の環境に興味をもつか，興味があるものを手に入れるために発声や指さしなどで意思表示できるかを評価します。また，同時に歩行の評価もできます。

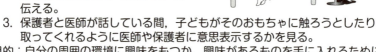

■あれ，なあに？
用意する物：壁や天井に貼った絵（キャラクターなどのイラスト）
1. 子どもに「あれ，なあに？」と声をかけながら，絵を指さす。
2. 子どもが絵を見るか（指さした方向を見るか）を見る。

目的：他人の声かけや身振りに反応できるかどうかを評価します。

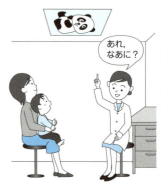

■おなかすいたよ
用意する物：人形とおもちゃのスプーン（おもちゃの食べ物でも可）
1. スプーン（食べ物）を子どもに渡し，医師が人形をもつ。
2. 「おなかすいたよ，ごはんください」と子どもにお願いする。
3. 子どもが人形に食べさせるまねをするかどうかを見る。

目的：子どもが「おもちゃである」ことを理解したうえで，ごっこ遊びができるかどうかを評価します。発達障害があると，このようなやりとりに反応することが難しかったり，スプーンや食べ物のおもちゃの役割を理解できないまま，おもちゃをかじったり投げたりすることがあります。

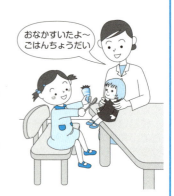

文 献

1. Baron-Cohen S, Wheelwright S, Cox A, et al：Early identification of autism by the CHecklist for Autism in Toddlers (CHAT)．J R Soc Med **93**：521-525, 2000
2. Robins DL, Fein D, Barton ML, et al：The Modified Checklist for Autism in Toddlers：an initial study investigating the early detection of autism and pervasive developmental disorders. J Autism Dev Disord **31**：131-144, 2001
3. Chlebowski C, Robins DL, Barton ML, et al：Large-scale use of the modified checklist for autism in low-risk toddlers. Pediatrics **131**：e1121-e1127, 2013
4. Robins DL, Casagrande K, Barton M, et al：Validation of the modified checklist for autism in toddlers, revised with follow-up (M-CHAT-R/F)．Pediatrics **133**：37-45, 2014
5. 国立精神・神経医療研究センター児童・思春期精神保健研究部：日本語版 M-CHAT http://www.ncnp.go.jp/nimh/jidou/aboutus/mchat-j.pdf（2017 年 2 月 13 日アクセス）
6. 国立精神・神経医療研究センター児童・思春期精神保健研究部：M-CHAT のフォローアップ面接用マニュアル http://www.ncnp.go.jp/nimh/jidou/aboutus/Japanese%20follow-up%20manual.pdf（2017 年 2 月 13 日アクセス）

4．保護者へのガイダンス

① 家族支援

　子どもの健康を促進するために，保護者自身の健康意識を確認しましょう。心身の健康状態，喫煙の有無，食生活・運動の程度，夫婦関係などをたずね，子どもの健康を脅かすリスクがないかどうかたずねましょう。また，年上の同胞がいる場合，喧嘩が起こり始める時期です。保護者がそれぞれの子どもへどのように対応しているかも把握しましょう。

保護者への質問例
- お父さん・お母さんの食生活や生活習慣について教えてください。
- 配偶者（パートナー）と家事や育児は分担していますか？　暴力をふるわれたり脅されたりしたことはありますか？
- お兄ちゃん・お姉ちゃんと，お子さんはどんなふうに遊んでいますか？　喧嘩はしますか？

アドバイス
- お父さん・お母さん自身も健康に気をつけて食事や運動をしましょう。栄養のある食材を選んでお子さんにも与えましょう。
- （同胞がいる場合）それぞれのお子さんと個別に過ごす時間を作りま

3．1 歳 6 か月時のヘルス・スーパービジョン

しょう。
- 兄弟姉妹間の喧嘩は，できるかぎり片方の肩をもたずに解決しましょう。たとえば，おもちゃの取り合いで喧嘩になったら，おもちゃを片づけましょう。この年ごろの子どもがほかの人におもちゃを貸すことは難しいです。年長のお子さんには妹・弟と一緒に使わなくてもいいおもちゃと，妹・弟の手が届かない片づけ場所を与えましょう。

② 発達と行動

　認知能力の発達により，自分の身の周りの事象を積極的に探索し，自分の欲求にこだわるようになります。一方で保護者から離れる状況や，初めて経験する環境に置かれたときには，保護者から離れようとしないこともよくあります。認知能力に加え，身体面・運動面も発達するため，安全を担保するために子どもの行動に一定のルール・制限を設けねばなりません。周囲の大人が皆同じように対応するのはしばしば困難ですが，家族で話し合い，できるだけ統一したルールを設ける（たとえば「台所には絶対に入れない・入ってはいけない」と決め家族全員が徹底する）と，「なにがよくて，なにがダメなのか」を子どもも理解しやすくなります。

保護者への質問例
- お子さんが新しくできるようになったことはなんですか？
- お子さんの行動に対して，ルールを設けたりや制限していることはありますか？　お父さん・お母さんで同じように対応していますか？どうやってお子さんに教えていますか？
- 対応が難しいと感じるお子さんの行動はありますか？

アドバイス
- 新しい環境では，おびえてしまってお父さん・お母さんにべったりになることもありますが，一緒にいたいという要求の表れであり，この年ごろでは普通です。
- お子さんのよい行動や達成したことを褒めましょう。
- やってはいけないことはしっかり説明しましょう。やっていいこと・いけないことに関しては，周囲の大人が常に同じ基準で対応しましょう。時や人によって違う対応をしてはいけません。
- 叩く，咬む，など暴力的な行為を許してはいけません。短いタイムアウトを与えて，よくないことだということを理解させましょう。

・お子さんが怒ったときは，ほかの遊びやおもちゃへ注意を向けさせ，落ち着かせましょう。

③ 言葉の発達・聴力

言語とコミュニケーション力の発達は，後の社会面・認知面・学術面に大きく影響します。

コミュニケーションは人とのやり取りと関係のうえに作られるものなので，歌を歌う・本を読む・話しかけるといった，言葉の刺激を与えることはとても大切です。

保護者への質問例

・お子さんはどうやって自分の意思を伝えますか？　どんな身振りを使いますか？
・「バイバイ」と手を振りますか？

アドバイス

・本を読んだり，歌ったり，一緒に見ているもの・していることについて話したりしましょう。そうすることでお子さんの言葉の発達を促すことができます。本は必ずしも「読む」必要はなく，絵について話したり，本のなかで起こっていることを簡単な言葉で言い表したりしましょう。
・「うれしい」，「かなしい」など，日々の生活のなかで，感情や気持ちを言い表す言葉がけをすると，お子さんが感情に関する言葉を学びやすくなります。
・お子さんに簡単な質問をして，答えを確認し，簡単な説明をしてあげましょう（たとえば，「これはなにかな？」，「バナナ」，「そうだね，黄色くて甘い果物だね」）。
・何か指示をするときには，簡単で明瞭なフレーズを使いましょう。

④ トイレトレーニング

トイレトレーニングの開始時期は平均生後30か月（2歳6か月）と Bright Futures ガイドラインでは述べられていますが，開始時期は各国の文化，家庭の慣習によってさまざまです。わが国では3〜4歳にはトイレトレーニングを完了させたいとする保護者が多い印象です。それぞれの子どもの発達や気質を評価し，親子とも焦りを感じないようにサポートします。

3. 1歳6か月時のヘルス・スーパービジョン　　**159**

保護者への質問例

- トイレトレーニングについて考えたことはありますか？ なにか計画していますか？
- トイレトレーニングを始めるよう誰かに言われたことはありますか？

アドバイス

- 本人のペースに合わせ，トレーニングを始めましょう。それぞれのお子さんで違うので，ほかの子と比べて焦る必要はありません。
- トイレトレーニングを始めるのは，お子さんが次のことができるようになってからにしましょう。
    - ＊2時間はおもらしなく過ごせる。
    - ＊おもらしをしたときとしていないときの違いがわかる。
    - ＊パンツを上げたり下ろしたりできる。
    - ＊トイレに興味をもつ。
    - ＊うんちの前に教えられる。
- トイレに関する絵本を読むのも役に立ちます。最初は服を着たままでトイレの便座やおまるに座ることから始め，できたら褒めましょう。
- 「お兄ちゃん・お姉ちゃんのパンツをはく」ことを楽しみにしているお子さんは多いので，本人のやる気を上手に引き出してみましょう。

⑤ 安全の確立

活動性がどんどん増し，安全な環境に保つのが難しい時期です。「ふと目を離したすきに起こった」事故は少なくありません。椅子をよじ登って食卓に置かれたものを触ったり，引き出しを開けたりもします。事故予防ができているか再確認しましょう。

保護者への質問例

- 車に乗るときはチャイルドシートをきちんと使っていますか？ チャイルドシートは後部座席に設置されていますか？
- お子さんは登るのが好きですか？
- おうちの床はどんな材質ですか？
- 窓に柵はありますか？
- お湯や熱い物を，お子さんの手が届かないようにしていますか？
- おうちのなかがお子さんにとって安全かどうか最近確認しましたか？
- 食事中は大人が見守っていますか？

アドバイス

- チャイルドシートは絶対にエアバックのある助手席に置いてはいけません。後部座席がもっとも安全です。
- チャイルドシートに記載されている最高身長・最大体重に達するまでは後ろ向きです。お子さんの頭・首を守るには後ろ向きが一番安全です。
- 全員がシートベルトを着用するまでは発車しないように。子どもはよく親を見ているので，子どもの見本になるよう安全な行動をとりましょう。
- この時期になると上手に登ることができるので，階段の上り口と下り口に柵をつけましょう。階段にお子さんがいるときは必ず目を離さないようにしましょう。
- 2階以上に窓がある場合，窓からの転落を防ぐために，家具を窓から離し，窓に柵を設けましょう。
- お子さんを先に車から降ろして駐車する場合，必ずもう一人の大人が安全な場所でお子さんを抱っこするようにしましょう。お子さんが車へ向かって突然飛び出して，事故になることがあります。
- 食卓の上に重い物や熱い液体の入った物を絶対に置かないようにしましょう。
- コンロではフライパン・鍋などの柄は内側に向け，コンロから飛び出さないようにしましょう。
- ストーブ，アイロンなどの熱い物，電気コードにはお子さんを近づけないようにしましょう。
- タバコ，ライター，マッチ，酒類はお子さんから見えない・届かない場所へ保管しましょう。
- 毒物，毒性のある製品を家から取り除きましょう。もしくは鍵のかかる場所にしまいましょう。
- すべての薬剤も手の届かないところへ置き鍵をかけましょう。自分が錠剤を内服するときに，子どもに「これは飴よ」といった説明はしないこと。子どもは親のまねをするので，親の薬を子どもの手の届くところには絶対に置かないでください。
- 日本中毒情報センター[6]の中毒110番の電話番号を控えておきましょう。
- スプーンや手である程度食事を自分で食べるようになりますが，食事中は必ず見守りましょう。食べ物で窒息することがあります（→ **コラム No.19 参照**）。

3. 1歳6か月時のヘルス・スーパービジョン　**161**

異物誤飲・窒息を防ぐために

　家庭内でとくに気をつけてほしいのが異物誤飲，薬・毒物誤飲および窒息です。医療従事者から直接，保護者へ注意するよう呼びかけるだけで，保護者の危機意識を高めることができるかもしれません。

■異物誤飲，薬・毒物誤飲

　たとえば嘔吐で受診した場合，診断として感染症を疑っていても，「なにか薬や毒物を間違って飲んだ可能性はありますか？」と聞きます。それをきっかけに「なんでも口に入れてしまう時期で，誤飲事故の多い年ごろだからご家庭でも気をつけましょうね」という一言をかけることができるかもしれません。
　また，日本中毒情報センター[1]の情報を保護者が見やすい形で待合室などに掲示したり，事故予防を呼びかける映像を流す，といった方法も効果的でしょう。

■窒　息

　窒息の危険および窒息しやすい食べ物について，保護者に指導しましょう。具体的な指導事項を記載します。
　・窒息による事故は非常に危険であり，脳に酸素が行かない時間が長いと重篤な脳障害が残ることもあります。
　・窒息を予防するために
　　① 食事中は目を離さない。
　　② 窒息の危険性が高い食べ物は小さくする〔例：にんじん，肉の塊（ミートボールやウィンナー），枝豆，リンゴ，ブドウ，チーズの塊〕

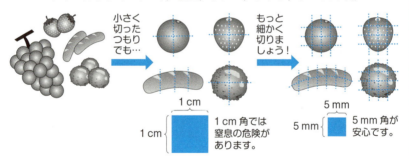

　　③ 窒息の危険性が高いお菓子は与えない〔例：ポップコーン，飴，グミ，ガム，ナッツ〕

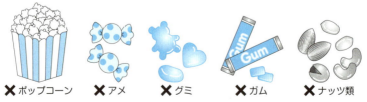

とくに，ナッツ類は4歳以下の子どもには窒息の危険が高いので避けましょう。1歳半～2歳ごろになると，お菓子を食べることもありますが，大人のお菓子のなかに入っているナッツを誤って食べてしまわないようにしましょう。

文 献
1. 公益財団法人日本中毒情報センター　http://www.j-poison-ic.or.jp/homepage.nsf（2017年2月13日アクセス）

文 献
1. Hagan JF, Shaw JS, Duncan PM（eds）：Bright Futures：Guidelines for Health Supervision of Infants, Children, and Adolescents, 3rd ed, American Academy of Pediatrics, Elk Grove Village, IL, 2008
2. Zitelli BJ, McIntire SC, Nowalk AJ：Zitelli and Davis' Atlas of Pediatric Physical Diagnosis, 6th ed, Saunders, 2012
3. Berkowitz CD：Berkowitz's Pediatrics：A Primary Care Approach, 4th ed, American Academy of Pediatrics, Elk Grove Village, IL, 2011
4. Denver II training manual, Denver Developmental Materials, Inc　http://denverii.com（2017年2月13日アクセス）
5. Mindell JA, Owens JA：A Clinical Guide to Pediatric Sleep：Diagnosis and Management of Sleep Problems, 3rd ed, Lippincott Williams & Wilkins, 2015
6. 公益財団法人日本中毒情報センター　http://www.j-poison-ic.or.jp/homepage.nsf（2017年2月13日アクセス）

＊　＊　＊

3．1歳6か月時のヘルス・スーパービジョン　　**163**

2歳のヘルス・スーパービジョン

1. このころの様子[1〜4]

> 発　達

● 運　動

粗大運動
- ・おもちゃを引っ張りながら歩く。
- ・ボールを頭の上から投げる。
- ・ボールを蹴る。
- ・飛び上がる（ジャンプ）。
- ・1度に1歩ずつ階段の上り下りができる。

微細運動
- ・5〜6個の積み木を積む。
- ・水平な線や丸を殴り描きできる
- ・1ページずつめくる。

● 認　知
- ・2段階の指示に従う（「そのごみを拾って，ごみ箱に入れて」）。
- ・1つの絵を見て名前を言える（猫，家，鳥，犬，人間など）。
- ・色，形の違いがわかる。
- ・よく知っている本の1文や1節を口にすることができる。
- ・よく知っている本の言葉を親が変えて読んだときに気づく。
- ・本を開きながら「○○はどこ？」と聞かれるとそれを指さすことができる。
- ・「今日」の概念がわかる。

● 言語・コミュニケーション
- ・少なくとも50個の有意語を話す。
- ・2語文を話す。
- ・本を読むよう要求する。

● 社会情動
- ・大人をまねする。
- ・ままごと遊びが増える（人形にご飯をあげたり寝かせたりする）。
- ・ほかの子どものそばで遊ぶ（パラレルプレイ）。
- ・自分を「ぼく」，「わたし」と呼ぶ。

・特定の物に執着を示す。

栄 養

　栄養バランスのよい3回の食事と，2回の補食が理想的です。この年齢では偏食，強い好き嫌い，遊び食べが目立つようになるのが通常です。食べることより，食材をさわってぐちゃぐちゃと遊ぶことも多いです。スプーン使いが上手になり，自分ひとりで食べられるようになってくるので，保護者が食事中につい目を離してしまうことが増えます。窒息の危険が高まりますので，保護者に注意をよびかけましょう。

　2歳児は，自分で健康によい食べ物を選ぶことができないので，保護者が健康的な食材・食事を選び与えることが大切です。不健康な大人の嗜好品（スナック菓子や炭酸飲料）を与えないよう，保護者に伝えます。

睡 眠

　昼寝の回数は1日1回に減ることが多いですが，大部分の2歳児が昼寝を必要とします。この時期には下記のような睡眠の問題が生じやすいとされます[5]。

・眠るのを嫌がる。

・寝たのに夜中に起きてしまう。

・夜（暗闇）を怖がって眠れない。

・怖い夢を見る。

睡眠が十分とれていない子どもは，日中に問題行動を起こしやすくなります。

遊 び

　認知発達が進み，身の周りの大人がしている日常の動作を上手に「まね」して遊ぶことができるようになります。遊びのなかに「他者」を入れることができるようになり，おままごとやかくれんぼうを楽しむことができるようになります。たとえば，「人形」の髪を櫛でといたり，「親」におままごとのコップを渡したり，「親」に本を読んでくれることもあります。2歳になりたてのころは，ほかの人の気持ちを理解したり，やり取りするスキルはまだ不十分なので，同じ年の子どもとおもちゃを「一緒に使う（sharing）」ことが難しかったり，順番が待てないことが多いですが，3歳に近づくにつれ，「自分のもの」，「○○ちゃんのもの」という概念が理解できるようになり，順番も待つことができるようになっていきます。

4. 2歳のヘルス・スーパービジョン　**165**

赤ちゃんの誕生

誕生〜1歳未満

1歳〜4歳

5歳〜10歳

11歳〜17歳

2．確認すべきポイント

① 言語発達のアセスメント
② 気質と行動
③ トイレトレーニング
④ スクリーンタイムと運動
⑤ 安全の確立

3．身体診察とスクリーニング検査

● **身長・体重・頭囲**
・測定値を成長曲線にプロットする。
・BMI を計算し BMI 曲線にプロットする。
● **身体診察で確認・評価すべき点**
・頭頸部：眼球運動・輻輳，眼の red reflex，カバーテスト，口腔内の衛生および齲歯の評価
・心音・呼吸音・腹部
・神経：歩行・走りの評価
● **スクリーニング検査**
・自閉症スペクトラム障害：標準化された検査を行う。
・歯の健康：かかりつけ歯科医がいない場合は受診を勧める。
・視力・聴力：保護者からの訴えがある場合は眼科・耳鼻科受診を勧める。
・脂質異常症：次のリスクがあれば血液検査で脂質を検査する。
　　　＊父母・祖父母の誰かが 55 歳以下で冠動脈硬化病変がある。
　　　＊父母・祖父母の誰かが 55 歳以下で心筋梗塞・狭心症・末梢血管病変・脳血管病変・突然死を発症している。
　　　＊父母のどちらかに高コレステロール血症（≧240 mg/dL）がある。
● **親子間のやり取りの観察**
・保護者と子どもの関わりかた（コミュニケーションの取りかた，診察室での子どもの振る舞いかた）

4．保護者へのガイダンス

① 言語発達のアセスメント

　2 歳は急速に言語スキルが発達する時期です。子どものコミュニケーション力や聴力について保護者がどう思うかを聴取しましょう。

保護者への質問例

- お子さんは欲しいもの・したいことをどう伝えますか？
- 大人が伝えたことをお子さんはどれくらい理解していると思いますか？
- 2語文で話しますか？　お子さんの話しかたで心配な点はありますか？
- お子さんの耳の聴こえに心配な点はありますか？　中耳炎になったことはありますか？

子どもへの質問例

- （絵を指さしながら）「あれは何？」
- （本を見ながら）「○○はどれ？」
- （複数の物体をならべて）「○○をちょうだい」

アドバイス

- お父さん・お母さんが適切な言葉を使い，お子さんのよい見本になりましょう。
- 「お茶ほしい」，「おうち帰る」など2語文を使うようになる時期です。また，「人形を拾って，持ってきて」といった簡単な1〜2段階の指示に従えるようになります。
- 毎日子どもに本を読んであげましょう。この年齢の子どもは同じ物語を何度も読み返すのが好きで，これは正常です。絵本にある物，動物，人など，お子さんに指をさすように頼んでみましょう。お子さんがよく知っている物語であれば，読むのを文の途中で止めてみて，お子さんにその続きの言葉や文を言ってもらいましょう。
- 本を読んだり，歌を歌ったり，一緒にしている動作・見ている物についておしゃべりしたりして，言葉の発達を促しましょう。
- この年齢の子どもは早く返事をするのが得意ではないので，何かを質問するときはゆっくり話し，お子さんがプレッシャーを感じずに返事ができるようにしましょう。お返事ができたら，その答えをくり返し，ほめてあげましょう。

② 気質と行動

　2歳児は「行動についてのルール」を身につけることができません。保護者からみて好ましい行動をほめて，子どもの主張を尊重するように努めるとよい

4．2歳のヘルス・スーパービジョン　**167**

でしょう。2歳になると，同年齢の子どもとの集団活動に参加する機会を増やす家庭が増えますが，いろいろな反応が見られます。新しい環境で非常に消極的になる，興奮しすぎる，など，環境変化への敏感さ，適応性，反応の強さは子どもによって異なります。

保護者への質問例

- お子さんが新しくできるようになったことは何ですか？
- お子さんの一番楽しいところは何ですか？　一番困っているところは何ですか？
- お子さんは家族のなかでどう振る舞っていますか？
- お子さんはいつもどうやって遊びますか？　ほかの子どもがいるとき，どう振る舞いますか？　すでに集団保育に参加している場合は，ほかの子どもとどう過ごしていますか？

アドバイス

- よい行動や，達成できたことがあれば，お子さんをほめましょう。
- お子さんとの時間をもち，抱っこしたり，遊んだり，散歩したりしましょう。お子さんが興味をもち楽しめる活動に注目しましょう。
- お子さんの話を聞き，尊重しましょう。
- お子さんの好奇心を認め，過度な行動制限は避けましょう。
- お子さんが主張できる機会を与えましょう。自分を表現することを促しましょう。
- 2つの選択肢を与えて選んでもらう機会を増やすと，お子さんが「自分でできる」，「自分がコントロールしている」という気持ちをもてるようになります。たとえば2種類の果物を出して，おやつをどちらにするか選んでもらいましょう。
- この年齢では，お子さんは状況に応じて反応を変えますし，自分の行為や要求に対して家族のそれぞれの人がどう反応するかをすぐに覚えます。家族全員が辛抱強く，できるだけ同じように対応するようにしましょう。
- ほかの子どもと遊ぶ機会を増やしていきましょう。この時期はまだ一人ひとりばらばらに遊ぶ時期です。おもちゃなどを共有することはまだできません。

168　4. 2歳のヘルス・スーパービジョン

③ トイレトレーニング

子どもによってトレーニングの進みかたや方法が異なるので，保護者が焦らないよう指導します。またトイレトレーニングとともに，手洗いも指導しましょう。

保護者への質問例
- トイレトレーニングを始めていますか？ どう進めていますか？
- お子さんはトイレの後に手を洗いますか？ 食事前に手を洗いますか？

アドバイス
- トイレトレーニングを始めるのは，次のことができるようになってからにしましょう。
    * 2時間はおもらしなく過ごせる。
    * おもらししたときとしていないときの違いがわかる。
    * パンツを上げたり下ろしたりできる。
    * トイレに興味をもつ。
    * うんちの前に教えられる。
- 脱ぎ着しやすいパンツをはかせ，1～2時間おきにトイレ（おまるでも可）に座らせましょう。トイレに座っているときには，本を読み聞かせたり歌を歌ったりしてリラックスさせます。このような工夫でトレーニングがうまく進みやすくなります。
- トイレの後や食事前には手を洗うように教えましょう。
- おまるを使う場合，使うたびにおまるを掃除しましょう。
- 鼻水はティッシュでふき，その後手を洗うように教えましょう。

コラム No.20 **トイレトレーニング**

トイレトレーニングをいつ行うか。国や文化，人種や経済状況によって開始および終了時期はさまざまです[1]。日本では2歳～2歳半に始め，園などの集団生活を始める3歳までに終わらせようとする家庭が多い印象です。米国で406人の子どもを対象とした調査では，1歳9か月～3歳（21～36か月）に開始，3歳までに約半分の児だけがトレーニングを修了していたと報告されています[2]。また2歳3か月（27か月）以前の集中的なトイレトレーニングは有益でないとい

4．2歳のヘルス・スーパービジョン

う報告もあります[3]。

　トイレトレーニングに関する正しい情報を提供するために，1歳半健診か2歳健診の場で，保護者と話しあうとよいでしょう。

　成長に伴い膀胱容量が大きくなることに加え，大脳皮質による反射的膀胱収縮の阻害（膀胱がおしっこでいっぱいだけど出ないようにする），および失禁を防ぐ外括約筋の意識的な収縮（漏れないように出口を閉める）ができるようになってから排尿コントロールが可能となります。さらに運動・認知発達面からみて，排泄時に必要な行為ができるようになるのは2歳（24か月）以降です。

　日常で観察できるポイントは以下の通りです。
　　・2時間続けておむつが濡れていないときがある。
　　・おしっこやうんちをしたくなったら表情に出せる。
　　・自分で歩き，服（ズボン，パンツ）を脱ぐことができる。
　　・「おしっこをしたくなったら → トイレに行く → パンツを下す → 便座に座る → おしっこをする」という一連の過程を認知できている。

　これらに加え，子ども自身のモチベーション（パンツがかっこいい！　トイレって楽しそう！）が必要です。

　一般的に女児は男児より早く排尿コントロールを習得します。また通常，排便コントロールは排尿よりも前にできるようになることが多いです。

　トイレトレーニングは，子どもによっては難渋することもありますが，
　　・興味をもたせる（親がトイレを使っているところを見せる，かわいい・かっこいいパンツを購入する，トイレのおもちゃを使って人形遊びをするなど）。
　　・強制しない，失敗しても罰を与えない。
　　・興味をもつ・挑戦しようとしたらたくさん褒める。
が原則です。

　やりかたはいろいろですが，トレーニング中は脱ぎやすい服・下着を着せます。トイレという場所に行くのを嫌がる子（トイレが怖い・寒い・遠いなど）であれば，おまるを用意し，リビングルームや子ども部屋などいつも過ごしている場所に置いて服を着たまま座る練習から始めます。おまるやトイレに座っているときは歌を歌ったりしてリラックスさせ，抵抗なく座ることができたらパンツを下ろして座ります。1～2時間おきにトイレ・おまるに座り，タイミングが合っておしっこができたら，たくさんほめましょう。これを毎日くり返します。和式のトイレしかない家庭は，おまるを導入したほうがトレーニングが進みやすいかもしれません。

　うまくいかないときは無理に続けるのではなく，トレーニングを中断し，数か月たってから再挑戦するとよいでしょう。また，幼稚園や保育所など集団生活に入ると，「お友達と一緒に」という意識が芽生えるため，順調にできるようになる子どもも少なくありません。「上手くいかない」と焦る親には，どのようにトレーニングしているか，どのような期待をもってトレーニングをしているかを詳しく聞き，問題点を整理してアドバイスをしましょう。

文　献
1. Horn IB, Brenner R, Rao M, et al : Beliefs about the appropriate age for initiating toilet training : are there racial and socioeconomic differences? J Pediatr **149** : 165-168, 2006

2. Blum NJ, Taubman B, Nemeth N：Why is toilet training occurring at older ages? A study of factors associated with later training. J Pediatr **145**：107-111, 2004
3. Blum NJ, Taubman B, Nemeth N：Relationship between age at initiation of toilet training and duration of training：a prospective study. Pediatrics **111**：810-814, 2003

④ スクリーンタイムと運動

テレビやビデオ，ゲームなどスクリーンの前で過ごす時間をスクリーンタイムといいます。近年コンピュータタブレットやスマートフォンが普及し，スクリーンタイムは意識しないでいるとつい長くなりがちです。「教育ビデオ」や「教育アプリゲーム」に子守りをさせる保護者も少なくありません。AAP は 2 歳以下はスクリーンタイムをもたない・2 歳以上でも 1 日 1〜2 時間に制限するよう提言しています。テレビの場合は，子どもに見せる前に保護者が番組の内容を確認するよう指導しましょう。暴力的な内容の番組は不適切です。

保護者への質問例

- お子さんはテレビやビデオを見ますか？　もし見るならどんな番組を見ていますか？
- 1 日どれくらいテレビやビデオを見ますか？
- 体を動かす遊びをしていますか？　お子さんが好きな遊びは何ですか？

アドバイス

- テレビやビデオを見る時間は 1 日 1〜2 時間に制限しましょう。親子で一緒に過ごすときには，読み聞かせ，音楽，体を使った遊びなど，別のことをしましょう。
- お子さんにテレビを見せる場合は，親も一緒に見て，おしゃべりをしながら見ましょう。
- テレビ番組の内容は適切でも，間に流れる CM が不適切なことがあるので注意しましょう。
- 散歩やハイキングなど，家族皆で体を動かす活動をしましょう。

⑤ 安全の確立

2 歳になり屋外での活動も増えてくるので，安全には更なる注意が必要です。

4. 2 歳のヘルス・スーパービジョン　**171**

アドバイス

・車のなかや，車の周囲にお子さんがいるときに絶対に目を離してはいけません。

・屋外で遊ぶときは，フェンスや門などで囲まれた安全な場所で遊び，お子さんから目を離さないようにしましょう。

・芝刈り機や，電動ガレージなどの動く機械に近づかせないようにし，車道にも決して出さないようにしましょう。

・自宅の車庫に車を停める・車庫から車を出す際には必ずほかの大人がお子さんを抱っこし，お子さんが車のほうへ近づかないようにしましょう。運転手からお子さんが見えず，思わぬ事故が起こることがあります。

・お子さんを三輪車に乗せるときもヘルメットを着用させましょう。

・大人が運転する自転車にお子さんを乗せるときは，必ず幼児用シートに正しく乗せ，ヘルメットをかぶせましょう。

文 献

1. Hagan JF, Shaw JS, Duncan PM（eds）：Bright Futures：Guidelines for Health Supervision of Infants, Children, and Adolescents, 3rd ed, American Academy of Pediatrics, Elk Grove Village, IL, 2008

2. Zitelli BJ, McIntire SC, Nowalk AJ：Zitelli and Davis' Atlas of Pediatric Physical Diagnosis, 6th ed, Saunders, 2012

3. Berkowitz CD：Berkowitz's Pediatrics：A Primary Care Approach, 4th ed, American Academy of Pediatrics, Elk Grove Village, IL, 2011

4. Denver II training manual, Denver Developmental Materials, Inc　http://denverii.com（2017 年 2 月 10 日アクセス）

5. Mindell JA, Owens JA：A Clinical Guide to Pediatric Sleep：Diagnosis and Management of Sleep Problems, 3rd ed, Lippincott Williams & Wilkins, 2015

＊　＊　＊

2歳6か月時のヘルス・スーパービジョン

1. このころの様子[1～4]

発　達
● 運　動
　2歳時と比べて粗大運動・微細運動とも運動の協調性がよくなる。
　　粗大運動
　　　　・つま先歩きができる。
　　　　・両足でジャンプできる。
　　　　・上からボールを投げる。
　　　　・走っている最中に向きを変えたり，突然止まったりもできる。
　　微細運動
　　　　・手を洗って拭くことができる。
　　　　・手伝ってもらって歯磨きができる。
　　　　・手伝ってもらって上着を着ることができる。
　　　　・パズルのピースやビーズを指で扱える。
　　　　・垂直な線をまねして描く。
● 認　知
　・動物や人を見て正しい行為が何かをわかる（例：ネコはにゃあと鳴く，馬はぱかぱか走る）。
　・友達ができる。友達の名前がわかる。
　・体の部位を6か所指すことができる。
　・「明日」の概念がわかる。
● 言語・コミュニケーション
　2歳半になると3～4語を組み合わせて短いフレーズを話すことができるようになります。語彙も劇的に増え，自分の行為を言葉で表すことができます。通常，表出言語（話すこと）より受容言語（相手の言っていることを理解すること）のほうが先に発達します。
　・3～4語文を話す。
　・子どもの話していることを他人（家族以外の大人）が半分くらい理解できる。

● 社会情動
・人形やおもちゃを使ったごっこ遊びが増える。
・ほかの子どもと一緒に遊ぶことが徐々に増える。
・環境の変化や予期せぬできごとが起こると怖がる（泣く）。

睡　眠

　平均的には1日に12時間ほど睡眠をとります。昼寝は1日1～2回です。ベビーベッドを使用している場合，このころには身長が伸びてベッドが安全でなくなることがあります。布団や大人用ベッド，子ども用ベッドなど，新しい睡眠環境は家庭によりさまざまですが，転落や窒息の危険がないか，安全を考慮して眠る場所を選択します。また，睡眠環境が変わると睡眠の質に影響がでることもありますので，就寝前の準備の時間に行う日課（お風呂や本の読み聞かせなど）を変えないようにします。

遊　び

　言語発達が進み，言葉遊びや歌をより楽しめるようになります。また，本の内容をよりよく理解できるようになり，自分の身近なできごと・行為（服を着る，お風呂に入る，食事をとる，寝るなど）を題材にした物を好むようになります。何度も読み聞かせをせがむこともよくみられます。おままごとにも身近な行為を取り入れるようになります。たとえば人形にご飯をあげる，電話のおもちゃでお話をする，などを楽しむようになります。この年齢では友達とやり取りしながら遊ぶより，パラレルプレイ（一緒にいるけれどもそれぞれが一人遊びをしている状態）がまだ多くみられますが，少しずつ，ほかの子どもを含めた遊びかたができるようになります。また子どもによっては，ちょっとしたこだわりが出てきて，おもちゃやクレヨンを特定の順番に並べて楽しむ，といった行動を認めることもあります。

2. 確認すべきポイント

　① 家庭内の決まりや日課
　② 言葉の発達とコミュニケーション
　③ 社会面の発達
　④ 安全の確立

3. 身体診察とスクリーニング検査

　言語および社会面の発達が適切かを確認することが最重要です。

● 身長（可能なら立位で測定）・体重・頭囲
　・測定値を成長曲線にプロットする
　・BMI を計算し BMI 曲線にプロットする
● 身体診察で確認・評価すべき点
　・頭頸部：眼球運動・輻輳，眼の red reflex，カバーテスト，口腔内の衛生
　　および齲歯の評価
　・心音・呼吸音・腹部
　・神経：運動の協調性，言語の獲得状況と明確さ，社会性，発声の評価
● スクリーニング検査
　・歯の健康：かかりつけ歯科医がいない場合は受診を勧める。
　・視力・聴力：保護者からの訴えがある場合は眼科・耳鼻科受診を勧める。
● 親子間のやり取りの観察
　・保護者と子どもの関わりかた（コミュニケーションの取りかた，診察室で
　　の子どもの振る舞いかた，保護者の子どもへの態度）

4. 保護者へのガイダンス

① 家庭内の決まりや日課

　毎日決まった行動をする（日課を決める）ことは子どもに安心感を与え，自分をコントロールする方法を学ぶことができます。起きてからすること（顔を洗う，歯を磨くなど），遊ぶ時間，寝る時間，など家庭での決まりを決めるとよいでしょう。また，いわゆる「しつけ」も家庭内の決まりです。たとえば，「ごはんは残さず食べる」，「ごはんの前にはいただきますを言う」など生活のなかでの規則です。一人の保護者だけががんばるのではなく，その家庭内で子どもに関わる大人（両親，祖父母）全員が決まりを守り，同じ対応をし，子どもを導いてあげる必要があります。大人の対応がばらばらだと望ましい習慣を子どもが習得することが難しくなります。

> **保護者への質問例**
> 　・お子さんの日課はなんですか？　日課についての決まりがありますか？　たとえば，毎日朝と寝る前に2回歯磨きする，など決めていることはありますか？
> 　・家族でそろって食事を食べていますか？
> 　・夕方から寝る前などはどのように過ごしますか？

5. 2歳6か月時のヘルス・スーパービジョン　**175**

アドバイス

- 日課やしつけについて家族で相談してルールを決め，大人が皆同じように教えるようにしましょう。
- 食事はお子さんの言葉，算数の能力，運動能力，コミュニケーション能力を伸ばすのに大切な日課です。できるだけ家族そろって，会話をしながら食事をしましょう。
- 睡眠は毎日を規則正しく生活するためにとても大切です。夕方から夜にかけての日課，たとえば夕飯・お風呂などを毎日同じように行うと，日中の活動していた時間からゆっくり過ごす時間へ移行しやすく，良く眠れるようになります。夕食後の時間には激しく遊んだり，刺激の強いビデオやテレビを見せたりしないようにしましょう。
- 年齢にあった本を少なくとも1日1回読み聞かせることはとてもよい習慣になります。寝る前の習慣として読むのも，寝る時間を守るのに効果があります。

② 言葉の発達とコミュニケーション

　この年齢では，表出言語の発達の程度には幅がありますが，大部分の児は短いながらも完全な文（3～4語を組み合わせた文）を話し，家族はそれを理解することができます。自分の欲求を表すこともできるようになります。言葉の発達を促すには，本の読み聞かせや生活のなかでの語り掛けが一番です。

保護者への質問例

- お子さんは文で話しますか？
- お子さんは本を読んでもらうのが好きですか？
- お子さんはリズムに乗って体を動かすことは好きですか？

アドバイス

- 毎日一緒に本を読みましょう。大きな声で読み聞かせましょう。この年ごろの子は，同じ本を何度も読むのが好きです。
- 図書館や，図書館で行われるお話し会（読み聞かせ会）に連れて行きましょう。
- テレビやビデオは1日に1～2時間以内に制限しましょう。
- お子さんが話そうとしているときは注意を向けて聞き，話し終わるまでゆっくり待ってあげましょう。そのあとに，お子さんの言葉を「〇〇が，□□したんだね」というように，正しい語彙や文法を使って，

はっきりとくり返しましょう。

③ 社会面の発達

　子どもが集団生活（保育所など）を始めていない場合は，子どもの社会面の発達を促すために，保護者の交友関係や児童館などを活用して子ども同士で遊ぶ機会をもつようにします。また，自立心が強くなり「自分のことは自分で決める」ことを好むようになります。安全が確保できる範囲で，自分でやらせてあげましょう。

保護者への質問例

- ・同じ年ごろの子と遊ぶ機会はありますか？
- ・ほかの子と遊んでいるとき，お子さんの様子はどうですか？
- ・お子さんは，食べるものや着るもの，遊ぶものなどを，自分で決めることが好きですか？

アドバイス

- ・年の近い子と遊ぶ機会を作りましょう。
- ・お互いにやり取りをしながら遊ぶことやおもちゃを一緒に使うことはまだ難しいので，遊んでいるときは目を離さないようにしましょう。
- ・上のお子さんやお友達とおもちゃを取り合って喧嘩する年ごろなので，同じおもちゃをあらかじめ2つ用意しておくのもいいでしょう。
- ・お子さんが何かをするとき，どちらを選んでもいいような2つの選択肢を用意してあげましょう。選ぶことができると自立心が育ち，達成感も得られます。3つ以上の選択肢はこの年齢には選ぶのが難しいです。

④ 安全の確立

「目を離した隙」に重大な事故が起こりやすい年齢です。

保護者への質問例

- ・家の近くに危険そうな水場はありますか？
- ・乗車時，後部座席に設置したチャイルドシートを適切に着用していますか？
- ・屋外での遊びはどのようにしていますか？
- ・日焼け予防をしていますか？

5. 2歳6か月時のヘルス・スーパービジョン　**177**

アドバイス

- 水の近くにいるときは絶対に目を離さず，親の手の届く距離で見守りましょう。お風呂やベビープール，トイレ，バケツなどにも注意してください。年齢の小さいお兄ちゃん・お姉ちゃんに見張りをさせて大人がいなくなってはいけません。
- お風呂も溺れる原因になるので，入浴後は湯をすぐに抜くか，湯をためておく場合は浴室に鍵をかけましょう。
- チャイルドシートは後部座席に設置しましょう。鎖骨とハーネスの間に指1本分だけのスペースがあるように締めましょう。
- 屋外で遊ぶとき，大人がしっかり監視できないときは柵やゲートのなかで遊ばせましょう。
- 屋外にある機械，たとえば電動ガレージ，芝刈り機，除雪機などにお子さんを近づけないようにしましょう。この年ごろの子どもは好奇心が旺盛なので動く機械が大好きです。お子さんの姿を確認しないまま機械を作動させて事故が起きたり，電源を子どもが押してしまったりして事故になることもあります。電源が入っていなくても高温になったエンジン部分でやけどをすることもあります。
- 大人がマッチやライターを使用するのを見て火に興味をもち，遊ぼうとすることがあります。マッチなどは絶対に手の届かない場所に保管しましょう。
- 屋外で遊ぶときは日焼け止め（SPF 15 以上）と帽子を使い，日焼けに気をつけましょう。

文 献

1. Hagan JF, Shaw JS, Duncan PM（eds）：Bright Futures：Guidelines for Health Supervision of Infants, Children, and Adolescents, 3rd ed, American Academy of Pediatrics, Elk Grove Village, IL, 2008
2. Zitelli BJ, McIntire SC, Nowalk AJ：Zitelli and Davis' Atlas of Pediatric Physical Diagnosis, 6th ed, Saunders, 2012
3. Berkowitz CD：Berkowitz's Pediatrics：A Primary Care Approach, 4th ed, American Academy of Pediatrics, Elk Grove Village, IL, 2011
4. Denver II training manual, Denver Developmental Materials, Inc　http://denverii.com（2017 年 2 月 10 日アクセス）

＊　＊　＊

3歳のヘルス・スーパービジョン

1. このころの様子[1~4]

発 達
● 運 動

粗大運動
・三輪車に乗る。
・足を交互に出して階段を上がることができる。
・1秒間片足立ちができる。

微細運動
・6~8個のブロックを積み上げられる。
・手を上に上げてボールを投げられる。
・○をまねて描ける。
・2部分ある人を描ける（頭と他の部分など）。

● 認 知
・コップ，ボール，スプーン，クレヨンなどの名前と使いかたを知っている。
・自分が女の子か男の子かわかる。
・「昨日」の概念がわかる。

● 言語・コミュニケーション
・2~3個の文章が一緒になった会話をする。
・言っていることが他人にも75％程度は理解できる。
・友達の名前をいう。
・親と交渉できる（「お昼寝するからご本読んで」など）。

● 社会情動
・食事，着衣など自分のことをすることができる，自分でやりたがる。
・想像の遊び（ごっこ遊び）をする。
・友達とやり取りしながら遊ぶ。

栄 養
栄養バランスのよい3回の食事と，2回の補食が理想的です。スプーンやコップなどの食器を使い，自分ひとりで食べられるようになります。箸や練習箸を使うようになる子もいます。言語面・認知面の発達が伸びているので，できる

だけ家族でそろって食事し「食事は楽しいもの」という理解を促しましょう。「いただきます」,「ごちそうさま」の挨拶を子どもと一緒に言うことで,食事には始まりと終わりがあるというルールが理解しやすくなります。遊び食べはまだまだ多い時期です。味の嗜好は強くなるため,親が健康的な食材・食事を選び与えることが大切です。栄養価の低いスナック菓子やジュースは避けます。

排　泄

　トイレトレーニングが進み,日中はトイレで排尿・排便できるようになりますが,おもらしはよくあります。夜だけおむつを使う家庭もあります。

睡　眠

　11〜12時間の睡眠をとる子どもが多いです。昼寝をしなくなる子もいます。このころによくみられる問題として,臥床する（布団・ベッドに入る）ことを拒否する,（臥床しても）入眠しない,夜間に覚醒してしまう,などがあります。昼寝の時間を制限しても,このような夜の睡眠のトラブルが解消するわけではなく逆にひどくなることもあります。ただ,昼寝の時間を調節し夜の就寝時間に近くなりすぎないようにする必要はあります。睡眠に関するトラブルがある場合は,就寝前の過ごしかた,子どもの睡眠時間中の家庭環境（たとえば,大人がテレビを見ている,父親が遅くに帰宅するなど）,いびきの有無などを保護者から聴取しましょう。

遊び方

　お人形やぬいぐるみを使い,ごっこ遊びを楽しみます。レストランごっこなど,なんらかのテーマや物語を作って,それに沿って遊ぶ姿もみられます。ほかの子どもとやり取りをしながら遊び,「一緒に使う」,「順番を待つ」というルールも徐々にわかるようになります。運動面が発達し,保護者の助けを借りずに子ども用の遊具（登りやすい階段のある滑り台など）で遊ぶことができるようになります。

2. 確認すべきポイント

① 育児支援
② 言葉を使う活動
③ 友達との遊び
④ 身体活動の促進
⑤ 安全の確立

3．身体診察とスクリーニング検査

　3歳になると，コミュニケーション能力も上がり，医療従事者とのやり取りも可能です。診察に協力的な児も少なくありません。児に語りかけ質問をしながら，児の認知・言語・社会面の発達を評価しましょう。

● **身長・体重・頭囲**
  ・測定値を成長曲線にプロットする。
  ・BMI を計算し BMI 曲線にプロットする。
● **血　圧**
● **身体診察で確認・評価すべき点**
  ・頭頸部：眼底（暗室で眼底鏡を用いた診察），口腔内の衛生および齲歯の評価
  ・心音・呼吸音・腹部
  ・神経：言語習得，発語の明瞭さの評価
● **スクリーニング検査**
  ・視力：全員に実施する〔→ **コラム No.21（p185）参照**〕。
  ・歯の健康：かかりつけ歯科医がいない場合は受診を勧める。
  ・視力・聴力：保護者からの訴えがある場合は眼科・耳鼻科受診を勧める。
● **親子間のやり取りの観察**
  ・保護者と子どものコミュニケーションの様子（話しかけかた，赤ちゃん言葉を使っていないか），診察室での子どものよい行動・よくない行動に対する保護者の反応を評価する。

4．保護者へのガイダンス

① 育児支援

　このころは自己主張が強くなり，「全部自分でやる」ことを好みます。言語によるコミュニケーションがよくできるようになりますが，主張が強くなるぶん，保護者のストレスが生じることもあります。また年長の同胞がいる場合は，兄弟・姉妹喧嘩も多くなります。

保護者への質問例
  ・お子さんの振る舞いで心配なことはありますか？
  ・自分のお子さんへの接しかたについてどう思いますか？
  ・（兄弟姉妹児がいる場合）子ども達は仲良しですか？

6．3歳のヘルス・スーパービジョン　　**181**

アドバイス

・自分が子どもだったときに親がしたように，自分が子どもに接してしまうことは普通です。自分が親の対応で好きだった点，変えたい点を考えて子どもに接するとよいでしょう。

・子どもが噛んだり叩いたり，暴力的な行動をしたときは許してはいけません。すぐにやめさせて，その行動によりほかの人がどう感じるかを説明します。子どもが謝ることができるよう手助けしましょう。

・着る洋服や読む本，行く場所など，お子さんが自分で選ぶことができることを増やすと，お子さんも満足し，お父さん・お母さんもお子さんの行動を扱いやすくなります。

・兄弟姉妹は衝突するものです。可能であれば，一方の味方をすることなく喧嘩を解決するようにしましょう。

② 言葉を使う活動

　言語の理解が進み文字への興味も高まってくる時期なので，本を読むことを保護者に勧めます。子どもにも直接質問をし，言語発達を評価します。

保護者への質問例

・どれくらいよくお子さんに本を読んであげますか？

・お子さんは，ほしい物やしたいことをどうやって伝えますか？

・お子さんが話していることを家族はどれくらい理解できますか？

アドバイス

・本を読み聞かせ，歌を歌って，お子さんの言葉の発達を伸ばしましょう。

・散歩に行ったら，町中の看板を読んだりして，楽しみながら字を読む練習をしましょう。

・自分の名前やお友達の名前などの文字から教えるとよいでしょう。

・本を読むときは，親が文字を淡々と読むだけではなく，子どもと親が内容や絵についてお話しながら読むとよいでしょう。

・本を読むときにお子さんに質問して，お話の一部をお子さんの言葉で表してもらいましょう。本の挿絵を見て一緒に話しましょう。

③ 友達との遊び

　同世代の子どもと遊ぶことでソーシャルスキルが身につき，集団行動を始め

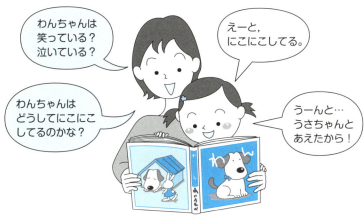

る練習になります。すでに保育所や幼稚園に通っている場合は集団で過ごすことに慣れていますが，そうでない場合は集団生活の経験が少ないかもしれません。入園前の時期には児童館を利用したり，保護者の交友関係を通じてお遊び会を開いたり，積極的に同年代の子どもと遊ぶようにします。

保護者への質問例
- お子さんはどんなことをして遊ぶのが好きですか？
- 同じ年ごろの子どもとどうやり取りをしますか？
- お友達とごっこ遊びをしますか？
- 保育所や幼稚園など，集団で過ごす機会はありますか？

子どもへの質問例
- 何して遊ぶのが好き？　好きなおもちゃは何？

保護者へのアドバイス
- お人形やぬいぐるみを使ったごっこ遊びが増えてくる時期です。
- まだ集団生活を経験していない場合は，お子さんが同じ年ごろの子どもと一緒に遊ぶことができる機会を作りましょう。

④ 身体活動の促進

走ることやジャンプすることがますます上手になるので，体を使った遊びを

するよう保護者に指導します。1時間以上動かないで過ごすことがないようにしたいものです。テレビやビデオなどのスクリーンタイムは多くても1日2時間以内に制限します。保護者のテレビ視聴時間は，子どもの習慣に影響しますので，保護者の習慣を聴取します。また「教育的」，「知育」と枕詞のついたビデオをあえて見せている保護者もいますが，発達には人（親や周りの子ども）との体や言葉を使ったやりとりが一番よいことを理解してもらいましょう。

保護者への質問例
- 親子で過ごす時間には何をしますか？
- テレビやビデオを1日どれくらい見ていますか？
- コンピュータゲームをさせていますか？
- 子ども部屋や，お子さんが多くの時間を過ごす部屋にテレビがありますか？
- 体を使った遊びをしていますか？
- お子さんは，外遊びと内遊びのどちらが好きですか？

アドバイス
- お子さんと一緒に過ごして体を動かす時間を作りましょう。体を使った遊びをしましょう。
- テレビやビデオを見る場合は，1日に2時間以内にしましょう。
- 子ども部屋にはテレビは置かないようにしましょう。
- お父さん・お母さんのテレビ視聴の習慣もお子さんの習慣に影響します。目的もなくテレビをつけっぱなしにする，「とりあえずテレビをつける」習慣があると，お子さんも自然にテレビを見る時間が増えてしまいます。また，番組によってはいろいろな刺激がお子さんに入ってしまいますので，大人が見るときも気をつけましょう。

⑤ 安全の確立
チャイルドシートの使用状況，家屋の安全，屋外の安全を確認しましょう。

保護者への質問例
- チャイルドシートを後部座席に設置していますか？　お子さんの体にハーネスをきちんと合わせていますか？
- お子さんを見ていることができないとき，誰が代わりに見ていますか？

・お子さんが道路の近くで遊ぶことはありますか？

アドバイス
- お子さんの体格にあったチャイルドシートを適切に使用しましょう。
- 乗車の際は必ず後部座席に座らせ，ハーネスを調節しましょう。
- 年齢の小さいお姉ちゃんやお兄ちゃんにお子さんの見守りを任せてはいけません。
- 車が通る可能性のある路地で遊ぶときはお子さんから絶対に目を離さないでください。
- この年ごろのお子さんはよじ登るのがとても上手なので，窓からの転落を防ぐため，窓の近くから家具を移動させましょう。ベランダでも，置いてある段ボール箱や植木鉢台などによじ登って柵を乗り越えて転落してしまうことがあります。ベランダには踏み台になってしまいそうな物を置かないようにしましょう。
- 好奇心が旺盛になり，なんでも触る年ごろです。薬や洗剤，殺虫剤などはお子さんの手の届かない場所に保管しましょう。

小児の眼科的異常のスクリーニング

　わが国では視機能発達に影響しうる眼科的異常の早期発見のため，多くの地方自治体が3歳健診時に眼科検診を行っています。一次検診として家庭における視力検査とアンケート調査によるスクリーニングを行い，二次検診を保健センターなどで行う方法が主流です[1]。

　これまでの章でも各月齢・年齢の身体診察で眼の診察について記載をしましたが，米国のヘルス・スーパービジョン診察では毎回，眼および視力の評価をプライマリケア医が行います。AAPは小児科医による眼科検診（スクリーニング）を下記のように推奨しています[2]。

■ 出生～3歳で実施すべき項目
- 眼に関する既往歴聴取
- 視力評価（固定視・追視ができるか）
- 眼球（角膜・結膜・光彩）・眼瞼の外観観察（ペンライトを用いて診察）
- 眼球運動
- 瞳孔評価（瞳孔の形，左右差，対光反射）
- Red reflex〔→第3章2項（p47）を参照[3]〕

6．3歳のヘルス・スーパービジョン　　**185**

■3歳以上で実施すべき項目

上記すべてに加え，

・年齢に応じた視力測定：米国でよく用いられる視力測定表として，HOTV表（アルファベットのH，O，T，Vが並べられた表），Snellen表（Snellenは開発者名。アルファベットや数字が並べられた表）や絵指標などがあります。こうした表を壁面に貼り，約3m離れた位置に児を立たせて片目ずつ検査します。3歳になるとゲーム感覚で検査を受けてくれる児が多いです。

・眼底鏡検査：児が協力的であれば行います。散瞳薬は投与せず，室内をできるだけ暗くして眼底を診察をします。網膜の血管や視神経乳頭を観察します。

文　献

1. 公益社団法人日本視能訓練士協会　http://www.jaco.or.jp/（2017年2月10日アクセス）
2. American Academy of Pediatrics Committee on Practice and Ambulatory Medicine, Section on Ophthalmology. American Association of Certified Orthoptists；American Association for Pediatric Ophthalmology and Strabismus；American Academy of Ophthalmology：Eye examination in infants, children, and young adults by pediatricians. Pediatrics **111**：902-907, 2003
3. American Academy of Pediatrics；Section on Ophthalmology；American Association for Pediatric Ophthalmology And Strabismus；American Academy of Ophthalmology；American Association of Certified Orthoptists：Red reflex examination in neonates, infants, and children. Pediatrics **122**：1401-1404, 2008

文　献

1. Hagan JF, Shaw JS, Duncan PM（eds）：Bright Futures：Guidelines for Health Supervision of Infants, Children, and Adolescents, 3rd ed, American Academy of Pediatrics, Elk Grove Village, IL, 2008
2. Zitelli BJ, McIntire SC, Nowalk AJ：Zitelli and Davis' Atlas of Pediatric Physical Diagnosis, 6th ed, Saunders, 2012
3. Berkowitz CD：Berkowitz's Pediatrics：A Primary Care Approach, 4th ed, American Academy of Pediatrics, Elk Grove Village, IL, 2011
4. Denver II training manual, Denver Developmental Materials, Inc　http://denverii.com（2017年2月10日アクセス）

＊　＊　＊

186　6．3歳のヘルス・スーパービジョン

4 歳のヘルス・スーパービジョン

1. このころの様子[1~4]

発 達

● 運 動

粗大運動
・片足で跳ぶ。
・片足立ちは 2 秒以上できる。

微細運動
・ブロックを 8 つ以上積み重ねられる。
・十字（クロス）をまねして描ける。
・ボタンも含めて自分で服を着る。
・自分で歯を磨く。

● 認 知
・4 つの色の名前を言える。
・自分や他人の性別が分かる。
・人物を描くとき，3 パーツ以上描くことができる。
・物語で，次に何が起こると思うかを伝えられる，物語の内容を思い出して話せる。

● 言語・コミュニケーション
・自分の名字と名前を言える。
・記憶から歌を歌ったり詩をそらんじたりできる。
・寒いとき，疲れたとき，空腹のときにどうすればよいかわかる。
・話していることが他人にも理解できる。

● 社会情動
・自分自身について言葉にすることができる（性別・年齢・好きなこと・得意なこと）。
・ほかの子どもと協力できる。
・葛藤が生じたとき，解決法を交渉できる（友達と喧嘩したとき仲直りできる）。
・ファンタジープレイ（空想の世界で遊ぶこと）が多くなる。

コラム No.22 この時期の発達評価のポイント[1]

3〜5歳の認知発達は，「就学前」スキルの習熟度を通じて評価することができます。「就学前」スキルとは，文字・数字・形・色を覚えたり数を数えたりすることです。3歳ごろから時間，大きい・小さい，上・下，前・後といった概念を理解できるようになります。5歳になるまでに10まで数え，性別，名前，年齢も正しく言えるようになります。

それまで感覚器・運動器によって発達していた認知能力は，3歳以降は主に言語によって発達するようになります。「なんで？ どうして？」など言葉による質問がとても多くなり，自分の考えを言葉で表現するようになります。したがって，言語発達遅滞がある子どもでは認知も遅れていると誤って評価されることがあります。「就学前」スキルの習得に遅れのある場合，まず言語発達をきちんと評価することが重要です。また，文字や数字に触れることが少ない環境（例：親が絵本を与えていない，など）で育っている場合も遅れが生じるため，養育環境の評価も忘れずに行いましょう。

文 献
1. Voigt RG, Macias MM, Myers SM；Section on Developmental and Behavioral Peditrics：AAP Developmental and behavioral pediatrics, American Academy of Pediatrics, Elk Grove Village, IL, 2011

睡 眠

悪夢や夜驚がみられるようになる年齢です。テレビやゲームなどのスクリーンからの刺激にも敏感であり，睡眠障害の原因になります。就寝前はテレビなどはつけず，本の読み聞かせなどをして静かに過ごすようにします。

排 泄

日中の排尿・排便はトイレでできるようになっています。排尿後，トイレットペーパーで拭くという行為もだんだんと自分でできるようになります。日中のおもらしはなくなるか，回数が減ります。おねしょをする子はまだいます。

遊びかた

同じ年ごろの子どもと一緒に体を動かす遊びやおままごとを楽しむようになります。言語・社会面が発達し，「お友達とおしゃべりしながら遊ぶ」ことを楽しむようになります。

2. 確認すべきポイント

① 集団活動と社会面の発達

② 読み書きの能力
③ 健康的な習慣の形成
④ スクリーンタイムと健康
⑤ 安全の確立

3. 身体診察とスクリーニング検査

　子どもに話しかけ，手順を説明しながら診察を進めましょう。好奇心を持ち，診察に協力してくれるようになります。子どもが自分で衣服を脱ぐ・上げることができるかも観察します。

● 身長・体重・頭囲
　・測定値を成長曲線にプロットする。
　・BMI を計算し BMI 曲線にプロットする。
● 血　圧
● 身体診察で確認・評価すべき点
　・頭頸部：口腔内の衛生および齲歯の評価
　・心音・呼吸音・腹部
　・神経：歩行・粗大運動発達，言語習得，発語の明瞭さの評価
　・行動：自分で衣服を着脱するか，選択肢を与えられると自分で選ぶか。
● スクリーニング検査
　・視力：全員に実施する〔→ **コラム No.21（p185）参照**〕。
　・聴力：Bright Futures ガイドラインでは 4 歳時にオージオメトリーによる聴力検査を全員に実施することを推奨している。わが国では就学時期が異なるため，言語発達の遅れがある場合や保護者から訴えがある場合に実施でよいと考える。
　・脂質異常症：リスクがある場合は血液検査を行う〔→ **第 5 章 4 項の同欄（p166）参照**〕。
● 親子間のやり取りの観察
　・保護者と子どものコミュニケーションの様子，子どもの自主性を尊重しているか（医師から子どもへの質問に子どもが答えるのを待つ，選択肢が与えられたときに子どもの意見を聞くか）を評価する。

4. 保護者へのガイダンス

① 集団活動と社会面の発達

　わが国では年中にあたる年齢で，多くの子どもが集団活動に参加するようになります。身の周りの事象に関してどこまで理解できているか，他人とどう関

7. 4歳のヘルス・スーパービジョン　**189**

わることができるか，言語の理解度やコミュニケーション能力はどうか，といった点を評価します。

保護者への質問例

- お子さんの理解度はどうですか？　たとえば「同じもの」，「違うもの」の概念を理解していますか？
- 2〜3個の過程を含む指示を理解しますか？　たとえば，「そのごみを拾って，ごみ箱に入れて」というと，理解して実行することができますか？
- 他人に対してどう反応しますか？
- お友達にどれほど興味をもっていますか？
- お友達とどうやり取りしていますか？
- 幼稚園・保育所での様子はどうですか？

子どもへの質問例

- 誰と遊ぶのが好き？　誰が仲良し？　幼稚園・保育所は楽しい？

保護者へのアドバイス

- 4歳のお子さんはたくさん質問をするので情報を与えすぎてしまうことがあります。答えをできるだけ短く簡単にするようにしましょう。
- お友達とどうやり取りをしているか観察すると，お子さんの社会的スキルを理解することができます。
- お子さんに対して敬意をもって接しましょう。家族のなかでお互いが敬意をもって接しあい，お子さんの見本になるようにしましょう。
- 間違えたり，誰かを傷つけてしまったときにはご自身が謝る見本となりましょう。お子さんが誰かの気持ちを傷つけたときには謝れるように助けてあげましょう。
- お子さんが何かを達成したときにはほめましょう。
- お子さんが自分の気持ち（楽しい，怒っている，悲しい，怖い，など）を表現するのを助けてあげましょう。
- お遊び会や幼稚園・保育所，地域の活動など，同じ年ごろの子どもと遊ぶ機会を作りましょう。

② 読み書きの能力

4歳ごろになると言葉，さらに文字に興味を示し始めます。まだ書くことは

190　7. 4歳のヘルス・スーパービジョン

できなくても，文字のようなものを書こうとしたり，自分の名前に使われている文字を身の回りから探したりして遊ぶことができるようになります。

保護者への質問例
・お子さんは文字に興味を持っていますか？

アドバイス
・お子さんと一緒に本を読みましょう。読み聞かせだけではなく，本のなかの絵や文字を使ってお子さんに質問するなど，やり取りをしながら読みましょう。
・言葉に興味を示したら，文字を指差して声に出したり，言葉遊びをしたりしましょう。
・お子さん自身の名前に使われている文字から教えると興味を持ちやすいです。
・お友達のことや今日のできごとなどをたずね，お子さんに答えてもらいましょう。話すスキルを磨く練習になります。お子さんが答えようとしているときは，文章を言い終えるまで・思いを伝え終わるまで待つように心がけましょう。

③ 健康的な習慣の形成
　典型的な４歳の子どもは「大きいお兄ちゃん・お姉ちゃん」として扱われることを好み，食事・歯磨き・着替えなどの日課を自分ひとりでやりたがるようになります。保護者は，子どもの自立心や自信を尊重しながら，健康な習慣を身につけられるように見守るとよいでしょう。食習慣，睡眠，身体活動の現状を保護者と話しあい，改善できる点をアドバイスします。

保護者への質問例
・お子さんの食欲はどうですか？　好き嫌いはありますか？　おやつは何を食べていますか？
・食事や掃除などの場面で，お手伝いをするよう促していますか？
・毎日，規則正しく過ごしていますか？
・屋外でも遊んでいますか？

子どもへの質問例
・体を強くするためにちゃんとごはんを食べているかな？

7. ４歳のヘルス・スーパービジョン　**191**

・歯磨きや手洗いはしているかな？
・どんな遊びが好き？

保護者へのアドバイス
・食欲がなかったり，食べ物の好みが強くても，身長・体重が順調に伸びていれば心配いりません。無理矢理食べさせてはいけません。
・食事に集中できるように食事中はテレビを消しましょう。家族で会話しながら楽しい雰囲気で食べましょう。
・おやつはスナック菓子などではなく栄養価の高い食べ物を与えましょう。
・フッ素入りの歯磨き粉で1日2回歯磨きをしましょう。歯磨き中は歯ブラシによるケガをしないよう，必ずそばで見守りましょう。仕上げ磨きもしてあげましょう。
・散歩をする，公園で遊ぶ，自転車に乗るなど，体を使った遊びをするようにしましょう。

④ スクリーンタイムと健康
スクリーンタイム（テレビ，ビデオ，ゲームなどスクリーンの前で過ごす時間）は意識的に制限しないとつい長くなりがちです。テレビ・ビデオを見る習慣は，子どもの肥満や暴力的行為の増加につながると報告されています。テレビ・ビデオを見る時間が長いとそれだけ活動度が落ちますし，テレビ番組は大人が認識する以上に暴力的内容や性的描写が多いものです。たとえば，番組の間に流れるコマーシャルを見ておもちゃが欲しくなるなど，親子間の葛藤の原因になることもあります。

保護者への質問例
・おうちでは，テレビをどれくらいの時間つけていますか？
・子ども部屋やお子さんが一番長く過ごす部屋にテレビがありますか？
・お子さんはコンピュータゲームをしますか？

アドバイス
・子ども部屋にテレビを置くのはやめましょう。
・テレビやビデオ，ゲームは1日2時間以内に制限しましょう。
・できるだけ外遊びをして体を動かしましょう。

⑤ 安全の確立

　自動車のチャイルドシートを見直す時期です。身長100 cmを越えると学童用チャイルドシートの使用が可能になります[5]。学童用として，背もたれつきシートとブースターシートがあります。体格に応じてシートのタイプを適切に選ぶようにします。ここでは割愛しますが，これまでのヘルス・スーパービジョンと同様に，屋内，屋外の安全を再確認します。子ども本人にも安全を守るためにどうすべきかを説明します。

保護者への質問例

・車に乗るときはチャイルドシートを使用していますか？
・チャイルドシートはお子さんの体格に合っていますか？
・お子さんが屋外で遊ぶとき，誰が見守っていますか？　お父さん・お母さんがいないときは誰が面倒をみていますか？

保護者へのアドバイス

・チャイルドシートは，学童用シートであっても必ず後部座席に設置し，ベルトの位置が高すぎないか確認しましょう。
・ブースタータイプは設置やもち運びが楽ですが，身長が足りないとシートベルトの肩部分が首にかかる可能性もあり，危険です。体格に応じて適切なタイプを選びましょう。
・チャイルドシートなしで車のシートベルトを着用できるのは身長が135〜140 cmに達してからです。安全のため必ずチャイルドシートを使いましょう。
・屋外にいるときは，絶対にお子さんを一人にしないこと。とくに道路の近くで遊ぶときは必ず監視しましょう。一人で道路を横断させてはいけません。

子どもへのアドバイス

・車に乗るときは，絶対にベルトをがっちゃんしようね。
・自転車に乗るときは頭をケガしないようにヘルメットをかぶろうね。
・お外に行くときは，必ずお父さんかお母さんと一緒に行こうね。

7. 4歳のヘルス・スーパービジョン　**193**

コラム No.23 子どもを犯罪から守るために

残念ながら，子どもが犠牲になる犯罪は後を絶ちません。4歳になると言葉での説明をある程度理解できるようになり，「怖い」という感覚が身についています。保護者から犯罪の危険を説明し，子どもと約束をするよう指導します。

・家の外には悪い大人もいる。
・知らない人には絶対についていかない。
・お父さん・お母さんから離れない。

簡単ではっきりとした言葉使って，子ども自身が約束をできるようにします。

赤の他人だけではなく，知り合いである大人が子どもに暴力的・性的な行為をすることもあります。性的行為に関しては，子ども自身が「これはいけないこと」と認識し危険を察知すること，万が一被害にあっても保護者に伝えることができるように理解をしてもらう必要があります。簡単でわかりやすい言葉を使って説明します。

■ 子どもへの説明と指導の例
・パンツで隠れている場所はとっても大事な場所。
・自分とお父さん・お母さんだけがここを触っていい。
・ほかの大人は
　① ここは絶対に触ってはいけない。
　②「お父さん・お母さんには内緒なこと」をしてはいけない。
　③ その人のパンツのなかを触るようお願いしてはいけない。
・こういうことがあったら，必ずお父さん・お母さんに教える。

もちろん，「パンツのなか」という代わりに「おちんちん」,「おしり」といった言葉を使っても構いません。家庭によっては「お父さん・お母さん」だけでなく，「ここを触っていい人」に，祖父母やベビーシッター，保育所の先生なども含めてもらいます。「保護者が信頼できる大人」が誰かを子どもに理解してもらうのは大切です。保護者が「子どもへの説明は難しい」と感じる場合は，希望に応じて保護者の代りに医師が説明を行ってもよいでしょう。

5. よくある質問

 よくどもるのですが大丈夫でしょうか？

「どもり」は，医学的には吃音症（きつおんしょう）(stuttering) といいます。子どもが話すスキルを習得する過程で，言葉が流暢に出ずに言葉全体をくり返す・文がうまく成り立たないことは異常ではありません。ほとんどの子どもで成長すると吃音はなくなります。吃音がある場合，お子さんが話し終わるまで時間をたくさん取りましょう。お子さんの言葉や文を遮ったり，話すのを急がせると吃音がひどくなる原因になります。

6か月以上吃音が続き全く改善しない場合，お子さんが言葉を発するのに苦労していたりストレスを感じているようであれば，言語療法士による評価が必要となることもあります。吃音が気になっても注意を払わないのがもっとも効果的です。「ゆっくり話して！」，「もう1度言ってごらん」と注意を向ける態度をとってしまうと逆効果です。

文　献

1. Hagan JF, Shaw JS, Duncan PM（eds）：Bright Futures：Guidelines for Health Supervision of Infants, Children, and Adolescents, 3rd ed, American Academy of Pediatrics, Elk Grove Village, IL, 2008
2. Zitelli BJ, McIntire SC, Nowalk AJ：Zitelli and Davis' Atlas of Pediatric Physical Diagnosis, 6th ed, Saunders, 2012
3. Berkowitz CD：Berkowitz's Pediatrics：A Primary Care Approach, 4th ed, American Academy of Pediatrics, Elk Grove Village, IL, 2011
4. Denver II training manual, Denver Developmental Materials, Inc　http://denverii.com （2017年2月10日アクセス）
5. JAF：はじめてのチャイルドシートクイックガイド　http://www.jaf.or.jp/eco-safety/safety/childseat/index.htm（2017年2月10日アクセス）

＊　＊　＊

7．4歳のヘルス・スーパービジョン　　**195**

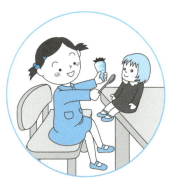

Beyond Saying "It's Normal."
**Pediatric
Health
Supervision**

第 6 章

5歳から10歳までのヘルス・スーパービジョン

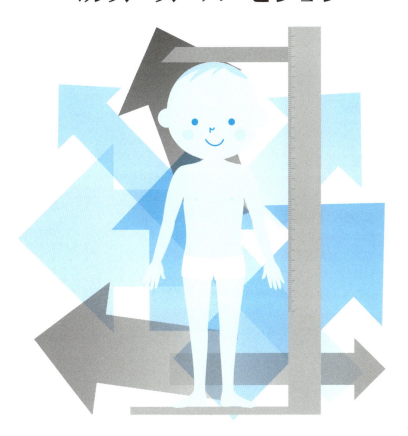

5~10歳は「中期小児期」と称される年代です。わが国では4月1日の時点の年齢で学年が決まるため、4月1日に5歳の子どもは「年長」、6歳の子どもは小学1年生になります。小学校への入学を境に子どもの生活環境、交友関係は一気に広がっていきます。

5〜6歳のヘルス・スーパービジョン

1. このころの様子[1〜4]

　わが国では5歳は「年長」，6歳は小学校へ入学する年齢です。わが国では大部分の子どもが3〜4歳から幼稚園や保育所での集団生活を始めていますが，小学校就学に伴い，集団行動へのさらなる適応，そしてさらなる自立を要する環境となります。通学や，長い就学時間といった体力面に加え，家族と離れる時間の増加，規則遵守，友人との交流など精神面でも成熟が要求される年齢となります。

発　達
● 運　動
　粗大運動
　　・片足立ちできる。
　　・スキップができる。
　微細運動
　　・最小限の手助けで，衣服の着脱ができる。
　　・紐を結ぶことができる。
　　・成熟した鉛筆のもちかたができる（握りもちではなく，正しいもちかたに近づく）。
　　・少なくとも6部分のある人体を描くことができる。
　　・いくつかの文字・数字を書くことができる。
　　・四角形，三角形を模写することができる。
● 認　知
　・4つ以上の色を識別し，色名を言える。
　・簡単な指示に従う。
　・10まで数える。
● 言語・コミュニケーション
　・明瞭に発音できる。
　・完全な文章を使って短い話を伝えることができる。
　・適切な時制・代名詞を使用できる。
　・物の名前を理解し，その形状・用途を言葉で言い表すことができる（ボー

ル＝丸い物，投げる物，遊ぶ物）。

● 社会情動
・人の話を聞き注意を払うことができる。
・簡単なルールを理解し，従うことができる。
・同じ年ごろの子どもの集団のなかで長時間過ごすことが困難なくできる。

栄 養

5〜6歳になると，食物を色や形，種類で理解し，好きな物・嫌いな物を分けることができるため，偏食になることもあります。保護者から離れる時間が増えるので，健康的な食べ物は何かを子どもに教え，それらを子ども自身で選ぶことができるようにします。やはり保護者自身が健康的な食生活を送ることが大切で，それが実現してこそ子どもも健康な食べ物が何かを学ぶことができます。ジュースやソフトドリンクなど糖分の多い飲料や，脂肪分の多い食事・菓子類の摂取が増えてしまいがちな時期なので，保護者が留意し，それらを購入しないことも必要です。また，小学校への就学に伴い，お弁当から給食への切り替わりを経験する子どもも多いので，食事摂取量の変化にも注意が必要です。

睡 眠

昼寝を必要とすることはほとんどなくなります。夜は10〜11時間ほど眠ります。

親子関係

1人で行動する，実行することをますます好むようになります。家庭の外で過ごす時間が増え，交友関係が広がるにつれ，「保護者のいない世界」を楽しめるようになります。安全を担保しながら自主性を尊重するため，親子でルールを作り，お互いに守るようにするとよいでしょう。

2．確認すべきポイント

① 就学準備
② 心の健康
③ 栄養と運動
④ 歯の健康
⑤ 安全の確立

1．5〜6歳のヘルス・スーパービジョン **199**

3. 身体診察とスクリーニング検査

● **身長・体重・頭囲**
- ・測定値を成長曲線にプロットする。
- ・BMI を計算し BMI 曲線にプロットする。

● **身体診察で確認・評価すべき点**
- ・頭頸部：眼底鏡による眼底観察，口腔内の衛生および齲歯の評価
- ・心音・呼吸音・腹部
- ・神経：歩行の評価
- ・発達：言語（抽象的概念を理解するか，子どもが発言した言葉は理解できるか，話しかたが流暢か）
- ・行動：極端な多動の有無

● **スクリーニング検査**
- ・視力：Bright Futures ガイドラインでは視力検査を全員に実施することを推奨している〔→ **コラム No.21（p185）参照**〕。
- ・聴力：Bright Futures ガイドラインではオージオメトリーによる聴力検査を全員に実施することを推奨している。
- ・わが国では，視力・聴力は就学時健診でスクリーニングされる。異常が疑われる場合は再検査・精査のため，医療機関への受診を指示される。
- ・脂質異常症：リスクがある場合は6歳時に血液検査を行う〔→ **第5章4項の同欄（p166）参照**〕。

● **親子間のやり取りの観察**
- ・保護者と子どもの関わりかた，アイコンタクトを評価する。

4. 保護者・子どもへのガイダンス

① 就学準備

　就学準備というと，保護者は読み書きや絵を描くスキル，数字の理解など「お勉強」に注意を向けがちですが，もっとも観察すべき点は言語力と社会性です。保護者と離れ，ほかの子どもと仲よく過ごせるかどうかが重要です。子どもにも園・学校について質問し，本人の理解力・コミュニケーション力を評価します。

保護者への質問例
- ・お子さんが就学するにあたり心配なことはありますか？
- ・今通っている園（学校）で，お子さんは規則を守ることができていま

すか？
・お子さんの感情面や行動で何か心配はありますか？（注意力，集中力，かんしゃく，怒り，他人とうまく遊べない，など）

保護者へのアドバイス
・小学校入学前には，お子さんと小学校の話をしましょう。学校で学ぶことや新しい友達について話し，もし可能ならお子さんと一緒に学校を見に行きましょう。
・保護者面談や園（学校）での集会に参加して，担任の先生と話し，お子さんが集団のなかでどう過ごしているかを聞きましょう。お子さんが達成したことや挑戦できたことを積極的に褒めましょう。

子どもへの質問例
・今通っている園（学校）のことを教えてくれる？
・（就学前であれば）今度行く小学校のことを教えてくれる？　小学校に行くことをどう思う？
・一番仲のいいお友達について教えてくれる？　一緒に何をして遊ぶ？
・お友達にからかわれたりすることはある？

子どもへのアドバイス
・楽しかったこと・心配なことなど，毎日お父さん・お母さんとお話ししようね。
・もし誰かに意地悪をされたら先生とお父さん・お母さんに教えてね。

② 心の健康

　自立心が高まり保護者と離れる時間が増える時期だからこそ，心の健康を見守りケアすることが大切になります。家庭で日課を決め，毎日規則正しくこなすことは子どもに安心感を与えます。家事のお手伝いをさせることで責任感が育まれ，家族の一員であるという実感を強めることができます。また，誰でも腹が立つ・悲しいといった感情をもちますが，集団で過ごすにあたり，こうした感情を自分でコントロールし不適切な行動（たとえば相手を叩く・蹴る，叫ぶなど）に表すのを抑えられるようにならなければなりません。

保護者への質問例
・家庭でのお子さんの日課は何ですか？

1．5〜6歳のヘルス・スーパービジョン　**201**

・お子さんに手伝ってもらっている家事は何ですか？
・お子さんは自分の「怒っている気持ち」をどう扱っていますか？
・お子さんの「しつけ」をどう行っていますか？

保護者へのアドバイス

・食事，入浴，就寝など，毎日の日課をできるだけ時間を決めて行いましょう。
・親子で話し合って，お手伝いをする家事を決めましょう。それをお子さんが責任感をもって必ずやるよう促しましょう。
・お子さんの話をよく聞いて，敬意を示しましょう。
・しつけとは，罰を与えるのではなく，適切な行動を教えることです。お子さんに正しいこと，間違ったことの違いを教えてあげましょう。
・腹が立ったとき，その気持ちを相手に穏やかに伝える，部屋の外へ出て違うことをするなど，お子さんがよい方法で自分を落ち着かせられるように，お父さん・お母さん自身が見本になりましょう。
・お子さんが怒る気持ちをもったとき，その気持ちを暴力なしで落ち着かせることができるよう助けてあげましょう。叩く，咬む，蹴るなどの暴力を絶対に許してはいけません。

子どもへの質問例

・おうちでどんなお手伝いをしている？
・どんなことで悲しくなる？　怒る？　怖くなる？　そうなったときどうする？
・どんなときにお父さん・お母さんは怒る？

子どもへのアドバイス

・お手伝いは家族の一員として大切です。お父さん・お母さんも助かるし，自慢できるような新しいことを覚えられるので，ぜひやってみよう。
・誰でも怒ってしまうことはあるけど，絶対にほかの人を叩いたり，咬んだり，蹴ったりしてはいけません。怒りたくなったら，相手の人に，どうして自分が怒っているのかを言葉で伝えよう。その人から離れて外へ出てみたり，違うことをして遊んだりすると，怒った気持ちが楽になります。

③栄養と運動

日本小児内分泌学会から発表された BMI 曲線〔→ **第2章（p32）参照**〕や肥満度判定曲線[5]をプロットして肥満の有無を評価しましょう。学童では肥満度20％以上を軽度肥満，30％以上を中等度肥満，50％以上を高度肥満とし，必要に応じて食事の内容や活動度の評価が必要です。5～6歳は家庭外での活動が増えるので，自分自身で何を食べるか選択する機会も多くなります。近年「食育」に力を入れている幼稚園・保育所・小学校は多いですが，やはり家庭での食生活・食習慣の影響は大きいです。保護者が「栄養のある健康的な食べ物」とは何かを理解し，子どもに教えられることが大切です。また，体を使った遊びや運動を家族でするよう指導しましょう。

保護者への質問例

・お子さんの食事で気になるところはありますか？
・おやつは通常何を食べますか？
・ソーダ（炭酸飲料）やジュースをどれくらいの頻度で飲みますか？
・お子さんは1日にどれくらい屋外で遊びますか？
・お子さんはどれくらいテレビやビデオを見たり，ゲームをしたりしていますか？

保護者へのアドバイス

・朝食は大切です。朝食を食べると学校でよりよく学べるというリサーチ結果もあります。
・お子さんが果物・野菜など健康的な食べ物を選ぶ手助けをしてください。
・飴やチョコレート，塩味のスナック菓子，ファーストフード，炭酸飲料など，脂肪分や糖分・塩分が多く栄養価の低い食べ物や飲み物は制限しましょう。
・カルシウムを十分摂るようにしましょう。牛乳・ヨーグルト・チーズが食べやすいでしょう。
・毎日少なくとも合計60分間は体を使って遊ぶようにしましょう。
・家族で楽しめる屋外の活動を見つけましょう。
・テレビ，ビデオ，ゲームの時間を制限し，1日につき2時間を超えることがないようにしましょう。子ども部屋にテレビを置かないようにしましょう。
・テレビやゲームの内容を確認し，暴力的な内容や年齢的に不適切な内

1. 5～6歳のヘルス・スーパービジョン **203**

容を避けるようにしましょう。

子どもへの質問例

- 昨日，果物や野菜を食べた？　どんな果物や野菜を食べた？
- ジュースを1日にどれくらい飲む？
- 昨日牛乳をどれくらい飲んだ？　チーズやヨーグルトを食べる？
- 朝ごはんには何を食べる？
- 外で体を動かして遊んでる？
- 毎日どれくらいテレビやビデオを見たり，ゲームをしたりする？

子どもへのアドバイス

- 朝ごはんを食べるとよく遊んだり勉強したりできるので，体にいい食べ物を朝に食べよう。
- 果物や野菜は体にいい食べ物です。お買い物に行ったら，自分で果物や野菜を選ばせてもらおう。
- 食事の用意のお手伝いをしよう。
- 毎日屋外で遊びましょう。
- テレビ・ビデオ・ゲームを30分したら，30分体を動かして遊ぶようにしよう。
- テレビやゲームをしていて，嫌な気持ちになったり怖くなったりしたら，テレビやゲームを消して，お父さん・お母さんに伝えよう。

④ 歯の健康

　5歳までには必ずかかりつけ歯科医をもち，少なくとも年に2回は定期受診をするよう指導します。フッ素塗布を忘れないよう保護者に伝えましょう。

保護者への質問例

- お子さんは毎日歯磨きをしていますか？　いつ歯磨きをしますか？デンタルフロスをしていますか？

保護者へのアドバイス

- 1日2回は歯磨きをさせましょう。フッ素入りの歯磨き粉を使用し，1日1回はデンタルフロスをさせましょう。お子さんが1人で歯磨きをする場合はそばで見守り，適宜手助けしましょう。
- かかりつけ歯科医がいなければ，見つけましょう。

⑤ 安全の確立

　家庭外で過ごす時間が増えるため，子ども本人が安全の規則について学び理解する必要があります。

● 交通安全

　5〜6歳の子どもは，道路を安全に横断するために必要なスキルや知識を完全に習得できておらず，音の場所を特定することや，近づいてくる車の速さや距離を推測することができません。Bright Futures ガイドラインによると，一般的に 10 歳以上になるまでは，1 人で道路を横断することは安全ではないとされています。わが国では通常，小学校入学後は子どもだけで登下校をし，10 歳まで保護者が同行するのは現実的ではありません。通学路の安全性を観察し，危険そうな場所は子どもと一緒に確認し，子ども自身が注意できるようにします。

> **保護者へのアドバイス**
> ・お子さんに交通のルールを教えましょう。カーブの前で立ち止まる，信号を守る，横断前に右・左・右を見ることなど，お子さんができるかどうかを確認しましょう。
> ・お父さん・お母さん自身が交通ルールを守りましょう。お子さんがまねをするので，信号無視や点滅信号で横断することはやめましょう。
>
> **子どもへのアドバイス**
> ・道を歩くときは端を歩こう。お友達と歩くときは道に広がらないように歩こう。
> ・信号は必ず守って，手を挙げて渡ろう。

● 屋外での遊び

　就学後は子ども同士で遊ぶ機会も増え，十分な大人の監視がないまま，安全でない場所で遊んでしまう可能性があります。この年齢になると自転車に乗る子も増えます。

> **保護者へのアドバイス**
> ・自転車に乗るときやスケート，インラインスケートなどをするときは必ずヘルメットを着用させましょう。ヘルメットがしっかり頭にフィットしているか確認しましょう。
> ・自転車は体格にあったサイズを選び，サドルの高さを適切に合わせま

1. 5〜6歳のヘルス・スーパービジョン　　**205**

しょう。

・公道で自転車に乗せるには幼すぎるので，乗せてはいけません。

・子どもだけで遊ぶことは安全ではないので，必ず大人が見守りましょう。

子どもへのアドバイス

・自転車に乗るときは必ずヘルメットをかぶろう。

・お友達と外で遊ぶときは必ず大人の人についていてもらおう。子どもだけで探検したり，工事現場や非常階段など入ってはいけない場所に入らないこと。

・駐車場では絶対に遊んではいけません。

● チャイルドシート

　チャイルドシートは引き続き車の後部座席に置きます。シートベルトがきちんと体格に合うようになる身長 140 cm までは，ブースターシートを利用します。シートベルトを正しく着用しないと，事故時にベルトによる外傷が生じ，かえって危険です。

保護者へのアドバイス

・シートベルトが適切に着用できるようになるまではブースターシートやチャイルドシートを使用してください。年齢や身長だけではなく，体格に合わせてシートの種類を選び，シートベルトの腰ベルトがおなかではなく腰の低い位置にあること，肩ベルトが顔や首ではなく，肩にきちんとあることを確認しましょう。

・お子さんがベルトを嫌がり締めない場合は発車しない，というルールを徹底しましょう。

・お子さんを助手席に乗せてはいけません。後部座席がより安全です。

・車をアイドリングさせたまま停車し，お子さんだけを車内に残して車を離れるのは絶対にやめましょう。

子どもへのアドバイス

・シートベルトは事故のときに守ってくれるとても大事なものです。車に乗ったら必ずベルトをしよう。嫌だからと外してはいけません。

206　1. 5〜6歳のヘルス・スーパービジョン

● 水の安全

子どもが水の近くもしくは水のなかにいる際には，必ず保護者が監視します。水が危険であることを子どもにも理解してもらいましょう。

保護者へのアドバイス

- ・お子さんに泳ぎかたを教えましょう。
- ・大人と一緒でないときは，お子さんを決して水のそばで遊ばせないようにしましょう。
- ・お子さんが泳げる場合でも決して1人で泳がせてはいけません。ウォータースライダーや装飾のあるリゾートプールなど死角が多い水場では必ず親の手の届く範囲で遊ばせます。
- ・川や海の場合，流れの速い場所，波の高い場所では決して泳がせないこと。
- ・大人が水深を確認していない場所に，お子さんを飛び込ませてはいけません。
- ・船やボートに乗るときは必ずライフジャケットを着用しましょう。
- ・屋外での水遊び・水泳をする場合は必ず日焼け止め（SPF 15 以上）を塗りましょう。

子どもへのアドバイス

- ・水泳は水のなかで安全に過ごすために必要なので，教えてもらおう。
- ・大人がいないときに，子どもだけで水のなかに入ってはいけません。

● 犯罪から身を守る

小学生になると登下校の途中で犯罪に巻き込まれる可能性があります。子どもが保護者と離れているときに，どうやって身を守るかを教えます。性犯罪に関する説明・指導も行いましょう（→ **コラム No.23（p194）参照**）。

保護者への質問例

- ・知らない人が話しかけてきたり，近づいてきたらどうすべきかお子さんと話していますか？
- ・お子さんは防犯ブザーをもち歩いていますか？

保護者へのアドバイス

- ・お子さんが一緒にいないとき，トラブルが起こった場合にすぐにお子

1．5〜6歳のヘルス・スーパービジョン　**207**

さんがご両親や信頼できる人に連絡できるように方法を決めておきましょう。
・通学路で万が一怖い目にあったとき，駆け込める交番やお店の場所をお子さんと確認しましょう。

子どもへの質問例
・もし誰か大人の人が君を怖がらせたらどうする？
・知らない人が話しかけてきて「お母さんが困っているからすぐ来て」って言われたらどうする？

子どもへのアドバイス
・知らない人には絶対について行かないようにしましょう。
・怖い目にあったら，すぐにその場から逃げて，人がたくさんいる場所へ走ろう。
・怖い目にあったら，必ずお父さん・お母さんに伝えよう。
・防犯ブザーを引っ張る練習をしておこう。

コラム No.24　カルシウム・ビタミン D と骨

　Bright Futures ガイドラインでは，学童期には「強い骨や歯になるように，低脂肪牛乳を少なくとも毎日 2 カップ（約 470 mL）*飲むか，チーズやヨーグルトを食べましょう」と記載されています[1]。
　「カルシウムは骨を強くする」。基礎疾患のない小児において，これはエビデンスがあるのでしょうか？　カルシウム摂取量と骨量，骨密度，骨折との関係を検討した疫学研究は世界中で数多くなされています。
　2016 年現在でのコクランレビューを見てみましょう[2]。健康な小児を対象に，カルシウム補給群〔食材からカルシウム摂取した RCT（randomized controlled trials）も含む〕とプラセボ群を比較した 19 の RCT のメタアナリシスがありました。結果は，補給群は上肢骨密度がわずかに上がり，小児の骨折の絶対リスクが年間 0.1〜0.2％減少するものの，臨床的に有意な減少率ではありませんでした。基礎疾患のない健康な小児において，公衆衛生的介入としてのカルシウム補給の必要性をサポートするものではない，と結論づけられています。
　厚生労働省の発表した「日本人の食事摂取基準（2015 年版）策定検討会」報告書[3]によると，日本人の 6〜7 歳のカルシウム摂取推奨量は男 600 mg/日，女 550 mg/日とされています。Bright Futures ガイドライン[1]では，カルシウム摂取推奨量を 1〜3 歳で 500 mg/日，4〜8 歳で 800 mg/日としています。文部科学省が作成した日本食品標準成分表[4]によると，牛乳 100 g（約 97 mL）には

110 mg のカルシウムが, プレーンヨーグルト 100 g には 120 mg のカルシウム, プロセスチーズ 100 g には 630 mg のカルシウムが含まれています。そのほかカルシウムが多く, 普段の食卓に並びやすい食材としては, 豆類, イワシ, シラス干し, そのほかの魚干物, 葉物の野菜などがあります。概して 5～7 歳の小児は炭水化物を好む傾向にあり, 日々の食事から推奨量を満たすだけのカルシウムを摂取しづらい傾向にあります。子どもが摂取できる量や「食べやすさ」,「好み」を考慮すると, やはり乳製品は手軽なカルシウム源にはなるでしょう。たとえばカルシウム 550 mg/日を摂るためには,

- ・牛乳 300 mL（約 330 mg）
- ・市販のヨーグルト 1 カップ（多くの乳製品会社の商品は 1 カップ 70～80 g で約 80～90 mg のカルシウムを含む）
- ・スライスチーズ 2 枚（カルシウム約 90～110 mg/枚）
- ・納豆 1 パック（カルシウム約 50 mg）

を食べればよいことになります。わが国では学校給食で牛乳を提供していますが,「食育」,「食文化」の観点から近年さまざまな議論があり, 牛乳の配膳を中止した自治体もあります。今後の自治体・政府の動向は興味深いです。

　カルシウムの吸収に必要なビタミン D はどうでしょうか。ビタミン D は魚類や卵黄に多く含まれ, 食品からの摂取以外にも, 紫外線の作用下で皮膚においても産生されます。乳児ではビタミン D 不足によるくる病が報告されていますが, 小児期にも極端な摂取不足にならない注意が必要です。とくに, 食物アレルギーがあり卵や魚を制限・除去している児はビタミン D 欠乏のリスクがあります。ただ臨床の現場では, 症状のない児のビタミン D 値を測定することはなく, 症状がないときにビタミン D が不足しているか否かの判断は不可能です。Bright Futures ガイドラインのビタミン D 摂取推奨量は 400 IU/日（10 µg/日）ですが, わが国の「日本人の食事摂取基準（2015 年版）策定検討会」報告[3]では, 6～7 歳で 3 µg/日を摂取量の目安としています。日本の食文化においてはビタミン D は比較的摂りやすいと考えます。

　2016 年現在のコクランレビューにおいては[5], 健康な小児を対象に, ビタミン D 補給群とプラセボ群を比較した 6 つの RCT をメタアナリシスしています。ビタミン D 値が正常な, 基礎疾患のない小児において, ビタミン D 補給が骨密度を高めるというエビデンスはない, と結論づけられています（ただし, ビタミン D 不足の児においては臨床的に有用である可能性があり, 不足している児においては更なる RCT が必要とも述べられています）。

　このように現在のエビデンスでは, 健康な小児において, カルシウム・ビタミン D ともルーチンとして補充を行う有用性はないようです。摂取推奨量を目安にしながら, 野菜・乳製品・魚・肉・豆類・炭水化物のバランスのよい食材を用いた規則正しい食習慣を身につけ, 適度な屋外活動を通じて日照量を確保することが, 健康な骨・歯牙の形成につながるでしょう。

＊米国の 1 カップ＝ 8 オンス≒ 237 mL

文　献
1. Hagan JF, Shaw JS, Duncan PM（eds）: Bright Futures : Guidelines for Health Supervision of Infants, Children, and Adolescents, 3rd ed, American Academy of Pediatrics, Elk Grove Village, IL, 2008
2. Winzenberg TM, Shaw K, Fryer J, et al : Calcium supplementation for

improving bone mineral density in children. Cochrane Database Syst Rev：CD005119, 2006
3. 厚生労働省：「日本人の食事摂取基準（2015年版）策定検討会」報告書，平成26年3月28日　http://www.mhlw.go.jp/stf/shingi/0000041824.html（2017年2月13日アクセス）
4. 文部科学省：五訂増補 日本食品標準成分表　http://www.mext.go.jp/b_menu/shingi/gijyutu/gijyutu3/toushin/05031802.htm（2017年2月13日アクセス）
5. Winzenberg TM, Powell S, Shaw KA, et al：Vitamin D supplementation for improving bone mineral density in children. Cochrane Database Syst Rev：CD006944, 2010

文　献

1. Hagan JF, Shaw JS, Duncan PM（eds）：Bright Futures：Guidelines for Health Supervision of Infants, Children, and Adolescents, 3rd ed, American Academy of Pediatrics, Elk Grove Village, IL, 2008
2. Zitelli BJ, McIntire SC, Nowalk AJ：Zitelli and Davis' Atlas of Pediatric Physical Diagnosis, 6th ed, Saunders, 2012
3. Berkowitz CD：Berkowitz's Pediatrics：A Primary Care Approach, 4th ed, American Academy of Pediatrics, Elk Grove Village, IL, 2011
4. Denver II training manual, Denver Developmental Materials, Inc　http://denverii.com（2016年8月29日アクセス）
5. 日本小児内分泌学会：肥満　http://jspe.umin.jp/public/himan.html（2017年2月13日アクセス）

* * *

7〜8歳のヘルス・スーパービジョン

1. このころの様子[1〜3]

　小学校2〜3年生になる年齢です。コミュニケーション能力や認知能力，自立心がより高まり，学校や課外活動を通じて家族以外の人と過ごす時間がますます増えていきます。社会道徳を理解し，家族・友人・周りの大人と，お互いに気遣い助けあう関係を築くことができるようになります。家庭外では，家庭と異なるルールや環境にであうこともありますが，子どものなかでその違いを理解し，適応しようとしたり，葛藤を感じたりします。他人と自分の意見が異なることもある，ということも理解できるようになります。「同じ興味をもつ・自分と気が合う」子どもを「友達」とし，「仲良しグループ」で行動するようになります。親友をもつこともあり，これは対人関係の発達におけるマイルストーンです。家庭では，決められた家事の手伝いや学校の準備を責任をもってできるようになります。責任感・達成感を感じる経験を重ねることで自分への自信が育まれます。

　8歳までには，論理的に考え（logical thinking），物事のいろいろな側面に注目することができるようになります。どのように物事が機能しているのかに興味をもち，周囲の物事に関してたくさんの疑問をもちます。興味のある分野のものをコレクションすることもあります。

　学校での評価は運動・言語・社会情動・認知面のすべての発達の指標になります。学業や交友関係，集団行動など「学校でうまくいかない」場合は，その原因をできるだけ早く見つけだす必要があります。

2. 確認すべきポイント

① 学校での様子
② 発達と心の健康
③ 栄養と運動
④ 歯の健康
⑤ 安全の確立

3. 身体診察とスクリーニング検査

● **身長・体重・頭囲**
  - 測定値を成長曲線にプロットする。
  - BMIを計算しBMI曲線にプロットする。
● **身体診察で確認・評価すべき点**
  - 頭頸部：口腔内の衛生および齲歯の評価
  - 心音・呼吸音・腹部
  - 乳房・外性器：性成熟度を評価
  - 発達：発語の明瞭さ，語彙・文法の成熟度
  - 行動：極端な多動の有無
● **スクリーニング検査**
  とくになし
● **親子間のやり取りの観察**
  - 保護者と子どもの関わりかた，アイコンタクトを評価する。

4. 保護者・子どもへのガイダンス

　この年齢になると，医師と子どもの間で信頼関係を築くことができるようになります。栄養・運動・安全に関して「自分の健康を自分で守る」という気持ちを子ども自身にもってもらうよう，子どもへもしっかりと説明をします。

① 学校での様子

　学年が進み，集団生活への適応はすでに完了しているべき年齢です。注意力不足・多動・衝動性がある場合，学校環境へ適応しづらく，学習が困難になります。学習内容が高度になってくるので学習障害がある場合はそれが目立ち始めます。学力であれ，行動・適応の問題であれ，「学校でうまくいかない」ことは子どもの自信と自尊心を傷つける原因となりますので，「うまくいかない原因」をできるだけ早く見つけだし，介入をする必要があります。

> **保護者への質問例**
>   - お子さんは学校を楽しめていますか？　いじめなどの心配はありますか？
>   - 勉強の具合はどうですか？　宿題を自分でできていますか？

保護者へのアドバイス

- もしお子さんが学校でうまくやれていないなら，担任の先生と話しあい，支援してもらえることがないか聞いてみましょう。
- お子さんが学校へ行くことを不安に思っているのなら，いじめにあったりしていないかお子さんと話しましょう。なにが，いつ，どこで起こっているのか全体像をつかみましょう。

子どもへの質問例

- 学校は好き？　楽しい？
- どの教科が好き？
- 今学期（前学期）の成績はどうだった？
- 授業や放課後に何をしているかな？
- 誰かにからかわれたり，わざとケガをさせられたりしたことはある？

子どもへのアドバイス

- 学校では，自分がやりたいと思うことに一生懸命取り組むことと，困ったら先生や友達に助けてもらうことが大切です。
- 誰かがあなたをからかったり，傷つけたりしようとしたら，相手にはっきりとやめるように言って，その場から去りなさい。そして，その出来事を信頼できる大人に伝えましょう。

② 発達と心の健康

　自尊心は満たされた人生を過ごすために不可欠であり，心の健康に大きな影響を与えます。達成感や責任感，何かに貢献できたという感覚を積み重ねると，自分への肯定感が大きくなります。子どもが責任をもって行動できるように，日々の生活のなかで保護者自身が，約束を守る・時間を守る・やるべきことをやる，といったよい行動の見本を示すことが大切です。保護者が批判的で子どもに過度な期待を押しつけたり，逆に無関心であったりする場合，子どもの自尊心を傷つける可能性があります。

保護者への質問例

- お子さんの好きな活動は何ですか？
- お子さんが打ち明けてくれた悩みや心配事がありますか？
- お子さんが責任をもって行っているお手伝いはありますか？
- お子さんがかんしゃくを起こすことはありますか？　頻度はどのくら

2．7〜8歳のヘルス・スーパービジョン　**213**

いですか？

保護者へのアドバイス
- 親がすべてやってあげるのではなく，お子さんがやるのを助けてあげて，お子さんの自立心，自己責任感を育みましょう。
- お子さんの特別な長所は称え，褒めましょう。
- お子さんに手を上げてはいけません。お子さんがルールを破ったときは，言葉で話して伝えます。ルールを破ったときの決まりもお子さんと一緒に決めておきましょう。

子どもへの質問例
- 最近挑戦した新しいことはある？
- 最近できるようになったことは何かな？
- 心配なことや腹が立ったことをいつも誰に話す？

子どもへのアドバイス
- 好きなこと，得意なことにはどんどん挑戦しよう。
- 誰でも不安になったり腹が立ったりします。その気持ちを誰かに話すと解決法がわかったり，気持ちが楽になります。

コラム No.25　自尊心の大切さ

　早期・中期小児期に自尊心（自己肯定感，self-esteem）を育むことは非常に重要です。自尊心が低いまま思春期を迎えると，さらに複雑になる交友関係や学業，身体の変化などさまざまな事象や問題に柔軟に対応することが難しくなります。さらには，成人になった後も自尊心のありかたはその人の生きかたに影響を及ぼします。自尊心を低くするリスク因子として女性，貧困，肥満，長時間のテレビ視聴などを報告しているリサーチもあります[1,2]。自尊心が高いと環境や友人関係に適応しやすく，その場で生じる葛藤に対応することができます。保護者からの愛情の言葉や励ましの言葉，結果よりも頑張りの過程を称える態度が大切です。リスク因子の一つに肥満があげられていますが，子どもの世界では外見がからかい・いじめの原因になることは少なくありません。これまで述べたように健康な食習慣と適度な運動で肥満の予防は可能ですので，自尊心に影響しうる体型の問題を引き起こさぬよう定期的な指導が必要です。

文　献
1. McClure AC, Tanski SE, Kingsbury J, et al：Characteristics associated

with low self-esteem among US adolescents. Acad pediatr **10** : 238-244, 2010
2. Bannink R, Pearce A, Hope S : Family income and young adolescents' perceived social position : associations with self-esteem and life satisfaction in the UK Millennium Cohort Study. Arch Dis Child **101** : 917-921, 2016

③ 栄養と運動

　成長曲線，BMI 曲線を保護者・子どもと一緒に見ながら健康的な食生活および運動について指導を行います。

保護者への質問例

- ・お子さんのこの 1 年の体重・身長についてどう思いますか？
- ・お子さんの食事で心配なことはありますか？
- ・炭酸飲料やジュースをどれくらい飲みますか？
- ・家族そろって食事をしますか？
- ・毎日どれくらい運動や体を動かす遊びをしていますか？
- ・テレビやビデオを見たり，ゲームをして過ごす時間はどれくらいですか？

保護者へのアドバイス

- ・お子さんが適切な食べ物を選べるようになるよう手助けをしましょう。
- ・毎日野菜，果物を食べさせましょう。
- ・バランスのよい朝食を食べさせましょう。
- ・飴やチョコレート菓子，塩味のスナック，ファーストフード，炭酸飲料など，脂肪分や糖分・塩分が多く栄養価の低い食べ物は制限しましょう。
- ・できるだけ家族で食事を摂りましょう。食事中はテレビを消して，家族で会話をしながら楽しく過ごせるようにしましょう。
- ・毎日，少なくとも合計 60 分は運動をするようにしましょう。一度にしなくてもいいのでこまめに体を動かしましょう。家族で楽しめる活動を見つけましょう。
- ・テレビ・ビデオ・ゲームの時間は 1 日 2 時間以内に制限しましょう。子ども部屋にテレビやゲームを置かないようにしましょう。

2. 7～8 歳のヘルス・スーパービジョン　　**215**

④ 歯の健康

　5歳ごろから生え始めた永久歯は，7～8歳にはその数を増やしています。乳児期に齲歯のある子どもは永久歯も齲歯になりやすいこと，また糖分含有量の多い食品・飲料の摂取を習慣にしていると齲歯が増えることがわかっています。こうしたリスクのある子どもへはとくにしっかり指導をし，かかりつけ歯科医を定期受診するよう勧めましょう。この年齢になると保護者が仕上げ磨きをすることも減りますが，磨き残しがないか保護者がチェックをするとよいでしょう。

保護者への質問例
　・お子さんは1日に何回歯磨きをしますか？
　・デンタルフロス（糸ようじ）をしていますか？
　・どれくらい頻繁に歯医者にいきますか？

保護者へのアドバイス
　・かかりつけ歯科医をもち，半年に1回は定期検診に行きましょう。
　・フッ素入り歯磨き粉で1日2回歯磨きをさせるようにしましょう。
　・デンタルフロスを1日1回させましょう。する時はお子さんを手伝ってあげましょう。
　・激しいスポーツをするときはマウスガードをつけさせましょう。
　・糖分の入ったジュースやお菓子をだらだらと飲み食いさせないようにしましょう。

⑤ 安全の確立

　5～6歳時〔→ **第6章1項（p205～208）参照**〕と同様の内容に加え，緊急時に連絡する電話番号や，警察や救急車を呼ぶ方法を教えましょう。性犯罪に関する説明・指導も行いましょう〔→ **コラム No.23（p194）参照**〕。

子どもへのアドバイス
　・おうちでの安全のルールは，おうちの外でも同じです。おうちで「危ないからだめ」と言われていることは，外や友達のおうちでもやらないこと。
　・お留守番をしているとき，知らない人が訪ねて来たら，絶対にドアを開けないこと。
　・お父さん・お母さんの許可なく，お友達を勝手に家に連れて来ること

はやめよう。
・遊んでいるときはいつも自分が安全であることを確認しよう。
・大人があなたに怖い思いをさせたら，すぐに助けを呼ぼう。

文　献

1. Hagan JF, Shaw JS, Duncan PM（eds）：Bright Futures：Guidelines for Health Supervision of Infants, Children, and Adolescents, 3rd ed, American Academy of Pediatrics, Elk Grove Village, IL, 2008
2. Zitelli BJ, McIntire SC, Nowalk AJ：Zitelli and Davis' Atlas of Pediatric Physical Diagnosis, 6th ed, Saunders, 2012
3. Berkowitz CD：Berkowitz's Pediatrics：A Primary Care Approach, 4th ed, American Academy of Pediatrics, Elk Grove Village, IL, 2011

＊　＊　＊

2．7〜8歳のヘルス・スーパービジョン　　**217**

3 9～10歳のヘルス・スーパービジョン

1. このころの様子[1〜4]

　責任感や自立心が強くなり，保護者から独立して自分で決断をすることを好むようになります。家庭のなかだけではなく，学校や課外活動において係や役を担うこともあります。同年代の子どもとのグループ活動を楽しみ，友人の多くは同性で，友人との時間・関係がとても重要になります。

　子どもによっては第2次性徴を迎えます。第2次性徴は，女児で10歳ごろから乳房のふくらみ，男児で11歳ごろから精巣肥大として認められます。同時に成長のスパートを迎えます。

　この年齢になると，子ども本人が生活習慣の大部分を決めるため，健康な生活習慣・食習慣を維持する大切さを本人が理解することが大切です。

2. 確認すべきポイント

① 学校での様子
② 心の健康
③ 身体の変化
④ 睡眠
⑤ 栄養と運動
⑥ 歯の健康
⑦ 安全の確立

3. 身体診察とスクリーニング検査

● **身長・体重・頭囲**
　・測定値を成長曲線にプロットする。
　・BMI を計算し BMI 曲線にプロットする。
● **血　圧**
● **身体診察で確認・評価すべき点**
　・頭頸部：口腔内の衛生および齲歯の評価
　・心音・呼吸音・腹部
　・乳房・外性器：性成熟度を評価
　・脊椎：側彎の評価　（→ **診察のコツ**）

> **診察のコツ　側彎症の診察**
>
> 　側彎症は，① 機能性（下肢長差や姿勢，椎間板ヘルニアなどに起因するもの）および ② 構築性（特発性，先天性，神経筋原性，なんらかの基礎疾患に起因するもの）があります[2]。思春期特発性側彎症は小学校高学年から中学生にかけて発症しやすく，とくに女子に多い疾患です。AAP，米国整形外科学会，北米小児整形外科学会，側彎リサーチ学会は 2015 年に共同声明[5] を発表し，思春期特発性側彎症は早期発見し非観血的治療を行うことに利点があり，協働してスクリーニングすべきであると提言しました。この声明のなかで脊椎変形のスクリーニング診察は女性で 10 歳と 12 歳の 2 回，男性は 13〜14 歳で 1 回行うべきと推奨しています。
>
> 　簡便にできる診察法として，前屈試験（Adams forward bending test）[2] があります。まず，立位の状態で肩の高さ，肩甲骨の高さ，ウエストラインの高さに左右差がないかを確認します。その後前屈してもらい，肋骨隆起（胸壁後面の隆起）の左右差を評価します。
>
>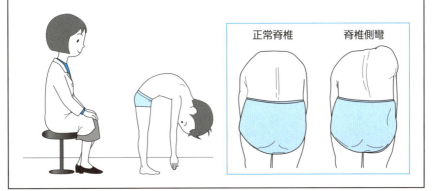

- 皮　膚
  ・外傷の有無（暴力や自傷を示唆するような所見がないか）
- スクリーニング検査
  ・9 歳時はとくになし。
  ・10 歳時には視力・聴力検査
- 親子間のやり取りの観察
  ・保護者と子どもの関わりかたを評価する。

4. 保護者・子どもへのガイダンス

① 学校での様子

　小学校 4〜5 年生になり，宿題もある程度自己責任で取り組み，学校での規則も概ね守ることができます。学校や課外活動で達成できたことに自信をもつよ

うになります。

　学校での評価は発達および達成度の指標となります。社会情緒面・コミュニケーション面・認知面・身体面のいずれにおいても，なんらかの問題がある場合は成績に反映されます。学年が上がり，より複雑なタスクが要求される学習内容になるため，学習面の問題はこの時期に見いだされることが多いです。学業不振が「新たに生じた」場合は，学習障害やADHD，ストレス因子（家庭内不和や両親の離婚，学校でのいじめ，両親や子ども本人のうつ状態など）の有無を評価する必要があります。

保護者への質問例
　・お子さんの学校生活や成績について心配な点はありますか？

保護者へのアドバイス
　・もしお子さんが学校でうまくやれていないようなら，担任の先生と話し，何が問題かを確認しましょう。先生にサポートを頼みましょう。
　・学校でお子さんが達成したことや頑張ったことを褒めてあげましょう。
　・宿題をするための明るく静かな環境を作りましょう。テレビなど気が散るものは置かないようにしましょう。宿題をする時間を作る習慣をつけましょう。

子どもへの質問例
　・学校はどう？　得意なことは何かな？
　・学校や学校以外で何か活動に参加していますか？
　・学校でいじめられたり，からかわれたり，ケガをさせられたことはあるかな？

子どもへのアドバイス
　・学校では，自分がやりたいと思うことに一生懸命取り組むことと，困ったら先生や友達に助けてもらうことが大切です。
　・誰かがあなたをからかったり，傷つけたりしようとしたら，相手にはっきりとやめるように言って，その場から去りましょう。そして，その出来事を信頼できる大人に伝えましょう。

② 心の健康
　このころには，自分に自信をもち，家庭・学校のルールを概ね理解し，与え

られたタスク（学校での係や家の手伝い）に責任をもつことができます。思春期前のこの時期に，自尊心と自信を養うことはとても大切ですので，子どもが達成したことを積極的に褒め，なんらかの責任をもって活動を行うようサポートするとよいでしょう。また，クラブ活動や習い事など多様な活動に参加することが増え，スケジュールが過密になりやすくなります。休息の時間および家族と過ごす時間をきちんと確保するように保護者へ伝えます。

保護者への質問例

・お子さんは楽しそうに過ごしていますか？
・最近お子さんが家庭や学校でストレスを感じることがありましたか？
・家庭内のルールは何ですか？　お子さんがルールを守らなかったとき，どうしますか？
・お子さんの日々の過ごしかたを教えてください。疲れすぎたり，焦ったりしていませんか？

保護者へのアドバイス

・責任感をもたせましょう。年齢にあった家事手伝いをさせるようにしましょう。
・自分で決断することを促し，自立心を育みましょう。
・お子さんの長所を認め，それを言葉で本人に伝えましょう。
・おうちのなかに，狭くてもよいので，お子さん一人だけのプレイベートな空間を作ってあげましょう。
・思春期はじめにみられる行動が出てくることもあります。たとえば，友達に過剰に影響されたり，親に対する態度が変わったり反抗したり，家族行事に参加したがらなくなったり，危ないことをしたがったりします。
・学校やクラブ活動，習い事で忙しい場合，本人の負担になっていないかを確認しましょう。本人とよく相談し，スケジュールを調整しましょう。本人の意思に反して強制的に何かをさせることは避けましょう。
・家族のなかで「怒り」の感情を建設的に解決しましょう。暴力的行為や言葉の暴力をけっして行ってはいけません。体罰を行っては絶対にいけません。

3．9〜10歳のヘルス・スーパービジョン　**221**

子どもへの質問例

・得意なことは何？
・悲しくなったり，心配になったりすることはある？
・友達と一緒に何をするのが好き？

子どもへのアドバイス

・寝る前に今日できたこと，頑張ったことを思い出してみよう。
・怒ったとき，がっかりしたとき，心配なとき，どうやって気持ちを整理するか信頼できる大人の人に相談してみましょう。
・気分が盛り上がったり落ち込んだりするのは普通です。でも，ずっと悲しかったり，楽しいと感じることができなかったり，死にたいと感じることがあれば，お父さん・お母さんや私（医師）に相談してください。
・学校や習い事で忙しすぎると感じたら，お父さん・お母さんに相談しましょう。

③ 身体の変化

　第2次性徴を迎える時期になり，性に関する関心が高まる一方で戸惑うことも少なくありません。子どもへは，身体の変化について教えましょう。性犯罪から身を守るための指導も行います。

保護者への質問例

・お子さんに，思春期に起こる体の変化についてどう説明していますか？
・お子さんが性に関することを質問したらどう答えますか？

保護者へのアドバイス

・お子さんが性に関する質問をしてきたらどう答えるか，あらかじめ考えておきましょう。
・どんな大人であれ，お子さんと「親に内緒」なことしたり，性器を触らせたり触ったりすることは絶対にいけないことだ，とお子さんに教えましょう。

子どもへの質問例

・身体が大人になることについて，何か質問はある？

222　　3. 9〜10歳のヘルス・スーパービジョン

子どもへのアドバイス

- ・9歳ごろになると，体が大人の体へと変わり始めます。肌が脂っぽくなり，ニキビができることもあります。
- ・女の子：次に胸が膨らみ始めます。左右差があることもあります。膨らみの程度に応じてブラジャーがいるようになります。脇の下や陰部に毛が生えてきます。それから身長がぐっと伸びます。この時期になると，初めての生理（初経）がきます。早いと10歳ごろに，遅くても13歳ごろまでに起こりますが，時期は皆違います。
- ・男の子：次に精巣が大きくなり始めます。脇の下や陰部に毛が生えてきます。それからペニスが長く大きくなります。身長がぐっと伸びて，声がかすれたり低くなったりします。朝起きたときに，下着に白っぽい液体がついていることがあるかもしれません。男性ホルモンが寝ている間にたくさん出て起こる現象で，病気やおもらしではないので，びっくりしないでください。

④ 睡　眠

　平均9〜10時間の睡眠が望ましいです。子どもが自立するにしたがって，親と寝る部屋を分ける家庭は少なくありませんが，親が知らないまま子どもの就寝時間がとても遅くなっていたり，寝る直前までテレビを見たりゲームをしたりしてしまっていることもあります。スマートフォンをゲーム機やビデオ代わりにベッド・布団にもち込むこともあります。睡眠不足の予防および睡眠時の悪習慣の有無を確認するために，子ども本人と直接話をしましょう。いびきがあるかどうかも保護者に確認しましょう。

子どもへの質問例

- ・きちんと眠れている？　寝つけないことはある？　夜中に起きることはある？
- ・夜は何時に寝て，朝は何時に起きる？
- ・自分がよく飲む飲み物にカフェインが入っているかどうか知っている？
- ・学校で居眠りしてしまうことはある？

子どもへのアドバイス

- ・寝る前はテレビを消し，静かに過ごそう。
- ・ゲームやスマートフォンを布団にもち込んではいけません。

・カフェインを摂りすぎると眠れなくなるので，カフェインを摂らないようにしましょう。

・カフェインはコーヒーや緑茶だけではなくウーロン茶・コーヒー牛乳・紅茶飲料・炭酸飲料などにも入っています。知らないうちにたくさん飲んでしまっていることがあるので気をつけよう。

⑤ 栄養と運動

　欠食および不健康な間食（スナック菓子やファーストフード）が起こりやすい年齢なので，普段の食生活について詳しく聴取します。BMIを確認し，保護者・子ども本人と話し合いましょう。また，とくに女児では，外見を過度に気にしたり，食事制限（いわゆるダイエット）に関心をもつことがあります。摂食障害の傾向がないかリスクを確認しましょう。

保護者への質問例
・お子さんの体重や食生活で心配なことはありますか？
・お子さんはどれほど頻回に炭酸飲料やジュースを飲みますか？
・家族で食事を摂っていますか？
・お子さんの運動量に関して心配なことはありますか？（運動しすぎ，しなさすぎなど）

保護者へのアドバイス
・果物，野菜など体によい食べ物を選ぶことを教えましょう。
・スナック菓子やジュースなど脂肪分や糖分・塩分が多く栄養価の低い物を制限しましょう。
・家族で食事を摂りましょう。食事中のテレビは避け，お互いに会話をしましょう。
・お子さんが運動する機会をサポートし，テレビやコンピュータなどスクリーンの前で過ごす時間は1日2時間までとしてください。

子どもへの質問例
・体重で悩んでいることはありますか？
・体重を減らそうと食事を少なくしたことはありますか？
・果物や野菜を食べているかな？
・朝食は毎日食べているかな？
・ジュース，スポーツドリンク，炭酸飲料を週に何回くらい飲む？

・学校や学校外でどれくらい運動をしている？

子どもへのアドバイス
・健康でいるためには食べ物から摂るカロリーと，運動で使うエネルギーのバランスをとることが大切です。
・1日3回食事を食べましょう。とくに朝食は大切です。できるだけ野菜と果物を食べましょう。
・大人になるための身体が育つ時期なので，体重を減らすことは絶対によくありません。もし体重を減らすために食事制限を考えているなら，今ここで相談をしましょう。
・毎日1時間は運動をしましょう。友達と遊ぶときは，体を動かす遊びをしましょう。

⑥ 歯の健康

かかりつけの歯科医に年に2回は受診することと，日々の歯磨きの習慣を確認します。歯科医と相談のうえ，適宜フッ素塗布を行うよう勧めましょう。

子どもへのアドバイス
・フッ素入りの歯磨き粉で1日2回歯磨きしましょう。
・かかりつけの歯医者さんをもち，半年に1回は行きましょう。
・バスケットボールやサッカー，ラグビー，空手，柔道など身体がぶつかるようなスポーツをするときは，歯をケガすることがあります。指導の先生と相談してマウスガードをつけましょう。

⑦ 安全の確立

5～6歳時〔→ **第6章1項（p205～208）参照**〕と同様の内容，性犯罪に関する説明・指導〔→ **コラム No.23（p194）参照**〕に加え，喫煙や飲酒，交友関係についての指導が必要です。

とくに喫煙に関しては，保護者への指導を徹底しましょう。喫煙する家人を必要に応じて禁煙プログラムやクリニックへ紹介します。日本は成人の喫煙率が高く，厚生労働省の平成25年国民健康・栄養調査報告[6]によれば，調査対象となった7,127名のうち19.3%が喫煙者（毎日またはときどき吸う）だったと報告されています。受動喫煙の機会が多いことは容易に予想できるうえ，喫煙に興味を抱くきっかけになる危険があります。

3. 9～10歳のヘルス・スーパービジョン **225**

保護者への質問例

- ・家族でタバコを吸う人はいますか？　タバコはどこに保管してありますか？
- ・家族でお酒を飲む人はいますか？　お酒はどこに保管してありますか？
- ・お子さんの交友関係を把握していますか？

保護者へのアドバイス

- ・テレビやメディアを通じて，予想以上に子どもは喫煙や飲酒，薬物使用といった行為を目にしています。タバコ，お酒，薬物を使用してはいけないことをはっきりお子さんに伝えましょう。
- ・家族内で喫煙している人がいたら，禁煙しましょう。受動喫煙は心臓・肺の病気になるリスクを大きく高めます。またお子さんがタバコに興味をもつきっかけにもなってしまいます。
- ・もし禁煙できない場合は，ニコチン中毒はいかに克服が難しいものかをお子さんに話してあげましょう。
- ・友人との活動を見守りましょう。お子さんの友達に，おうちに遊びに来てもらいましょう。

子どもへの質問例

- ・友達でタバコを吸ったりお酒を飲んだりする子はいる？　自分は興味がある？
- ・友達が，自分のしたくないことをするよう言ってきたらどう答える？

子どもへのアドバイス

- ・格好よく見えても，タバコ・お酒は絶対に試してはいけません。
- ・タバコは肺，心臓，肌，歯すべてに悪い影響があります。タバコを吸っている友達や勧めてくる友達がいたら，その子がいる場所からすぐに立ち去りましょう。
- ・自分がしたくないことを無理にさせようとしたり，あなたに怖い思いをさせる友達は，よい友達ではありません。悪い友達だと思ったら一緒に遊ぶのをやめましょう。

文 献
1. Hagan JF, Shaw JS, Duncan PM (eds)：Bright Futures：Guidelines for Health Supervi-

sion of Infants, Children, and Adolescents, 3rd ed, American Academy of Pediatrics, Elk Grove Village, IL, 2008

2. Zitelli BJ, McIntire SC, Nowalk AJ：Zitelli and Davis' Atlas of Pediatric Physical Diagnosis, 6th ed, Saunders, 2012

3. Berkowitz CD：Berkowitz's Pediatrics：A Primary Care Approach, 4th ed, American Academy of Pediatrics, Elk Grove Village, IL, 2011

4. Voigt RG, Macias MM, Myers SM：Developmental and behavioral pediatrics, American Academy of Pediatrics, Elk Grove Village, IL, 2011

5. Hresko MT, Talwalkar VR, Schwend RM：Position Statement—Screening for the Early Detection for Idiopathic Scoliosis in Adolescents. SRS/POSNA/AAOS/AAP Position Statement, 2015　https://www.srs.org/about-srs/news-and-announcements/position-statement---screening-for-the-early-detection-for-idiopathic-scoliosis-in-adolescents（2017 年 2 月 13 日アクセス）

6. 厚生労働省：平成 25 年国民健康・栄養調査報告　http://www.mhlw.go.jp/bunya/kenkou/eiyou/h25-houkoku.html（2017 年 2 月 13 日アクセス）

＊　＊　＊

3. 9〜10 歳のヘルス・スーパービジョン　**227**

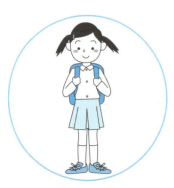

Beyond Saying "It's Normal."
**Pediatric
Health
Supervision**

第 7 章

11歳から17歳までの
ヘルス・スーパービジョン

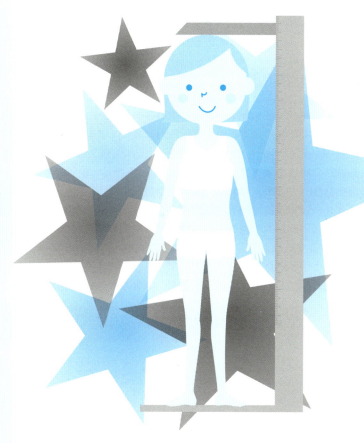

いよいよ思春期です。思春期は「第2次性徴が始まった時点から成熟した成人の体になるまで」と定義され，生まれてから成人になるまでの実に半分の期間を占めます。

1 プライマリケアにおける思春期医学

1．思春期のヘルス・スーパービジョンの意義[1]

　思春期には，心と体の変化に加え，進学・交友関係など社会的環境が連続的に，かつ大きく変わっていきます。思春期の子ども達の健康管理は，米国ではプライマリケアを担う総合小児科医の基本スキルとされています。
　AAP は思春期を次のように分類し，1 年に 1 回のヘルス・スーパービジョンを推奨しています。

- 前期思春期（11～14 歳）
- 中期思春期（15～17 歳）
- 後期思春期（18～21 歳）

思春期のヘルス・スーパービジョンの目的は次の 3 つです。

- 身体の発達（とくに性の発達）が正常範囲内にあることを確認する。
- 心身の疾病，外傷（スポーツ外傷を含む），社会的なハイリスク行動につながるリスクの有無をスクリーニングする。
- 予防接種を行う〔→ コラム No.27（p239）参照〕。

　社会的なハイリスク行動とは，喫煙・飲酒・薬物の使用，安全でない性行動，無免許運転，喧嘩・暴力行為，窃盗など，心身の健康や学業の達成が大きく損なわれる行動を指します。思春期に身についた生活習慣・思考過程は成人になっても持続することが多いため，リスクの早期発見・早期介入は重要です。医療面接では，保護者・子ども両者の悩みや心配な点を聴取し，健康を維持するうえでのニーズ（助けが必要な点）を見つけだすよう努めます。個別のリスクスクリーニングを通じて体と心の疾病を予防することが目標です。

2．米国の課題

　多様な人種・民族・言語，さらに社会経済的背景の格差により，米国の思春期の子どもが抱えるリスクはわが国よりずっと高く，ヘルス・スーパービジョンのシステムがあっても解決できない諸問題・改善できない環境因子が数多く存在します。国民皆保険ではないため，加入している医療保険や居住地域によって医療アクセスの良し悪しも大きく異なり，医療者による介入が難しいことも少なくありません。Medicaid（低所得者を対象とした公的医療保険）加入者においては，乳幼児期と比較すると思春期の年代の受診率は低いという報告

もあります[2]。
　CDCの最新の統計[3,4]はわが国と異なる社会背景と課題を反映しています。
- ・12～19歳の20.5%が肥満である（2011～2012年のデータ）。
- ・12～17歳の11.5%が飲酒をしている（2014年のデータ）。
- ・12～17歳の9.4%が違法薬物を使用している（2014年のデータ）。
- ・15～19歳の死因：1位　不慮の事故，2位　自殺，3位　他殺（2013年のデータ）

ヘルス・スーパービジョンを積極的に実施することでこの現状を少しでも改善することが課題とされています。

3．日本のプライマリケアにおける課題─思春期の「よくある話」

　わが国は諸外国と比較して，犯罪率も低く，一般的には言語の壁はなく，国民皆保険のおかげで医療へのアクセスも非常によいです。思春期の子どもを脅かすリスクは少ないように見えます。しかし，これは事実ではありません。たとえば2014年人口動態統計[5]によると，10代の出産は総出生数の1.3%を占め，14歳以下の出産は43例と報告されています。これはあくまでも出産にいたった数で妊娠・中絶数はこれを上回ると予想されます。また，総務省統計局の2012年労働力調査[6]によると，若年無業者（下記）は2.3%を占めます。より健やかな「自立した成人」になるために，より健やかな生活習慣・思考過程を思春期に育むことが大切です。

若年無業者（いわゆる"ニート"）とは？

　15～34歳の無業者で家事も通学もしていない者のうち，以下（①および②）の者を指します。
　① 就業を希望している者のうち，求職活動をしていない者（非求職者）
　② 就業を希望していない者（非就職希望者）
「ニート（NEET）」はNot in Education, Employment or Trainingの頭文字を取った言葉です。

```
                                    ┌─ 求　職　者
15～34歳の無業者で ─ 就業希望者 ─┤
家事も通学もしていない者          └─ ① 非求職者
                    └─ ② 非就職希望者
```

（総務省[5]，報道資料　平成24年就業構造基本調査結果）

思春期は他者との関わりや学業においてより複雑なタスクをこなすことが求められ，子ども自身が取捨選択をしながら自分の行動・思考を決定していくことになります。
　ここで，思春期の「よくある話」をご紹介します。

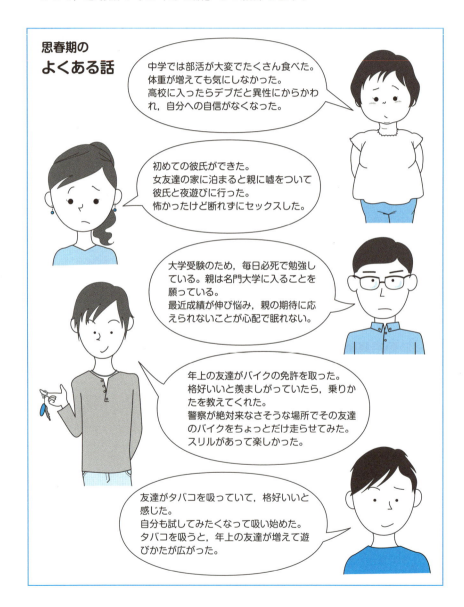

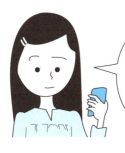

気の合う友達が学校にはいない。
悩みや相談はインターネットの投稿サイトに書き込んでいる。
最近，サイト上での会話で話が合う同世代の人がいて，個人的にメールでやりとりしたら意外に近くに住んでいた。
待ち合わせて実際に会うことになった。

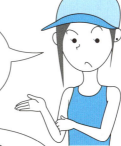

親はうるさくて自分のことをわかってくれない。
いつも口喧嘩ばかりで疲れる。
世間体ばかり気にして，自分のことなんか本当はどうでもいいのだろうと思う。

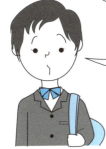

部活がとても厳しくて毎日憂鬱。
顧問の先生も部活の仲間もみんな一生懸命だから自分だけ休んだり，部活を辞めたりすることはとてもできない。
学校に行くのも嫌になってきた。

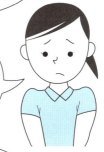

友達はみんなスタイルがよくて，
自分はデブだと思う。
頑張ってダイエットしなきゃと思って，夕飯を抜いたり，サプリを飲んだり，いろんなダイエットを試している。

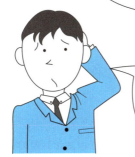

高校では進学クラス。
クラスメートはみんな将来の目標がはっきりあって，それを目指して勉強している。
自分には目標がなく，自分は何が好きかもよくわからない。
でもとりあえず勉強しなきゃいけないのでしている。

1．プライマリケアにおける思春期医学　　**233**

こうした話はどこにでもあり，そして「表に出てこない話」です。保護者が部分的に気づいたとしても，「成長期」，「年ごろ」，「反抗期」といった便利な言葉で片づけられうる話です。本人にとっても，数年後には「あのときはすごく苦しかったけど，今思うとなぜあんなに悩んでいたのだろう」，「あのときはつらかったけど頑張って乗り切ったから今の自分がある」，「あのころはバカなことたくさんしたなぁ」と思う事柄も多いでしょう。しかし，こうした日常のなかに，心身の健康を損ねる事象——犯罪やいじめ，交通事故やスポーツ外傷，心身症や抑うつ，妊娠や性感染症，生活習慣病など——をひき起こすリスクが非常に多く存在しています。

わが国では，18歳以上は成人医療を受けることが一般的です。18歳以上では就学・就業のために保護者から離れて自立した生活をすることも多く，健康を守る責任を本人がもたねばなりません。そのためにも前期・中期思春期の時期に健康的な生活習慣・ハイリスク行動の予防・良い家族関係を確立することがが大切になります。

一方，小児プライマリケア医が思春期の子どもと触れるのは，急性疾患（たいていは感染症や外傷）罹患時のみに限られているのが通常です。かかりつけ医制度はこの年齢層にはあまり浸透しておらず，高校生になると内科へ受診することも多いため，さらに接触の機会は減ります。中学・高校の学校健診はあくまで身体の異常の有無（通常授業を支障なく受けることができるかどうか）の判定が目的であり，プライバシーの守られにくい集団健診の形式が多いのが現状です。このような集団健診では，医師の診察も数分と厳しい時間的制約があることも珍しくありません。したがって米国のように，小児科医がかかりつけ医として思春期の子どもと信頼関係を築くことは容易ではありません。

だからこそ，日々の診療で積極的に介入すべく努めることを提案します。

👉 11歳以上の子どもの診察時には……

「もう一歩」踏み込んだ観察・介入をしてみましょう。

●**加えたい観察項目**：
- ☐ 服装（化粧・アクセサリ・もっている小物類などを含めて）
- ☐ 歯牙（齲歯，ニコチンによる歯牙変色などの評価）

●**できれば実施したい項目**：
- ☐ 「主訴」の対応に加え，どんな話題でもいいので1つ助言をする。
- ☐ 外来で使用する問診用紙に思春期特有の質問を採用する。
- ☐ 診察時間が許せば，学校や家庭について本人と1対1で話す（HEADSS を聴取する → p237，表2）。

234　1．プライマリケアにおける思春期医学

このように，ほんの数分でできる介入方法はたくさんあります。診察時にひと手間かけることを積み重ねてゆけば，健康を損ねうる因子を見つけられる可能性が高まります。

4．性成熟の評価[7,8]

思春期の子どもを診る際，性成熟の評価は必須です。Tanner ステージ分類を利用しましょう（**表1**）。Tanner ステージは，Tanner Scale，Sexual Maturing Rating（SMR）とも呼ばれます。所見は，Tanner Stage I，SMR I，タナー分類 I 度などと表記します。一般的な性成熟の過程や，受診時の身体診察で認める所見・徴候を子ども本人と保護者へ説明しましょう。

5．思春期の子どもへの医療面接

思春期の子どもとの医療面接において社会歴の聴取は非常に重要です。ハイリスク行動の有無・程度の評価は必須で，必ず詳細に聴取しなくてはなりません。とくに13歳以上，いわゆるティーンエイジャーにおいて，その重要性は高くなります。効率的に面接をするためのコツと質問事項を紹介します。

表1　Tanner ステージ分類

男　性

	精　巣	陰　毛
I	思春期前	思春期前。陰毛なし
II	精巣と陰嚢が膨らみ，陰嚢の皮膚色が赤くなる	長めの直毛が陰唇に沿ってまばらに生える
III	陰茎が長くなり，その後太くなる。精巣・陰嚢がさらに大きくなる	毛量が増え，色が濃くなり，毛がカールする
IV	陰茎がさらに大きく長くなり，亀頭も大きくなる。陰嚢の皮膚色が黒くなる	さらに毛量が増えほぼ成人様になるが，成人と比較し発毛域が小さい
V	成人様になる	成人様，大腿部正中まで広がる

女　性

	乳　房	陰　毛
I	思春期前。乳頭が平坦な胸から出ているのみ	思春期前。陰毛なし
II	乳房がふくらむ（budding）。乳輪はやや大きくなる	長めの直毛が陰唇に沿ってまばらに生える
III	乳房全体が大きく膨らむが，乳輪・乳頭の突出はない	毛量が増え，色が濃くなり，毛がカールする
IV	乳輪と乳頭がさらに突出する	さらに毛量が増えほぼ成人様になるが，成人と比較し発毛域が小さい
V	成人様になる	成人様，大腿部正中まで広がる

1．プライマリケアにおける思春期医学　**235**

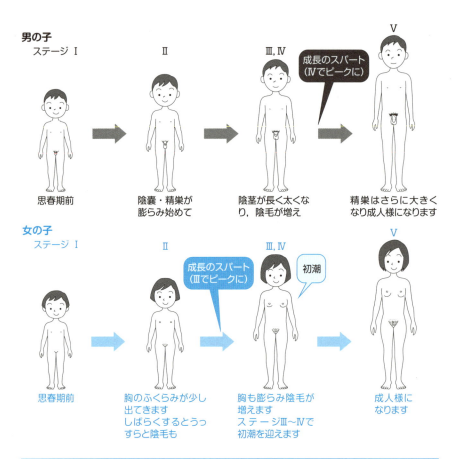

コラム No.26 思春期始めの男児の乳房[1]

　思春期の始まりに，多くの男児は乳頭周囲の痛みや圧痛を感じ，乳房も少し膨らみます．これはテストステロンがエストロゲンに変換されるからです．ときどき，この症状が著明に出て「女性化乳房」を呈する男児もいます．通常1～2年で消退します．男の子にとっては「恥ずかしい」，「病気？」と感じうる症状ですので，正常であると説明しましょう．
　なお，思春期前や後期思春期に女性化乳房を認める場合は精査を要します．

文　献
1. Hagan JF, Shaw JS, Duncan PM, (eds)：Bright Futures：Guidelines for Health Supervision of Infants, Children, and Adolescents, 3rd ed, American Academy of Pediatrics, Elk Grove Village, IL, 2008

医療面接のコツ

　思春期の医療面接では，保護者と子どもそれぞれと1対1で話をします。保護者に，医師と子どもが1対1で話す重要性を理解してもらい，席を外してもらいましょう。

　リスクスクリーニングのためにはプライベートな質問をたくさんしなければなりません。医師の側が過度に申し訳なさそうにする・気を遣う・恥ずかしがる・冗談まじりでごまかす，といった態度で面接を行うと，逆に子どもが話をしづらくなったり，何を答えるべきかわからなくなったりします。わかりやすい言葉で簡潔に質問をしましょう。言葉数の少ない子どもには，「はい」，「いいえ」で答えられる closed question を多めに取り入れ，よく話をしてくれる子どもには open question を活用します。初対面の子どもの場合は，世間話や趣味の話をして打ち解けてから質問をしましょう。話題を共有するためにも，10代の子の間で何が流行っているのか知っておくと便利かもしれません。

　質問をする前に，次の点をはっきりと伝えると答えてもらいやすくなります。

- ・今からプライベートな質問をしますが，答えてもらった内容は，2人だけ（医師と君）の秘密で，お父さん・お母さんには絶対に伝えません。
- ・あなたの健康を守るために，とても大切な質問なので，正直に答えてください。

医療面接で聴取すべき質問

　米国のプライマリケアの現場で活用されているリスクアセスメントツールに HEADSS（ヘッズ，**表2**)[8~10]があります。思春期の子どもを診察する際に聴取

表2　HEADSS

		質問内容
H	Home（家庭）	家庭の様子，家族構成，居住環境，家族との関係
E	Education（教育）	学校の様子，学業成績，学業上の問題，学業上達成していること
A	Activities（活動）	学校および学外での課外活動の様子（部活や習い事など），交友関係，余暇の過ごしかた
D	Drug use and abuse（薬物使用・乱用）	喫煙・飲酒・違法薬物の使用の有無
S	Sexual behavior（性行動）	性行為の有無，初めての性行為の年齢，現在のパートナー数，セックスの種類（オーラル，膣，アナル），性感染症罹患歴，妊娠歴
S	Suicidality and depression（希死念慮・うつ）	自傷行為や希死念慮の有無，抑うつ状態の有無

1. プライマリケアにおける思春期医学　　**237**

表3 サンプルクエスチョン（質問しやすいたずねかた）

H	おうちはどこ？　家族は何人？　きょうだいはいる？　お父さん/お母さんとの関係はどう？　おうちのなかで喧嘩をする人はいる？　自分が家族の誰かと喧嘩することはある？　おうちでくつろげる？　おうちは安全？
E	学校は好き？　学校は楽しい？　勉強の調子はどう？　成績はクラス（学年）のどれくらい？　自分の成績についてどう思う？
A	学校で部活やクラブに参加している？　放課後に参加している活動はある？　学校がないとき，何をしている？　友達との関係はどう？　仲の良い友達はいる？　友達と遊ぶとき，どこで何をすることが多い？
D	タバコやお酒を試したことはある？　友達でタバコやお酒をやっている子はいる？　タバコやお酒に興味はある？　法律で禁止されているドラッグを試したことがある？　友達や知り合いがドラッグをもっているのをみたことがある？
S	今，彼氏（彼女）はいる（いたことがある）？　その人とセックスをした？　今まで何人とセックスをしたことがある？　自分は嫌なのに無理にさせられたことはある？　セックスをするとき，避妊具は使った？　避妊について知っていることを教えてくれる？
S	どうしようもなく気分が落ち込んだことはある？　眠れている？　食欲はどう？　自分や他人を傷つけたくなったことはある？　死にたいと思ったことはある？

表4 HEEADSSS

		質問内容
H	Home（家庭）	家庭の様子，居住環境，家族との関係
E	Education/Employment（教育・雇用）	学校の様子，学業成績，学業上の問題，就労状態，労働条件
E	Eating habit（食生活）	体重，ボディイメージ，食生活の詳細
A	Activities（活動）	学校および学外での課外活動の様子（部活や習い事など），交友関係，余暇の過ごしかた
D	Drug use and abuse（薬物使用・乱用）	喫煙・飲酒・違法薬物の使用の有無
S	Sexual history（性行動）	性行為の有無，初めての性行為の年齢，現在のパートナー数，セックスの種類（オーラル，膣，アナル），性感染症罹患歴，妊娠歴
S	Safety（安全）	暴力の被害の有無，虐待の有無，いじめの有無，銃器の有無
S	Suicidality and depression（希死念慮・うつ）	自傷行為や希死念慮の有無，抑うつ状態の有無

※ Nelson Essential of Pediatrics ではHome/friends, Education, Alcohol, Drugs, Diet, Sex, Suicide/depression を HEADDSS として掲載されています[8]。

すべき内容の頭文字をとってつけられた名称で，一般外来・救急外来・入院での医療面接での必須項目として広く普及しています。**表3** に HEADSS を聴取する際のサンプルクエスチョンを示しますが，相手に合わせて質問のしかたや

内容を適宜調整します。面接者（医師）が慣れれば数分で聴取できますのでスクリーニングとして有用です。なんらかの項目でハイリスクであると判断した患児には，あらためてじっくりと話をする時間を取りましょう。

リスクアセスメントとしての機能を高めた HEADSS の改訂版として，HEEADSSS（**表4**）[9〜11]も提唱されています。

思春期の予防接種

2016 年現在，米国で思春期の時期に接種すべきとされているワクチンをご紹介します[1]。

Tdap，髄膜炎 ACWY ワクチンは日本では未承認ですが，留学する学生が増えるにつれて，このワクチンを個人輸入して接種するクリニックも増えつつあります。

■ Tdap（破傷風・ジフテリア・百日咳）ワクチン

対象：11〜12 歳のすべての子ども

破傷風トキソイド・ジフテリアトキソイド・非細胞性百日咳ワクチンの 3 種の混合ワクチンで，これら 3 種の病原体に対する抗体価を思春期以降も維持および強めるためのブースターとして 1 回接種します。乳幼児期に接種する DPT と比較して，ジフテリアトキソイド含有量が少なく，接種部位の局所反応が少ない利点があります。月齢 12 以下の乳児に接触する職業についている人および妊婦ではとくに接種が重要です。

■ HPV（ヒトパピローマウイルス）ワクチン

対象：11〜12 歳のすべての子ども

男女とも 3 回接種をします。11〜12 歳がルーチンでの初回接種年齢ですが，9〜26 歳の間に初回接種が可能です。HPV 感染を予防することで，女性では子宮頸がんや膣・会陰がん，男性では陰茎がん，男女ともに肛門がん，咽頭がん，性器疣贅を予防する効果が期待されます。

■髄膜炎 ACWY ワクチン

対象：11〜12 歳のすべての子ども

髄膜炎菌（*Neisseria meningitidis*）は濃厚接触（咳・キスなど）および長期接触でヒトからヒトへ伝播します。大学の寮や軍隊など住居を同じとする集団で感染が広まります。髄膜炎 ACWY ワクチンは，臨床的に罹患頻度の高い髄膜炎菌セロタイプ A，B，C，W，Y のうち，A，C，W，Y が含有された結合型ワクチンです。接種後数年で抗体価が減弱するため 16 歳での再接種（ブースター接種）が推奨されています。セロタイプ B に対するワクチンも米国ではすでに承認されています。

参考までに，英国[2]では HPV ワクチンは女性のみ 12〜13 歳で接種，髄膜炎菌

1．プライマリケアにおける思春期医学　　**239**

ACWY ワクチンは 14 歳で接種がルーチンとされています。破傷風・ジフテリア・ポリオワクチン（Td/IVP，3-in-1 teenage booster）を 14 歳で接種することが推奨されています。

文　献
1. Center for Disease Control and Prevention：Vaccine & Immunization http://www.cdc.gov/vaccines/index.html（2017 年 2 月 13 日アクセス）
2. National Health Service：Vaccinations http://www.nhs.uk/Conditions/vaccinations/Pages/vaccination-schedule-age-checklist.aspx（2017 年 2 月 13 日アクセス）

文　献

1. Hagan JF, Shaw JS, Duncan PM,（eds）：Bright Futures：Guidelines for Health Supervision of Infants, Children, and Adolescents, 3rd ed, American Academy of Pediatrics, Elk Grove Village, IL, 2008

2. Centers for Medicare & Medicaid：Paving the Road to Good Health-Strategies for Increasing Medicaid Adolescent Well-Care Visits https://www.medicaid.gov/medicaid/benefits/downloads/paving-the-road-to-good-health.pdf（2017 年 2 月 13 日アクセス）

3. Center for Disease Control and Prevention：National Center for Health Statistics, Adolescent Health http://www.cdc.gov/nchs/fastats/adolescent-health.htm（2017 年 2 月 13 日アクセス）

4. Center for Disease Control and Prevention：National Center for Health Statistics, Prevalence of Overweight and Obesity Among Children and Adolescents：United States, 1963-1965 Through 2011-2012, September 2014 http://www.cdc.gov/nchs/data/hestat/obesity_child_11_12/obesity_child_11_12.pdf（2017 年 2 月 13 日アクセス）

5. 厚生労働省：平成 26 年（2014）人口動態統計 http://www.mhlw.go.jp/toukei/saikin/hw/jinkou/kakutei14/index.html（2017 年 2 月 13 日アクセス）

6. 総務省：（報道資料）平成 24 年就業構造基本調査結果 http://www.stat.go.jp/data/shugyou/2012/pdf/kyoyaku.pdf（2017 年 2 月 13 日アクセス）

7. Zitelli BJ, McIntire SC, Nowalk AJ：Zitelli and Davis' Atlas of Pediatric Physical Diagnosis, 6th ed, Saunders, 2012

8. Blake K, Allen LM：Chapter 67 Overview and Assessment of Adolescents. Kliegman RM, Marcdante KJ（eds）：Nelson Essential of Pediatrics, 7th ed, Elsevier Saunders, 2014

9. Biddle VS, Sekula LK, Zoucha R, et al：Identification of Suicide Risk Among Rural Youth：Implications for the Use of HEADSS. J Pediatr Health Care **24**：152-167, 2010

10. Cohen E, Mackenzie RG, Yates GL：HEADSS, a psychosocial risk assessment instrument：implications for designing effective intervention programs for runaway youth. J Adolesc Health **12**：539-544, 1991

11. Klein DA：Care of a Sexually Active Adolescent. Am Fam Physician **86**：457-463, 2012 http://www.aafp.org/afp/2012/0901/p457.html（2017 年 2 月 13 日アクセス）

＊　＊　＊

2 11〜17歳（前期・中期思春期）の ヘルス・スーパービジョン

1. 11〜14歳ごろの様子[1〜5]

わが国では小学校5年生〜中学3年生にあたる年齢です。

身体面の変化

第2次性徴は思春期の始まりのサインとなります。平均的に，女児では9〜10歳ごろに乳房発達が始まり，12歳ごろに初潮を迎えます。初潮の6〜12か月前に成長スパートを経験します。初潮はTannerステージⅢとⅣの間に起こることが多いです。

男児では11歳ごろに精巣肥大がみられます。男児の成長スパートは女児より遅れることが多いです。

精神面の変化

認知能力がさらに発達し，論理的思考・抽象的思考をもつようになります。また，責任感が高まり，自分で決断をすることができるようになります。友人の存在が大きくなり，友人に影響されることが多くなります。

社会面の変化

小学校から中学校への進学は子どもに大きな影響を与えます。友人・教師など関わる人間の絶対数も増え，学習内容も高度になります。この年齢の子どもは友人同士のグループに属することを好み，やりたいこと・欲しいものを自分で自由に決めることを望みます。保護者から隠れて何かをすることや，喫煙・飲酒などハイリスク行動に魅力を感じることも少なくなく，保護者にとっては対応が難しくなることも少なくありません。

2. 15〜17歳ごろの様子[1〜5]

わが国では中学3年生〜高校3年生にあたる年齢です。

身体面の変化

この時期の終わりまでにはほとんどの子どもが第2次性徴を終えます。自分の外見にますます敏感になります。

精神面の変化

自主性・自立心が強くなり，自分なりの対人スキルやストレスマネジメントスキルを身につけていく時期です。自由であることを好み，保護者への反抗や喧嘩が増えます。中学から高校に進学するにあたり，学業・対人関係はさらに複雑になります。中学のときはなんとかこなせていた事柄について行けなくなる子どもも少なくありません。この時期は，メンタルヘルス上の問題（うつ・不安症などの気分障害，学習障害，ADHDなど）が発生するリスクがもっとも高いといわれています。

社会面の変化

高校に入学し，学校での活動・友人関係が生活の大部分を占めるようになります。「仲良しグループ」での「こうあるべき」，「こうするべき」という行動の基準が，本人の基準になることも少なくありません。また，アルバイトを始める，異性との交際を始めるなど新しい社会的責任や対人関係を築くことができる年齢です。

コラム No.28　思春期の睡眠[1]

　思春期になると，性の発達に伴うホルモンの変動および環境の変化によりサーカディアンリズムが変化し，小学校高学年のころと比べて睡眠開始が生理的に約2時間遅れるといわれています[1]。保護者の生活リズムとは独立した1日を過ごすことが多いため，睡眠習慣はしばしば乱れがちになります。10代の時期は8.5〜9.5時間の睡眠をとることが望ましいとされていますが，多くの子どもが部活，塾，習い事，自宅学習で忙しく，とくに平日は慢性睡眠不足の状態になっていることが多いです。

　「夜更かし」が格好いい，と感じる子どもも少なくありません。慢性睡眠不足があると，認知力・判断力が落ちる，情緒が不安定になる，肥満のリスクが上がることがわかっています。親子で睡眠時間について話し合い，子ども本人が質の良い睡眠をとることが大切だと理解することが必要です。

文献
1. Mindell JA, Owens JA：A clinical guide to pediatric sleep：diagnosis and management of sleep problems, 3rd ed, Lippincott Williams Wilkins, 2015

3. 確認すべきポイント

① 身体の成長と発達
② 社会的・学術的能力
③ 情緒面の健康
④ ハイリスク行動の予防
⑤ 安全の確立

4. 身体診察とスクリーニング検査

- **身長・体重・頭囲**
  - 測定値を成長曲線にプロットする。
  - BMI を計算し BMI 曲線にプロットする。
- **血　圧**
- **身体診察で確認・評価すべき点**
  - 頭頸部：口腔内の衛生および齲歯の評価
  - 心音・呼吸音・腹部
  - 乳房：女性は性成熟度評価，男性は女性化乳房の有無の評価
  - 外性器：女性は視診，男性は視診と精巣の触診を行う。性成熟度および性感染症を示唆する所見の有無を評価
  - 脊椎：側彎の評価
  - 皮膚：ざ瘡（ニキビ），黒色表皮腫（acanthosis nigricans）の有無（→ **診察のコツ**），外傷の痕

診察のコツ　黒色表皮腫（acanthosis nigricans）

　黒色表皮腫とは，皮膚の摩擦部（腋窩や頸部，鼠径部，膝窩部など）に茶色〜黒褐色の色素沈着が生じ，その部位の皮膚が肥厚するものです。これは成人の肥満または糖尿病患者によくみられる皮膚所見であり，小児においても体重過多・肥満の児では認められます。黒色表皮腫はインスリン抵抗性が高いと生じることが知られており，小児でこの所見が認められる場合，2 型糖尿病を発症するリスクが高いことが報告されています [6〜7]。成人ではこの皮膚所見が内臓悪性腫瘍（胃・肝）の一徴候となることもありますが，小児ではきわめてまれです。身体所見で黒色表皮腫を認めた場合，栄養・運動量に関する早期介入が望まれます。

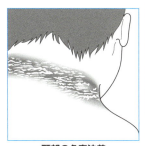

頸部の色素沈着

2．11〜17 歳（前期・中期思春期）のヘルス・スーパービジョン

● スクリーニング検査
・視力
・問診上，リスクがあれば適宜検査を行う。
　＊貧血の評価：月経血が多い，鉄分摂取量が少ない，鉄欠乏性貧血の既往がある場合
　＊高脂質血症の評価：BMI が 85 パーセンタイル以上の場合
　＊性感染症の評価：性的活動性がある場合。クラミジア，淋病，梅毒，HIV など，適宜問診から判明したリスクに応じて検査する。
　＊子宮頸がんの評価（→ **コラム No.29 参照**）

思春期の子宮頸がん検診

　Bright Futures ガイドラインでは，性的活動性のある児において，性行為を始めてから 3 年以内の場合，子宮頸部異形成のリスクがあるとして頸部細胞診（Pap スメア）を推奨しています。わが国では 10 代の女児に小児科医が頸部細胞診を行うのは現実的ではないですが，問診上リスクが高い（複数のパートナーがいる，喫煙，異常なおりもの，不正出血，性行為の際の出血，下腹部痛[1]）場合は，本人に十分に納得してもらったうえで産婦人科に紹介するのがよいでしょう。子宮頸がんは，20～30 代の若い女性に増加している疾患[2]であり，予防は重要です。

文献
1. Center for Disease Control and Prevention：What Are the Risk Factors for Cervical Cancer？　http://www.cdc.gov/cancer/cervical/basic_info/risk_factors.htm（2017 年 2 月 13 日アクセス）
2. 日本産科婦人科学会：病気を知ろう：婦人科の病気，子宮頸がん　http://www.jsog.or.jp/public/knowledge/keigan.html（2017 年 2 月 13 日アクセス）

● 親子関係の観察
　誰が主に質問をし，誰が医師の質問に答えるか，子どもが自分自身の健康についての話題に関心を示すかどうかを観察します。親子関係は，家族背景・文化的背景によって異なる形をとります。保護者が子どもの意見を尊重しているかどうか客観的に観察します。また，子どもが自分の健康に関する決断をできるように，親子のやり取りを医師がリードしてあげるとよいでしょう。「今，お母さんが言ったことについて，どう思う？」など質問を投げかけるだけでも容易に実践できます。

5. 保護者・子どもへのガイダンス[1~5]

① 身体の成長と発達

　思春期を迎え体が変化していくなかで，多くの子どもが自分の体形や外見に敏感になります。マスメディアで取り上げられる「理想のボディイメージ」に憧れたり，友人と自分を比べたりして，自分の外見を卑下することもあります。本人がどう思っているか，またそれが健康な考えかたであるかどうかを医療者が評価します。摂食障害につながるようなボディイメージのゆがみや食物のこだわりがないかどうかを確認しましょう。また，友人が重要な情報源となる時期ですので，「○○を食べると痩せる」，「○○をすると筋肉がつく」というように不正確な情報を信じてしまい，体の健やかな成長が損なわれる可能性もあります。

　栄養に関しては，家庭外で子どもが自分の責任で健康な食事を摂れるように保護者のサポートが必要です。成長スパートにある年齢の子どもにとってカルシウム摂取は重要で，カルシウムを多く含む食品（牛乳，乳製品など）が摂れているかも確認します。

　栄養と同様，運動の習慣も大切です。コンピュータ，映像メディア（映画・テレビ・インターネットの動画など）などに興味をもちやすい年齢であり，スクリーンの前にいる時間が増えます。できれば毎日，1日で合計60分の運動時間（遊びとしての身体活動も含む）をもつよう指導します。

保護者への質問例

・お子さんの栄養，体重，活動に関して心配なことはありますか？
・お子さんは健康的な食事を摂っていますか？　心配なことはありますか？（食事を摂らない，偏食など）
・どれくらいの頻度で，家族皆で食事を摂りますか？
・お子さんは毎日運動をしていますか？　お子さんはどれくらいの時間テレビやコンピュータなどのスクリーンの前にいますか？　あなたもお子さんと一緒に運動をしていますか？

保護者へのアドバイス

・健康な食事と運動のバランスを重視して，お子さんが健康的な体重を維持できるようサポートしましょう。
・外見のことよりも，お子さんがやっていること・学んだことを褒めてあげて，お子さん自身が良いセルフ・イメージをもてるようにサポー

---

2. 11～17歳（前期・中期思春期）のヘルス・スーパービジョン　**245**

トしてあげましょう。
- 家ではいろいろな種類の健康な食べ物を摂るようにしましょう。野菜・果物をたくさん食卓に出しましょう。できるだけ多く家族皆で食事をしましょう。
- ルールを決めてスクリーンの前の時間を制限しましょう。

子どもへの質問例
- 自分の外見についてどう思う？　痩せている/太っていると思う？　どのくらいの体重でいたい？　体重を変化させるために何かしている？
- 朝食・昼食・夕食のどれを食べている？　食事を抜かしたことはある？　（ある場合）週に何回くらい？
- 野菜や果物をどれくらい食べてる？　自分の食べかたで変えたいところはある？
- 何か運動はしている？　週に何回？　どれくらいの時間？

子どもへのアドバイス
- 健康な食事と日々の運動を大切にして体重を管理しましょう。
- 1日3回食事を食べましょう。朝食はとくに大切です。できるだけ家族と一緒に食べましょう。
- 水をたくさん飲むこと。ジュースや炭酸飲料の代わりに水を飲みましょう。
- スナック菓子やジュースなど，栄養価の低い食べ物・飲み物は制限しましょう。
- できれば毎日，合計1時間は運動をしましょう。遊びの一部としての運動でもOKです。細切れでもいいので，合計1時間になるようにしましょう。
- テレビやコンピュータ，ゲームなどのスクリーンタイムは2時間以内にしましょう。

② 社会的・学術的能力
　友人がますます大切な存在になると同時に，保護者・家族も子どもに大きな影響を与える存在です。前期思春期の年齢では，家族と一緒にいるときのほうがより健康的な決断をするので，中期・後期思春期に起こりうるハイリスク行動を減らすために，この時期に家族のつながりを強くもつことが重要です。

246　2. 11〜17歳（前期・中期思春期）のヘルス・スーパービジョン

保護者への質問例

- 家族は皆仲良くしていますか？　一緒に何をしますか？
- お子さんの周囲のできごとや日々の生活について理解していますか？
- お子さんは放課後に何をしていますか？
- 学校に時間通り登校していますか？　学校の宿題はできていますか？
  成績はどうですか？

保護者へのアドバイス

- お子さんが家族のなかで果たすべき責任について話し合いましょう。
- ルールとお子さんに期待することをはっきり伝えましょう。
- お子さんの友達を知りましょう。
- お子さんと一緒に過ごす時間をもちましょう。
- お子さんが学業以外に興味をもてる活動を見つける機会を与えましょう。
- 前向きな努力を誉め，成功したこと・達成したことを見てあげましょう。
- お子さんにしてほしいと思うことを自分もして，お子さんのよい見本になりましょう。

子どもへの質問例

- 学校は楽しい？　好きな科目は何？　とくに苦手な科目はある？
- 家族とは仲がいい？
- 学校外では何に興味がある？　おうちでの責任は何？

子どもへのアドバイス

- お父さん・お母さんの考えにすべて同意はできないだろうけど，何か問題が起きたときは，一緒に考えて解決しよう。
- 家族と一緒に過ごし，おうちのことを手伝いましょう。
- 家族のルールは守りましょう。
- 自分が何に興味があるか考え始めてみましょう。
- 自分の宿題に責任をもち，時間通りに通学しましょう。
- 学校で何か困っていることがあれば，ご両親か信頼できる大人に話してみましょう。

2. 11～17歳（前期・中期思春期）のヘルス・スーパービジョン　**247**

③ 情緒面の健康

　心の健康を維持することは，この時期の大きな課題です。問題解決能力・判断力・ストレス管理能力は大切なスキルであり，保護者が子どもを支援できるように指導します。

　思春期のうつ病では，成人にみられるような典型的な症状を呈さず，いらだちや倦怠感が主症状であることがあります。したがって，貧血や感染症など器質的な疾患の除外を要することも少なくありません。保護者が認識している以上に，自殺企図・未遂を経験していることがあり，医師が本人に直接たずねることが重要です。

　いじめや暴力行為，成績の急激な悪化などを認めた場合，行為障害・薬物中毒・うつ病・不安障害・学習障害などの問題が隠れていることもあります。この時期に起こりうる親子関係の不和も子どもの機能とアイデンティティ確立に影響します。

　近年は，前期・中期思春期にあたる年齢で高校・大学受験を経験することが一般的になっています。受験勉強を開始する時期は個人個人で異なりますが，自分自身と周囲の環境が目まぐるしく変わっていくなかで，自分の将来の目標を考え，学業に専念することは容易なことではありません。受験勉強のプレッシャーやストレスで生活が不規則になることや友人関係がうまくいかなくこともあります。

　また，性の成熟への関心はこのころから高まります。子どもによってはジェンダーアイデンティティ，性的関係についても話し合うことが必要となります。

保護者への質問例

・お子さんが過度の心配性だったり，神経質すぎたりすると感じることはありますか？

・お子さんがストレスをやり過ごすのをどう手伝っていますか？

・お子さんの体重や睡眠の変化に気づいたことはありますか？　お子さんの心の健康について心配はありますか？

・親子の関係はどうですか？

・思春期におこる体の変化について話し合ったことはありますか？

・門限やデート，友人関係について，おうちでのルールはありますか？

保護者へのアドバイス

・家族でなにか決めなければいけないときは，お子さんの意見も聞いて，問題を解決し決断するという経験をさせてあげましょう。

・すぐに答えを教えるのではなく，解決法を考えるように促してあげましょう。
・お子さんの行動，感情，心の健康に関して心配なことがあれば教えてください。
・性の成長は始まる時期や速さが人によって違うので，もし心配な点があれば教えてください。

子どもへの質問例
・すごく心配してしまうことや，ストレスで疲れてしまうことはある？
・ストレスがたまったときはどうする？
・眠れないこと，いらいらすることはある？　生きていたくないと感じたことはある？
・いつもつまらない，と感じることはある？
・お父さん・お母さんとの関係はどう？
・思春期におこる体の変化について知っている？　（女の子には）もう生理は始まった？
・デートやセックスのことをお父さん・お母さんと話したことはある？お友達と話したことはある？

子どもへのアドバイス
・ストレスはだれでも感じるものなので，自分にとって一番効果のあるストレス解消方法を考えてみよう。
・もし悲しい，落ち込んでいる，楽しくない，怒っているなどの気持ちが強すぎて，学校生活や友人関係，家族との関係をうまくやっていくことができない場合は私（医師）に教えてください。また，そういう気持ちになってしまったら，信頼できる大人に助けを求めましょう。
・性のことや体のことについて，正確な知識をもつことは大切です。質問があれば私（医師）に何でも聞いてください。

④ ハイリスク行動の予防
　子どもの交友関係が広がり，「親がいない場所でスリルを味わう」のが楽しいと感じることは少なくありません。友人から勧められても喫煙・飲酒を断るよう指導します。また，そうした友人とはできるだけ遊ばせないようにします。
　性に関する話題は親子間ではしづらいことが多く，家庭によっては「家族で話してはいけないこと」として扱われることもあります。メディアや友人から

2. 11〜17歳（前期・中期思春期）のヘルス・スーパービジョン　**249**

得た情報にまどわされてしまう子も少なくありません。したがって，性に関しては，子どもと医師が必ず1対1で話しあい，それぞれの子どものリスクを評価し，妊娠や避妊，性感染症に関する正確な情報を伝えます（→ **コラム No.30** 参照）。

保護者への質問例

- ・自宅でタバコを吸う人はいますか？
- ・おうちで，お酒や違法薬物，タバコのことを教えていますか？　その危険性をお子さんと話したことはありますか？
- ・もしお子さんがタバコやお酒，薬をやっているのを見つけたら，どうしますか？
- ・お子さんと，性に関することを話したことはありますか？

保護者へのアドバイス

- ・お子さんが自由時間にどこで誰と過ごしているかを知っておきましょう。
- ・タバコやお酒，薬物に手を出していないことを褒めましょう。
- ・自宅にあるお酒や医薬品は鍵をかけてお子さんの手に入らないようにしましょう。
- ・もし可能なら，テレビや学校などで性的な話題が出たときに，交際やセックスについてお子さんと話してみましょう。

子どもへの質問例

- ・タバコを吸ったことはある？　お酒を飲んだことはある？
- ・お友達がタバコやお酒を試しているのを見たことがある？
- ・家族の誰かがお酒を飲みすぎたりしていない？
- ・セックスをしたことはある？　それは望んで？
- ・自分はしたくないのに誰かに性的なことをするよう強制されたことはある？
- ・(セックスをしたことがあれば) セックスの相手はどんな人？　コンドームやほかの避妊方法を使った？

子どもへのアドバイス

- ・タバコ，お酒，違法薬物，「ダイエット薬」には絶対に手を出してはいけません。

- お酒や薬物が出回っているような場所は避けましょう。
- 妊娠や性感染症から自分を守るために，一番よいのはセックスをしないことです。お友達がしているから，彼氏（彼女）がしたがっているから，などという理由で，自分の意思に反してセックスをすることがないようにしましょう。
- セックスや妊娠，避妊について正しい知識をもちましょう。
- セックスをもうしている場合，性感染症と妊娠から身を守りましょう。コンドームを必ずつけましょう。

コラム No.30 「安全な性」をどこで学ぶ？

■わが国の課題

　小学校高学年～中学生になると徐々に異性を意識しはじめ，中学生では交際を始める男女もいます。子どもたちに「安全な性」を理解してもらうためには適切な教育・指導が必要です。

　子どもと性について真剣に話し合ったことがある，という保護者はどれくらいいるでしょうか？　わが国では，性に関するビジネス（風俗や性に関する商品）やメディア（インターネット，テレビ，雑誌，漫画など）は非常に広く普及している一方で，親子で性について話し合う，ということはとても少ない印象です。「性に関すること」が一種のタブーにでもなっているようです。自分が性行為をしていることを開放的に親に話す10代は非常に少ないのではないでしょうか。「性行為は悪いこと」という潜在的な認識があるのでしょう。それでも興味や必要性に迫られ，妊娠や性感染症の正確な知識がないままに，性行為におよぶ10代は少なくありません。メディアには性に関する情報があふれており，10代になったばかりの児には正しい情報を取捨選択することが容易ではありません。子ども自身が安全な性を理解し，自分を守る意識をもつことが大切です。少なくとも，妊娠の仕組み，男女の体の違い，危険な性行為（性感染症罹患と妊娠のリスク）およびそれに伴いうる危険な行動（飲酒・喫煙・薬物）について，ぜひ知っておいてもらいましょう。

　多くの親が「うちの子に限ってそんなことは」，「まだまだそんなことを考えるには早すぎる」と思っており，子どもと真剣に性の話をすることを避ける傾向があります。だからこそ，医療従事者と保護者・子どもが個別にディスカッションをする機会をもつことが大切です。外来・入院診療において，1対1で医療面接を行う重要性は前項で述べました（第7章1項，p237）。社会歴を聴取する際に性的活動におけるリスクスクリーニングをし，安全な性に関する教育・指導をしたほうがよいと思われる児にはぜひ積極的に介入しましょう。

　もちろん，医療従事者がエビデンスに基づき「安全な性」について適切な教育・指導ができること，また若者を取り巻く社会の変化を理解しながら客観的なアドバイスができることが必要です。

2. 11～17歳（前期・中期思春期）のヘルス・スーパービジョン

■ Teen Clinic

米国では，Teen Clinic とよばれる外来を設けている医療機関が多くあります。10 代（施設によっては 20 代前半まで）の男女を対象とし，小児科，家庭医療科，産婦人科のいずれかの科の外来のひとつとして開設されています。保護者の許可がなくとも受診することができ，相談内容や治療内容はすべて守秘として扱われ，医療者から保護者へ報告することはありません。10 代の子が受診しやすいよう，無償で医療的サービスを提供している機関もあります。「保護者に内緒で気軽に医療者に相談でき，正確な知識と対応を学べる」非常に素晴らしい場所となっています。

Teen Clinic では，以下の医療サービスが提供されます。

- ・一般的な健康に関する指導
- ・乳房・性器の診察（内診やがん検診も含む）
- ・妊娠検査
- ・避妊法の指導および提供（コンドーム配布，経口避妊薬処方，緊急避妊薬処方など）
- ・性感染症（HIV を含む）検査
- ・性感染症予防のための指導
- ・必要であれば，専門医への紹介

通常，すべての介入において保護者の同意は不要です。ただし，医療介入が有料となる場合（たとえば高額な薬剤処方），医療保険会社からの請求書などで受診の事実が保護者にわかってしまうこともあるので，患児に無償提供できるもの・できないものを説明します。もちろん，妊娠や重篤な性感染症罹患の際は周囲のサポートが必要ですので，患児本人から保護者へ伝えるよう医師が説得することもあります。

筆者が研修を受けた病院にも Teen Clinic があり，多くのティーンエイジャーが一人で受診していました。「初めてセックスをしたから，からだが大丈夫かどうか診てもらいたくて来た」，「コンドームが欲しくて来た」，「セックスをする予定はないけど，避妊について教えてもらいたくて来た」など理由はさまざま。このクリニックではコンドームは無料で配布され，看護師による装着方法の指導も行われていました。

また，「娘に初めてボーイフレンドができたので連れてきた」というお母さんや，「まだおばあちゃんになっちゃ困るのよ！ 娘が使えそうな避妊法を教えてやって！」というお母さんもいました。親子で受診する場合は，保護者公認で避妊方法を選択できる（すなわち有料のものも選べる）ので，選択肢も広がります。コンドームや経口避妊薬，IUD（intrauterine device：子宮内避妊器具）に加え，避妊インプラント（皮下埋め込み式ホルモン剤：マッチ棒ほどの大きさで上腕の皮下に埋め込む），避妊パッチ（経皮吸収型ホルモン剤），注射などがあり，それぞれの利点・欠点，投与間隔，価格を考慮して選択していたのが印象的でした。

10 代の子が自ら「安全な性」を学び，必要であれば医療サービスをうけられる Teen Clinic のようなシステムをわが国にも構築したいものです。

⑤ 安全の確立

独立した行動が多くなるため，外傷・事故の予防には本人の自発的な注意が必要になります。最近ではSNS（social networking service）やインターネットを通じて安全ではない人と会ってしまったり，犯罪に巻き込まれたりすることも増えています。

保護者への質問例
- シートベルトや自転車のヘルメットをきちんと使っていますか？
- お子さんが自転車やスポーツをするとき，適切な防具をつけるよう伝えていますか？
- お子さんがどうやって安全に帰宅するか話し合っていますか？
- 学校で暴力行為が起こることはありますか？　お子さんが巻き込まれたことは？
- お子さんが誰かにいじめられたり殴られたりしたことはありますか？　お子さんが誰かをいじめたことはありますか？
- お子さんがSNSやインターネットをどう利用しているかご存知ですか？

保護者へのアドバイス
- シートベルトやヘルメット，各スポーツに適した防具をいつも着用することは大切です。
- お子さんの帰宅が遅くなるときはどう安全に帰宅するか対策をしましょう。
- お子さんとよくおしゃべりをして，学校でのできごとを知っておきましょう。
- お子さんが利用しているSNSを把握し，利用するうえでのルールをお子さんと話し合って作りましょう。

子どもへの質問例
- 車に乗るときはいつもシートベルトを使っている？
- スポーツや自転車をするときヘルメットや防具を使っている？
- スポーツをするときはたくさん水分を摂っている？
- お酒を飲んだ人・薬を使った人が運転する車に乗ったことはある？
- 誰かに喧嘩をけしかけられたこと，喧嘩に巻き込まれたことはある？
- 自分は嫌なのに，誰かに体を触られたことはある？　下着のなかを触

2. 11〜17歳（前期・中期思春期）のヘルス・スーパービジョン　**253**

られたことはある？ つき合っている人に暴力をふるわれたり脅されたりしたことはある？
- SNSやインターネットを使っている？ どんなふうに使っている？ 写真や個人的な情報を載せたことはある？

子どもへのアドバイス
- スポーツや自転車をするときはヘルメットや防具を必ず使い，水のスポーツではライフジャケットをつけましょう。
- 屋外でのスポーツでは，（とくに夏場は）熱中症予防に水分をたくさん摂り，適度に休憩をしましょう。
- お酒を飲んだ人・薬を使った人が運転する車には絶対に乗らないこと。ご両親か信頼できる大人に電話して迎えに来てもらいましょう。
- いじめや恐喝，嫌なのにつきまとわれる，ということがあれば，両親や信頼できる大人に話しましょう。
- つき合っている人とデートをしているときに性的なことをされそうになって，それが嫌なときははっきり「嫌」と言いましょう。
- SNSやインターネット上で出会った人には個人的な情報を絶対に教えてはいけません。

コラム No.31 障害のある子どもと性犯罪[1〜5]

　なんらかの障害のある子どもは虐待の対象となりやすいことはよく知られていますが，性犯罪の被害にあうリスクも，男女問わず，障害のない子どもと比較して高いことが報告されています。発達障害，発達遅滞，知的障害，肢体不自由などがある子どもも，当然，思春期になれば身体は成熟していきます。しかし障害の程度によっては，危険であることを理解・判断する，助けを求める，誰かに報告する，といったことができず，性的標的にされやすい可能性があります。また，障害があってもADL（日常生活活動度）が良い場合，学校や福祉施設などに通い，保護者から離れて活動する時間も多くなるため，被害にあう危険が高まります。被害にあっていてもわからない・発見されないこともあるでしょう。

　「この子に性のことを教えてもわかるわけない」，「この子がそんな危険な目にあうはずがない」と考える保護者もいますが，これは正しくありません。性犯罪の被害者とならないために，子ども本人に教えることは非常に大切です。

　最も重要なことは，それぞれの子どもの障害の程度に応じて，
- その子自身が理解できる
- その子自身が実行できる

方法を教えることです。

米国での研修中，筆者の外来にトリソミー 21 を基礎疾患にもつ 14 歳の女の子が，お父さんに付き添われ健康診断のため受診しました。知的障害があり 8〜9 歳相当，運動面では日常生活に支障がでるような障害はなく，スクールバスで特別学校へ通学していました。身体的には Tanner ステージⅢでした。お父さん曰く「いつもにこにこして誰にでもフレンドリー」とのこと。お父さんの許可を取ったうえで，彼女と 1 対 1 で話しました。いくつか質問をし，家庭環境は安全なようでしたので，次のように指導をしました。

- ・おっぱいとパンツのなかは自分だけの場所でとても大切。
- ・おっぱいとパンツのなかは自分だけが触っていい。
- ・自分が OK したら，お父さん・お母さんもパンツのなかを見ていい。
- ・それ以外の人は絶対におっぱいもパンツのなかも触ってはいけない。友達も学校の先生もだめ。
- ・もし誰かが触ったら大きな声で No と叫ぶ。
- ・もし誰かが触ったら，お父さん・お母さんに必ず言う。
- ・知らない人に絶対についていかない。無理やり連れて行かれそうなときは叫んで逃げる。

　最後に私が「怪しい男」役になり，彼女の腕を無理やり引っ張るまねをして，彼女に大声で「NO!」と叫び逃げる練習をしてもらいました。

　障害の種類によっては自分で体を動かすことが困難で逃げることができないこともあります。その場合は，保護者や信頼できる大人に必ず報告することをしっかりと教え，報告のしかたを一緒に練習します。誰にどう伝えるか？　を本人が考え，本人の言葉で練習することがきっと役に立ちます。

　医師がこうした介入を行うことで保護者の意識も変わります。こころ・からだに傷を負う前に子ども自身と一緒に考えましょう。

文　献

1. American Academy of Pediatrics, Committee on Child Abuse and Neglect and Committee on Children With Disabilities : Assessment of maltreatment of children with disabilities. Pediatrics **108** : 508-512, 2001
2. Murphy NA, Elias ER : Sexuality of children and adolescents with developmental disabilities. Pediatrics **118** : 398-403, 2006
3. Brunnberg E, Boström ML, Berglund M : Sexual force at sexual debut. Swedish adolescents with disabilities at higher risk than adolescents without disabilities. Child Abuse Negl **36** : 285-295, 2012
4. 厚生労働省社会・援護局障害保健福祉部障害福祉課地域生活支援推進室：平成 26 年度「障害者虐待の防止，障害者の養護者に対する支援等に関する法律」に基づく対応状況等に関する調査結果報告書　http://www.mhlw.go.jp/file/04-Houdouhappyou-12203000-Shakaiengokyokushougaihokenfukushibu-Shougaifukushika/0000065135_1.pdf（2017 年 2 月 13 日アクセス）
5. 京都府健康福祉部障害者支援課：女性障害者が受ける様々な事例　http://www.pref.kyoto.jp/shogaishien/documents/1347449800400.pdf（2017 年 2 月 13 日アクセス）

文　献

1. Hagan JF, Shaw JS, Duncan PM（eds）: Bright Futures : Guidelines for Health Supervision of Infants, Children, and Adolescents, 3rd ed, American Academy of Pediatrics,

Elk Grove Village, IL, 2008

2. Zitelli BJ, McIntire SC, Nowalk AJ : Zitelli and Davis' Atlas of Pediatric Physical Diagnosis, 6th ed, Saunders, 2012

3. Berkowitz CD : Berkowitz's Pediatrics : A Primary Care Approach, 4th ed, American Academy of Pediatrics, Elk Grove Village, IL, 2011

4. Voigt RG, Macias MM, Myers SM : Developmental and behavioral pediatrics, American Academy of Pediatrics, Elk Grove Village, IL, 2011

5. Mindell JA, Owens JA : A clinical guide to pediatric sleep : diagnosis and management of sleep problems, 3rd ed, Lippincott Williams & Wilkins, 2015

6. Sinha S, Schwartz RA : Juvenile acanthosis nigricans. J Am Acad Dermatol **57** : 502-508, 2007

7. Kong AS, Williams RL, Rhyne R, et al : Acanthosis Nigricans : high prevalence and association with diabetes in a practice-based research network consortium—a PRImary care Multi-Ethnic network (PRIME Net) study. J Am Board Fam Med **23** : 476-485, 2010

* * *

3 Bright Futures の質問票・ハンドアウト

　最後に，AAP が Bright Futures ガイドラインのなかで紹介している，質問票と本人・保護者へのハンドアウトをご紹介します。質問票は，診察前に児本人に回答してもらい，リスクファクターを把握し，効率よく医療面接を行うために用いられます。ハンドアウトは本人・保護者それぞれへのアドバイスを読みやすく記載したものです。これらは，必ず使用するという位置づけではなく，あくまでも補助的な資料として用意されたもので，使用する・しないはそれぞれの医師に一任されています。

　以下，質問票・ハンドアウトを直訳したものを掲載します。重複している箇所や，日本の慣習・文化にそぐわない点は多くありますが，あえて全文（和訳）を掲載します。かなりプライベートに踏み込んだ事項にまで質問・助言をしていることにご注目ください。

● 質問票・ハンドアウト内の用語と単位
- ・フロス：デンタルフロス
- ・サービング：米国で規定されている食物の単位。野菜・果物1サービングは概ね野球ボール1個分の量。
- ・カップ：1カップ＝約240 mL。
- ・ステロイド：筋肉増強剤としてインターネットなどで販売されている。
- ・クラック：パイプなどを用いて吸引できるように加工されたコカイン。
- ・エクスタシー：幻覚剤の一種。3,4-メチレンジオキシメタンフェタミン（3,4-methylenedioxymethamphetamine：MDMA）。EやXともよばれる。
- ・メス：覚せい剤の一種。メタンフェタミン（methamphetamine）。クリスタル・メス，アイス，スピードなどともよばれる。
- ・ATV：all terrain vehicle。日本ではバギーなどとよばれる全地形対応車。
- ・無防備な性行為：unprotected sex。コンドームを使用しないセックスのこと。
- ・Back-to-school event：新学年が始まる前の時期（米国では8月中旬ごろ）に学校や地方自治体が主催するイベント。教育的な内容を扱ったゲームや遊びの場が提供されるお祭りのような行事である。地域の子ども達が対象で，基本的には無料。学用品が無料で配られることもある。

文　献
1. Hagan JF, Shaw JS, Duncan PM（eds）：Bright Futures：Guidelines for Health Supervision of Infants, Children, and Adolescents, 3rd ed, American Academy of Pediatrics, Elk Grove Village, IL, 2008

1．早期思春期用の質問票・ハンドアウト

質問票（早期思春期用）

　最適な医療ケアを提供するために，あなたのこと，あなたの周りのことをよりよく知りたいです。あなたと話し合うことが他人に伝わることはありません。自分自身のことや自分の健康について遠慮なく隠さずに話してくれることを期待します。誰かの身の安全がおびやかされる恐れがないかぎり，あなたの許可なく他人と情報が共有されることはありません。お時間をありがとうございます。

成長と体の変化：身体的成長と発達			
1	両親の家に住んでいますか？	はい	時々	いいえ
2	医師以外の誰かからヘルスケアを受けていますか？（鍼灸師，漢方療法士，そのほかの療法士）	はい		いいえ
3	1日2回歯磨きをしますか？	はい		いいえ
4	歯のフロスを1日1回しますか？	はい		いいえ
5	過去1年のうち歯医者に行きましたか？	はい		いいえ
6	毎日果物・野菜を5サービング以上摂っていますか？	はい		いいえ
7	牛乳やヨーグルト，チーズやカルシウムの多い食べ物（濃い緑の葉物野菜やカルシウム添加されたオレンジジュースやシリアル）を，少なくとも1日に3回摂っていますか？	はい		いいえ
8	1週間に1回以上ファーストフードを食べますか？	いいえ	時々	はい
9	ウォーキングやスケートボード，ダンス，水泳，バスケットボールなど，何らかの運動を1日に合計1時間していますか？	はい		いいえ
10	1日に1杯以上ソーダやジュースを飲みますか？	いいえ		はい
11	テレビを見たり，ゲームをしたり，コンピュータの前で過ごすことが1日に2時間以上ありますか？（宿題のためのコンピュータ使用時間を除く）	いいえ		はい
12	自分の体形や，外見で気になることや質問はありますか？	いいえ		はい
13	体重で困っていることはありますか？（やせ，太っている，拒食，過食など）	いいえ		はい
14	体重を減らすために食事制限をしていますか？	いいえ		はい
15	家族で一緒に食事を摂っていますか？	はい		いいえ
16	身体の変化や思春期について親と話したことはありますか？	はい		いいえ
17	自分の寝室にテレビはありますか？	はい		いいえ
18	セックスをするのを待つことについて親と話したことはありますか？	はい		いいえ
19	女性のみ：月経はありますか？	はい		いいえ
20	月経がある場合，何か問題はありますか？　また自分の月経に関して質問はありますか？	いいえ	時々	はい
学校と友人：社会的・学術的コンピテンス			
21	学校に行っていますか？	はい		いいえ

258　3．Bright Futures の質問票・ハンドアウト

22	学校で何か問題はありますか？ 　　あてはまるものすべてに○をしてください： 　　　　昨年より成績が悪い　単位を落とした　宿題 　　　　停学　けんか　学校を休んでいる　その他_____	いいえ	時々	はい
23	学校の成績がよいことは自分にとって大切ですか？	はい		いいえ
24	あなたの親は，あなたの友達やその家族を知っていますか？	はい		いいえ
25	他人の視点から物事を見ようと努めていますか？	はい		いいえ
26	自分自身で解決法を考えぬくよう努めていますか？	はい		いいえ

暴力と外傷：暴力と外傷予防

27	乗用車・トラック・バンに乗るときはいつもシートベルトを着用しますか？	はい	時々	いいえ
28	銃をもったことはありますか（自分を守るためであっても）？　また自宅や自分が過ごす場所に銃がありますか？	いいえ	時々	はい
29	インラインスケートやスケートボード，自転車，スキー，スノーボードを行う際にヘルメットを着用しますか？	はい	時々	いいえ
30	自宅や学校，その他の場所でも，あなたを怯えさせたり，脅迫したり，傷つけたりする人はいますか？	いいえ		はい
31	誰かと一緒にいる時に安全でないと感じた場合に，迎えに来てくれるよう連絡できる人はいますか？	はい		いいえ

気持ちのありかた：情緒面の健康

32	普通の気持ちの浮き沈みはあっても，人生が楽しいと感じていますか？	はい		いいえ
33	あなたが良いことをしたときや，新しいことを学んだとき，親は褒めてくれますか？	はい		いいえ
34	毎日，親と話す時間がありますか？	はい		いいえ
35	親と，家庭のルールや振る舞いかたについてはっきりと話し合いをしていますか？	はい		いいえ
36	非常に心配になることや過度にストレスを感じることはありますか？	いいえ	時々	はい
37	怒りを感じたとき，暴力的なことをしますか？	いいえ	時々	はい
38	過去に起こった不快な経験をずっと覚えていたり，考えたりしますか？	いいえ		はい
39	家族で一緒に物事をしますか？	はい		いいえ
40	過去数週間を振り返り，よく悲しくなる・落ち込む・眠れない・いらいらする・楽しみなことが何もないと感じたことはありますか？	いいえ		はい
41	恋愛関係やセックスに関して親と話しますか？	はい		いいえ
42	飲酒や薬物について親と話しますか？	はい		いいえ
43	自殺を真剣に考えたり，計画したり，実際に試みたことはありますか？	いいえ		はい

健康な行動選択：リスクの削減

44	一緒に住んでいる人が，喫煙や嚙みタバコをしますか？	いいえ	時々	はい

No.	質問			
45	今までに，アルコールを飲んだことはありますか？	いいえ	時々	はい
	今までに，気分を高揚させるため，覚醒しているため，落ち着くため，眠るために何かを飲んだことはありますか？	いいえ	時々	はい
	今までにマリワナを使用したことはありますか？	いいえ	時々	はい
	今までに薬物（コカイン，クラック，ヘロイン，エクスタシー，メス吸入・錠剤）を使用したことはありますか？	いいえ	時々	はい
	「はい」または「時々」と答えた人は質問 46～51 を回答してください。			
46	自分自身を含めてハイになっている状態の人・薬物やアルコールを摂取した人が運転する車に乗ったことはありますか？	いいえ	時々	はい
47	アルコールや薬物をリラックスするため，気分良くなるため，もしくは仲間に合わせるために使いますか？	いいえ	時々	はい
48	アルコールや薬物を一人でいるときに使いますか？	いいえ		はい
49	アルコールや薬物を使用している間に自分がしたことを忘れてしまったことはありますか？	いいえ	時々	はい
50	家族や友人に，飲酒や薬物使用を減らすべきだと言われますか？	いいえ		はい
51	アルコールや薬物を使用している間にトラブルに巻き込まれたことはありますか？	いいえ		はい
52	体（耳以外の部位）にピアスをしたり入れ墨をしていますか？	いいえ		はい
53	自分はしたくないのに，性的なことをするよう強要されたりプレッシャーを与えられたりしたことはありますか？	いいえ		はい
54	セックスをしたことがありますか？（性交，オーラスセックスも含む）	いいえ		はい
	「はい」と答えた人は質問 55～58 を回答してください。			
55	無防備な性行為をしますか？	いいえ		はい
56	最初に性交をしたのは今から 3 年以上前ですか？	いいえ		はい
57	過去 2 か月において，性的行為をし，生理が遅れた・またはなかったことがありましたか？	いいえ		はい
58	避妊具を使用せずに性的行為をしていたことはありますか？	いいえ		はい

(American Academy of Pediatrics[1] より許可を得て翻訳転載)

3．Bright Futures の質問票・ハンドアウト

保護者用ハンドアウト（早期思春期用）

あなたの家族にとって役に立つかもしれない，Bright Futures専門家からのご提案です。

成長し変化する子ども（身体の発達・行動）
- 思春期に体がどう変わるかをお子さんと話しましょう。
- 1日2回歯磨きをして，1日1回はフロスを使うように促しましょう。
- 1年に2回は歯科受診をさせましょう。
- 健康的な食材を用意し，家族で一緒に食事をしましょう。
- 毎日1時間はしっかり体を動かすように促しましょう。
- 宿題で使う時間を除いて，スクリーンタイム（テレビ，ゲーム，コンピュータなど）を1日2時間に制限しましょう。
- 調子がよさそうなときだけではなく，何かをよくやったときも褒めましょう。

健康的な行動選択（リスク削減）
- お子さんが楽しく安全なことをするよう助けましょう。
- アルコール・薬物使用についてのあなたの考えをお子さんに知ってもらいましょう。
- お子さんや友達がアルコールや処方された薬剤をあなたの家で入手することのないよう対策を考えましょう。
- 恋愛関係，セックス，価値観について話しましょう。
- セックスをしないようにお子さんに伝えましょう。
- 思春期や性的プレッシャーに関してお子さんと話しづらいならば，私（医師）や信頼している人に情報を求めてください。
- お子さんには明確で矛盾のないルールとしつけを用いましょう。
- 健康的な行動選択の見本になりましょう。

幸せな気分で（情緒面の健康）
- お子さんが自分自身で問題を考え抜けるよう助け促しましょう。
- ストレスに健康的に対応する方法を考えるのを助けてあげましょう。
- お子さんと一緒に過ごしましょう。
- お子さんの友達やその保護者を知りましょう。常にお子さんがどこにいるか，何をしているかを把握しましょう。
- 気持ちを共有し，争いを治めるためにどう話すかを示しましょう。
- お子さんが悲しんでいる・落ち込んでいる・神経質である・いらいらしている・絶望している・怒っている，など心配なときは私（医師）に相談してください。

学校と友人（社会的・学術的能力）
- お子さんの担任の先生と試験の成績を確認し，可能ならback-to-school eventや保護者会へ参加しましょう。
- 宿題の責任はお子さんにあることを話しましょう。
- 必要なら時間を管理することを手助けしてあげましょう。
- 読書を勧めましょう。
- 学業以外にお子さんが本当に興味のある活動を見つけられるよう手助けしましょう。
- お子さんが，他人を助ける活動を見つけ挑戦できるよう手助けしましょう。
- お子さんの成長に沿って，自分で決断する機会を増やしてあげましょう。

暴力・外傷　（暴力・外傷予防）
- 乗車の際は必ず全員がシートベルトをしましょう。
- お子さんをATVに乗せてはいけません。
- 安全でないと感じるときの助けの求めかたをお子さんが知っているか確認しましょう。
- 自宅から銃を取り除きましょう。どうしても銃の保有が必要なら，銃は弾はこめずに施錠し保管します。弾薬は別の場所に施錠して保管しましょう。
- 怒りや恐怖を非暴力的な方法で解決できるように手助けしましょう。

（American Academy of Pediatrics[1]より許可を得て翻訳転載）

3．Bright Futuresの質問票・ハンドアウト　**261**

本人用ハンドアウト（早期思春期用）

成長し変化する身体（身体の発達・行動）
- 1日2回歯磨きをして，1日1回はフロスを使いましょう。
- 1年に2回は歯科受診をしましょう。
- スポーツをするときはマウスガードをつけましょう。
- 健康的な食事を1日3回摂りましょう。
- 朝食を食べることはとても大切です。
- 炭酸飲料の代わりに水を飲みましょう。
- 飴やポテトチップス，ソフトドリンクなど高脂肪の食べ物や飲み物を制限しましょう。
- 健康的な食べ物を食べよう：1日に果物・野菜を5サービング，低脂肪牛乳・ヨーグルト・チーズを3カップ
- 家族で食事を食べましょう。
- 毎日1時間はしっかり体を動かすようにしましょう。
- テレビを見る・ゲームやコンピュータをするのは1日2時間までにしましょう（宿題で使う時間を除いて）。
- 何かがよくできたときは自分を誇りに思いましょう。

健康的な行動選択（リスク削減）
- 楽しく安全にできることを見つけしょう。
- 飲酒や薬物の使用についてご両親と話しましょう。
- 喫煙・飲酒・薬物・ステロイド・ダイエット薬を使わない友達を応援しましょう。
- 恋愛関係，セックス，価値観についてご両親と話しましょう。
- 思春期や性的プレッシャーについて信頼できる人と話しましょう。
- 家族のルールに従いましょう。

あなたの気持ち（情緒面の健康）
- ストレスに健康的に対処する方法を考えましょう。
- 家族と一緒に過ごしましょう。
- 問題があるときは話し合い，決して暴力を使ってはいけません。
- 自宅でなにかお手伝いができるか探してみましょう。
- 自分のセクシャリティ，身体の発達，性的感情について正確な情報をもつことは大切です。質問があれば私（医師）に聞いてください。

学校と友人（社会的・学術的能力）
- 宿題をすることに責任をもつよう努めましょう。
- もし時間の管理に助けが必要ならご両親か先生に尋ねましょう。
- たくさん本を読みましょう。
- スポーツや演劇など自分が本当に興味のある活動を見つけましょう。
- 人助けをする活動を見つけましょう。
- 家族と一緒に過ごし，家でお手伝いをしましょう。
- ご両親と常につながりをもつようにしましょう。

暴力・外傷（暴力・外傷予防）
- 必ずシートベルトをしましょう。
- ATVに乗ってはいけません。
- スポーツ，自転車，スケート，スケートボードをするときはヘルメットなどの防具をつけましょう。
- 安全でないと感じるときに助けを求める方法を確認しましょう。
- 自宅に銃を持ってはいけません。銃が必要なら，弾はこめずに施錠し保管します。弾薬は別の場所に施錠して保管しましょう。
- 怒りや恐れを非暴力的な方法で解決する方法を考えましょう。喧嘩をしたり，武器をもち歩いたりするのは危険です。こうした状況を避ける方法をについて私（医師）と話すこともできます。
- 健康的な恋愛関係はお互いへの敬意・気づかいがあり，お互いが好きなことをできるうえで成り立ちます。

(American Academy of Pediatrics[1]より許可を得て翻訳転載)

2. 15～17 歳用の質問票・ハンドアウト

質問票（15～17 歳用）

　最適な医療ケアを提供するために，あなたのこと，あなたの周りのことをよりよく知りたいです。あなたと話し合うことが他人に伝わることはありません。自分自身のことや自分の健康について遠慮なく隠さずに話してくれることを期待します。誰かの身の安全がおびやかされる恐れがないかぎり，あなたの許可なく他人と情報が共有されることはありません。お時間をありがとうございます。

	成長と体の変化：身体的成長と発達			
1	両親の家に住んでいますか？	はい		いいえ
2	学校へ行っていますか？	はい		いいえ
3	学校や職場でなにか問題はありますか？ 　　あてはまるものすべてに○をしてください： 　　　　昨年より成績が悪い　けんか　宿題 　　　　昨年の停学　欠席・欠勤　その他＿＿＿＿＿＿	いいえ		はい
4	医師以外の誰かからヘルスケアを受けていますか？（鍼灸師，漢方療法士，そのほかの療法士）	いいえ		はい
5	1 日 2 回歯磨きをしますか？	はい		いいえ
6	歯のフロスを 1 日 1 回しますか？	はい		いいえ
7	過去 1 年のうち歯医者に行きましたか？	はい		いいえ
8	毎日果物・野菜を 5 サービング以上摂っていますか？	はい		いいえ
9	牛乳やヨーグルト，チーズやカルシウムの多い食べ物（濃い緑の葉物野菜やカルシウム添加されたオレンジジュースやシリアル）を，少なくとも毎日 3 回摂っていますか？	はい	時々	いいえ
10	1 週間に 1 回以上ファーストフードを食べますか？	いいえ	時々	はい
11	ウォーキングやスケートボード，ダンス，水泳，バスケットボールなど，何らかの運動を毎日合計 1 時間していますか？	はい		いいえ
12	1 日に 1 杯以上ソーダやジュースを飲みますか？	いいえ		はい
13	テレビを見たり，ゲームをしたり，コンピュータの前で過ごすことが 1 日に 2 時間以上ありますか？（宿題のためのコンピュータ使用時間を除く）	いいえ		はい
14	自分の体形や，外見で気になることや質問はありますか？	いいえ		はい
15	今までに，嘔吐する・ダイエット薬や下剤を飲む・食べないといった方法で体重を減らすまたは調節しようとしたことはありますか？	いいえ		はい
16	家族で一緒に食事を摂っていますか？	はい		いいえ
17	あなたはゲイ・レズビアン・バイセクシャル・トランスジェンダーですか？　または，そうではないかと思ったことはありますか？	いいえ	時々	はい
18	女性のみ：月経はありますか？	はい		いいえ
19	月経がある場合，何か問題はありますか？　また自分の月経に関して質問はありますか？	いいえ	時々	はい

暴力と外傷：暴力と外傷予防			
20	乗用車・トラック・バンに乗ったり，自分で運転するときはいつもシートベルトを着用しますか？	はい	時々	いいえ
21	銃をもち歩いたことはありますか？	いいえ		はい
22	あなたは，またはあなたと一緒に住んでいる人は，銃・ライフル・その他の銃器を持っていますか？	いいえ		はい
23	団体競技，インラインスケートやスケートボード，自転車，スキー，スノーボードを行う際，またバイクや ATV，ミニバイク，スノーモービルに乗車する際に，ヘルメットを着用しますか？	はい	時々	いいえ
24	運転の方法を学び始めていますか？	はい		いいえ
25	運転中に携帯電話やヘッドフォンを使用しますか？	いいえ		はい
26	自宅や学校，その他の場所でも，あなたを怯えさせたり，脅迫したり，傷つけたりする人はいますか？	いいえ		はい
気持ちのあり方：情緒面の健康			
27	普通の気持ちの浮き沈みはあっても，人生が楽しいと感じていますか？	はい		いいえ
28	家族との仲は良いですか？	はい	時々	いいえ
29	家庭のルールに従いますか？	はい		いいえ
30	非常に心配になることや過度にストレスを感じることはありますか？	いいえ	時々	はい
31	ガールフレンド/ボーイフレンド，友人，家族との関係において，暴力や虐待はない状態ですか？	はい		いいえ
32	怒りを感じたとき，暴力的なことをしますか？	いいえ	時々	はい
33	過去に起こった不快な経験をずっと覚えていたり，考えたりしますか？	いいえ	時々	はい
34	過去数週間を振り返り，よく悲しくなる・落ち込む・眠れない・いらいらする・楽しみなことが何もないと感じたことはありますか？	いいえ		はい
35	自殺を真剣に考えたり，計画したり，実際に試みたことはありますか？	いいえ		はい
36	今までに，アルコールを飲んだことはありますか？	いいえ	時々	はい
	今までに，気分を高揚させるため，覚醒しているため，落ち着くため，眠るために何かを飲んだことはありますか？	いいえ	時々	はい
	今までにマリワナを使用したことはありますか？	いいえ	時々	はい
	今までに薬物（コカイン，クラック，ヘロイン，エクスタシー，メス吸入・錠剤）を使用したことはありますか？	いいえ	時々	はい
	「はい」または「時々」と答えた人は質問 37～42 を回答してください。			
37	自分自身を含めてハイになっている状態の人・薬物やアルコールを摂取した人が運転する車に乗ったことはありますか？	いいえ	時々	はい
38	アルコールや薬物をリラックスするため，気分良くなるため，もしくは仲間に合わせるために使いますか？	いいえ	時々	はい
39	アルコールや薬物を一人でいるときに使いますか？	いいえ		はい

40	アルコールや薬物を使用している間に自分がしたことを忘れてしまったことはありますか？	いいえ	時々	はい
41	家族や友人に，飲酒や薬物使用を減らすべきだと言われますか？	いいえ		はい
42	アルコールや薬物を使用している間にトラブルに巻き込まれたことはありますか？	いいえ		はい
43	体（耳以外の部位）にピアスをしたり入れ墨をしていますか？	いいえ		はい
44	自分はしたくないのに，性的なことをするよう強要されたりプレッシャーを与えられたりしたことはありますか？	いいえ		はい
45	セックスをしたことがありますか？（性交，オーラスセックスも含む）	いいえ		はい
	「はい」と答えた人は質問 46〜49 を回答してください。			
46	避妊法を用いていますか？（どんな？_____）	はい		いいえ
47	妊娠したことはありますか？　または誰かを妊娠させたことはありますか？	いいえ		はい
48	セックスのパートナーが男性と女性の両方であることがありましたか？	いいえ		はい
49	あなた自身もしくはあなたのパートナーが性感染症にかかっているかもしれないと思いますか？	いいえ		はい

(American Academy of Pediatrics[1]より許可を得て翻訳転載)

3. Bright Futures の質問票・ハンドアウト　**265**

保護者用ハンドアウト（15〜17歳用）

あなたの家族にとって役に立つかもしれない，Bright Futures専門家からの提案です。

成長し変化するティーン（身体の発達・行動）
- 1年に2回は歯科受診をさせましょう。
- 職場・自宅・コンサートで聴力を守るよう促しましょう。
- バラエティ豊かで健康的な食材を自宅に用意しましょう。
- 十分量のカルシウム摂取ができるように手助けしましょう。
- 毎日1時間はしっかり体を動かすように促しましょう。
- 調子が良さそうなときだけでなく，何かをよくやったときも褒めましょう。

健康的な行動選択（リスク削減）
- 飲酒・薬物使用・喫煙・運転・セックスに関するあなたの価値観と期待をお子さんと話しましょう。
- お子さんが性的行動に関して健康的な決断をするためにサポートや手助けがいるとき，そばで見守ってあげましょう。
- 学校や地域での安全な活動を支援しましょう。
- セックス・喫煙・アルコール・薬物に関するお子さんの健康的な決断を褒めましょう。

暴力・外傷（暴力・外傷予防）
- 飲酒運転を大目に見てはいけません。
- 乗車の際は必ず全員がシートベルトをしましょう。
- 安全運転のためにお子さんに守ってもらいたいことを設定しましょう。乗車させる友人の数，夜間の運転，気を散らせるものの使用を制限します。
- あなた自身，お子さん，その他の人が学校や家庭で危害を加えられることを決して許してはいけません。
- 自宅から銃を取り除きましょう。どうしても銃の保有が必要なら，銃は弾はこめずに施錠し保管します。弾薬は別の場所に施錠して保管しましょう。
- 暴力を使わずに葛藤を解決できるように手助けしましょう。
- 健康的な恋愛関係はお互いへの敬意があって成り立ち，「いやだ」と言ってよいのだとお子さんが理解しているか確認しましょう。

気持ちと家族（情緒面の健康）
- お子さんと過ごす時間を作り，お子さんの希望や心配事を聞きましょう。
- ストレスにうまく対応する方法を考えるのを助けてあげましょう。
- 問題を解決し決断をするのを支援しましょう。
- お子さんが悲しんでいる・落ち込んでいる・神経質である・いらいらしている・絶望している・怒っている，など心配な時は私（医師）に相談してください。

学校と友人（社会的・学術的能力）
- 学校や他の活動での前向きな努力と成功を褒めましょう。
- 読書を勧めましょう。
- お子さんが楽しめる新しい活動を見つける手助けをしましょう。
- 地域で他人を助けるよう促しましょう。
- 放課後の活動やスポーツに参加できるよう手助けしましょう。
- 健康的な友情をはぐくみ，友達と一緒にできる楽しくて安全なことを見つけるよう促しましょう。
- お子さんの友人とその保護者，お子さんがどこで何をしているか常に把握しましょう。
- 学校の先生とお子さんの試験の成績を確認しましょう。可能ならback-to-school eventや保護者会に参加しましょう。

（American Academy of Pediatrics[1]より許可を得て翻訳転載）

本人用ハンドアウト（15～17歳用）

日々の生活（身体の発達・行動）
- 1年に2回は歯科受診をしましょう。
- 少なくとも1日2回歯磨きをして，1日1回はフロスを使いましょう。
- スポーツをするときはマウスガードをしましょう。
- 職場・自宅・コンサートで聴力を守りましょう。
- 健康的な食べ物を食べましょう：1日に果物・野菜を5サービング，低脂肪牛乳・ヨーグルト・チーズを3カップ
- 朝食を食べることはとても大切です。
- 水をたくさん飲みましょう。炭酸飲料の代わりに水を飲みましょう。
- 家族で食事を食べましょう。
- 毎日1時間はしっかり体を動かすようにしましょう。
- テレビを見る・ゲームやコンピュータをするのは1日2時間までにするよう努力しましょう（宿題で使う時間を除いて）。
- 何かがよくできたときは自分を誇りに思いましょう。

健康的な行動選択（リスク削減）
- 飲酒・薬物使用・喫煙・運転・セックスについての自分の価値観と期待についてご両親と話しましょう。
- セックスに関する健康的な決断をする際に手助けが必要なときはご両親と話しましょう。
- 学校や地域で安全な活動を見つけましょう。
- セックス，喫煙，アルコール，薬物に関して健康的な決断をしましょう。
- 家族のルールに従いましょう。

暴力・外傷（暴力・外傷予防）
- 飲酒運転はいけません。薬物やアルコールを使用した人が運転する車両には乗ってはいけません。運転することや誰かに乗せてもらうことが安全でないと感じるときは，信頼できる人に電話をしましょう。
- 喫煙・アルコール・薬物・ステロイド・ダイエット薬を使用しないと決めた友達を応援しましょう。
- 乗車の際は必ず全員がシートベルトをするよう言いましょう。
- 常に安全で注意深いドライバーでいましょう。車に乗せる友達の数・夜間の運転・気が散ってしまうものを制限しましょう。
- 学校でも家でも，あなた自身や他の人に，身体的な危害が加わることを決して許してはいけません。
- 暴力を使わずに葛藤を扱う方法を学びましょう。
- 健康的な恋愛関係はお互いへの敬意があって成り立ち，「いやだ」と言ってよいのだと理解しておきましょう。
- 喧嘩をしたり武器をもち歩いたりするのは危険です。

あなたの気持ち（情緒面の健康）
- 希望や心配ごとをご両親と話しましょう。
- 健康的なストレス発散の方法を考えましょう。
- 自宅で何か手伝いができるか探してみましょう。
- 問題を解決し良い決断をする方法を考えましょう。
- 自分のセクシャリティ，身体の発達，性的感情について正確な情報を持つことは大切です。質問があれば私（医師）に聞いてください。

学校と友人（社会的・学術的能力）
- 学校や将来，それ以外の活動についても，高い目標を設定しましょう。
- たくさん本を読みましょう。
- 必要なときは助けを求めましょう。
- 楽しく新しい活動を見つけましょう。
- 地域であなたが関心のある・気になる問題についてのボランティア活動を考えましょう。
- 放課後の活動やスポーツに参加しましょう。
- 健康的な友情をはぐくみ，友達と一緒にできる楽しくて安全なことを見つけましょう。
- 家族と一緒に過ごし，家族を手伝いましょう。
- 宿題を終わらせることや学校・職場に時間通りに行くことに自分で責任をもちましょう。

（American Academy of Pediatrics[1]より許可を得て翻訳転載）

あとがき

　大きな駅のプラットフォームには，さまざまな目的地へ向かう電車が行き交います。どの電車に乗るかは自分次第で，乗らないこともできるし，どこへ向かうか・どこへたどり着きたいかも自分次第です。米国の医療制度・医療政策が「日本より優れている」とは思いませんが，米国はすべての人に「プラットフォーム」を提供するシステム作りがとても上手だと感じています。

　本書でも何度か述べたように，米国が抱える人口の社会的背景は極めて大きなバリエーションがあります。人種・言語・文化・宗教・経済的背景が大きく異なる人々が生活を営んでいます。どんな環境であれ，「最大の利益を享受しながら成長できる」すなわち「健康を最大限にする」ためのプラットフォーム。それが Bright Futures の理想とするヘルス・スーパービジョンだと考えます。小児医療従事者は，子どもたちがどの電車に乗るべきかを一緒に考え導く駅員のような存在なのでしょう。

　少子化が進み，疾病構造も変化するなか，これからの日本の小児医療が子どものヘルス・スーパービジョンを担うことがきっと必要となります。健診制度や診療報酬制度を変えることはすぐにはできなくても，日々の診療の「もう一言」，「もう一観察」，「もう一アセスメント」が，その子のもとへ新しい目的地への電車を運んでくるかもしれません。

　拙書が，子どもたちが健やかに自分らしい人生を歩むための一助となることを願って。

2017 年 4 月

阪下 和美

謝　辞

　本書の執筆・出版にあたり，終始多大なお力添えとご指導を賜りました国立成育医療研究センター理事長　五十嵐 隆先生に深謝申し上げます。第 2 章「成長曲線」の執筆に際しご指導をいただきました帝京大学医学部小児科　磯島 豪先生，執筆のきっかけを与えてくださった横浜市立大学小児科教授　伊藤秀一先生に心より感謝の意を表します。本書の編集・校正から発行までお世話になりました東京医学社編集部の方々にも心より御礼申し上げます。

　また，米国のヘルス・スーパービジョンを体得する貴重な機会となりました米国臨床留学をご支援くださった米国財団法人野口医学研究所，公益財団法人日米医学医療交流財団，国立国際医療研究センター国際医療協力局　井上信明先生に厚く御礼申し上げます。

索引

あ
アイコンタクト　200，212
アイデンティティ確立　248
仰向け　89，90，91，100，108，119
赤ちゃん布団　42，45，79，81
悪性黒色腫　93
アクセサリ　234
悪夢　188
足踏み反射　50
遊び食べ　165，180
アドボカシー　9
歩く
　2~3歩　134
　上手に　144
　後ろ向きに　144
　おもちゃを引っ張りながら　164
アルコール　69
アルバイト　242
アレルギー　58，96
安全でない性行動　230
安全な性　251

い
イオン水　120
怒り　221
移行乳　61，68
意思表示　122，126，146，156
いじめ　212，213，214，220，234，238，248，
　253，254
胃食道逆流　90，96，103
異性　251
1歳6か月健診 → 健診
溢乳　102，103
糸ようじ　216
いないいないばあ　116，122，123，134
いびき　180
衣服の着脱　189，198
いや　153
医療機関委託健診 → 健診
色の識別　106
飲酒　42，69，225，226，230，231，237，238，
　241，249，251
インスリン抵抗性　243
インターネット　41，71，233，245，251，253，
　254
陰毛　235，236

う
齲歯　110，118，136，141，142，145，154，
　166，175，181，189，200，212，216，218，
　234，243
――むし歯　110，111，141，150
歌　108，123，129，146，159，167，169，174，
　182，187
うつ　41，220，234，237，238，242，248
うつ伏せ　81，89，90，100

え
永久歯　216
笑顔 → 笑う
エナメル層　141
絵本　114，160，188

お
黄疸　50，51，55，56
　核黄疸　56
　生理的黄疸　55，56
　病的黄疸　55，56
横断的標準身長・体重曲線
　0~24か月 男子 SD 表示　26
　0~24か月 女子 SD 表示　27
　0~6歳 男子 SD 表示　28
　0~6歳 女子 SD 表示　29
　0~18歳 男子 SD 表示　30
　0~18歳 女子 SD 表示　31
嘔吐　103，104，162
オージオメトリー　189，200
おしゃぶり　59，88，92，94，110
恐れ　144
おねしょ　188
オバマケア　21
おままごと　153，165，174，188
おまる　160，169，170
重湯　120
おむつかぶれ　82
おもらし　160，169，180，188
おやつ → 捕食
おりもの　244
おんぶ紐　82

か
外気浴　93，94
外斜視 → 斜視
外性器　48，212，218，243
階段
　上がる　152，179
　上り下り　164
概念　165，188，190，200
　「今日」の概念　164
　「明日」の概念　173
　「昨日」の概念　179
開排制限　49
かがむ　144
過期産　46
核黄疸 → 黄疸
学業　242
学業不振　220
学習障害　212，220，242，248

索　引　269

索　引

かくれんぼう　123，165
果汁　120
片足立ち　179，187，198
片足飛び　187
学校健診 → 健診
学校保健安全法施行規則の一部を改正する省令
　　24
学校保健法　14，15
葛藤　41，187，192，211，214
家庭内暴力　76，125
カバーテスト　136，145，154，166，175
カフェイン　223，224
下腹部痛　244
カルシウム　203，208，209，245
眼窩点　25
かんしゃく　137，138，139，145，147，148，
　　149，153，201，213
間食　224
眼底鏡　46，47，181，186，200

き
気圧　94
機嫌　88，89，90，100，108，120，137，139，
　　148，155，155
気質　79，88，107，116，126，152，166，167
希死念慮　237，238
偽斜視 → 斜視
喫煙　35，42，157，225，226，230，237，238，
　　241，244，249，251
吃音　194
吃音症　194
気分障害　242
虐待　17，41，77，96，125，238，254
吸啜　62，90，92
吸啜反射　50，84，109
給湯器　102，111，151
牛乳　144，145，209，245
恐喝　254
脅迫　88，125
恐怖　146
緊急避妊薬　252
筋緊張　50，86，98，107，114，124
筋性斜頸　98
緊張性頸反射　84

く
クーイング　97，106
空想の世界で遊ぶ　187
空腹のサイン　55，62，102
クラブ　238
クラブ活動　221
クラミジア　244
くる病　67，94，209

け
警戒心　145，154
経口避妊薬　252
頸部細胞診　244
化粧　234
月経　244
──生理　223，249
欠食　224
げっぷ　91，93，95，101
ゲーム　138，184，188，192，203，204，215，
　　223，246
蹴る　164
原因と効果　122，123
喧嘩　157，158，177，181，182，187，230，
　　238，242，253
健康診査　15
健康診査・診断　9，13，17，18
言語発達　129，130，166，174，182，189
言語発達遅滞　188
言語療法士　195
言語力　200
原始反射　50，76，84，102
健診　13~19
　　1歳6か月健診　13，14，154，155
　　3歳健診　13，14，185
　　乳幼児健診　13，17
　　就学時健診　13，14，15，200
　　学校健診　13，15，16，234
　　集団健診　13，14，15，16，154，155，234
　　定期健診　15
　　医療機関委託健診　13，14

こ
語彙　173，176，212
語彙習得　130
誤飲　143，150，162
行為障害　248
高カリウム血症　54
好奇心　125，145，146，178，185，189
抗菌薬　64
口腔過敏　109
高コレステロール血症　166
交際　242，250，251
交差抱き　60
高脂質血症　244
交渉　179
交通安全　205
交通事故　234
肯定感 → 自己肯定感
後頭隆起　25
コウノトリの噛みあと　52
高ビリルビン血症　54，56
交友関係　199，211，225，226，230，237，238，
　　249

270　索　引

索 引

股関節 49, 86, 98, 107, 114, 124
黒色表皮腫 243
固形食 122
心の健康 199, 201, 211, 213, 218, 220
こだわり 174, 245
ごっこ遊び 153, 156, 174, 179, 180, 183
骨盤位 47
骨密度 208
骨量 208
言葉遊び 174, 191
言葉の暴力 221
子どもの代弁者 9
粉ミルク 103
コリック 95, 96
コンドーム 250, 251, 252
コンピュータ 126, 171, 224, 245, 246
コーンヘッド 51

さ

座位 109, 113
細菌叢形成 61
再石灰化 141
臍帯 86
――へその緒 82
搾乳 → 母乳（搾乳）
鎖骨骨折 47
サーモンパッチ 52
白湯 80, 91, 101, 118
産後うつ 77, 86, 95, 96
3歳健診 → 健診
サンスクリーン → 日焼け止め
3~4語文 173, 176
産瘤 51
三輪車 172, 179

し

仕上げ磨き 150, 192, 216
ジェンダーアイデンティティ 248
紫外線 93, 94, 209
紫外線B波 67
耳介低位 48
歯牙変色 234
色素沈着 52, 243
視機能発達 185
子宮頸がん 244
子宮頸がん検診 244
子宮頸部異形成 244
事故 19, 22, 77, 80, 118, 120, 127, 128, 135,
　　142, 143, 160, 161, 172, 177, 178, 253
耳垢 95
自己肯定感 214
――肯定感 213
自己主張 181
自殺 9, 231

自殺企図 248
自殺未遂 248
脂質異常症 166, 189, 200
自主性 189, 199, 242
耳珠点 25
思春期 20, 22, 221, 222, 230, 232, 234,
　　235, 236, 241, 242, 245, 254
　前期思春期 230, 234, 241, 246, 248
　中期思春期 230, 234, 241, 246, 248
　後期思春期 230, 246
思春期特発性側彎症 219
自傷 219, 237, 238
自尊心 212, 213, 214, 221
肢体不自由 254
しつけ 124, 125, 137, 145, 147, 148, 175,
　　176, 202
自転車 172, 192, 193, 205, 206, 253, 254
シートベルト 161, 193, 206, 253
市販薬 68
自閉症スペクトラム 154, 155, 166
社会性 175, 200
社会的責任 242
社会道徳 211
遮眼子 136
若年無業者 231
斜視 136
　外斜視 136
　偽斜視 136
　内斜視 136
しゃっくり 95
ジャンプ 164, 173, 183
就学 234
就学時健診 → 健診
就学準備 199, 200
就学前スキル 188
就業 234
自由診療 13, 14
10代の出産 231
集団活動 168, 188, 189
集団健診 → 健診
集団行動 182, 198, 211
集団生活 169, 170, 177, 183, 198, 212
集団保育 168
執着 134, 165
10まで数える 198
塾 242
受験 248
受動喫煙 225, 226
受容言語 146, 173
順番を待つ 165, 180
小学校就学 198
小泉門 50, 51
衝動性 212
上皮真珠腫 51

索 引　　**271**

索 引

食事制限　224，225
食物アレルギー　120，209
女性化乳房　236，243
初潮　236，241
　── 初経　223
初乳　61，68
処方薬　68
自立心　122，124，125，135，146，177，177，
　　191，201，211，214，218，221，242
視力　84，97，105，113，116，137，145，166，
　　175，181，185，189，200
視力検査　219
視力測定　186
脂漏性湿疹　103
進学　230，241
心身症　234
新生児中毒性紅斑　52
新生児訪問　16
身長（測定）　25
身長・体重成長曲線　24
身長板　25
親友　211

す

水泳　207
髄膜炎 ACWY ワクチン　239
睡眠環境　42，80，88，102，174
睡眠時間　85
睡眠の凝縮　85
睡眠の調節　85
睡眠不足　223，242
数字の理解　200
好き嫌い　153，165
スキップ　198
スクリーン　129，188，245，246
スクリーンタイム　166，171，184，189，192，
　　246
ステーショナリーアクティビティセンター　120
ストレス管理能力　248
スポーツ外傷　230，234
スマートフォン　171，223

せ

性　222，248，249，250，251，254
生活習慣病　234
性感染症　234，237，238，243，244，250，251，
　　252
正期産　46
性行為　237，238，244，251
性成熟　235
性成熟度　212，218，243
成績　213，220，237，238，248
精巣　48，136，218，223，235，236，243
精巣肥大　241

成長期　234
成長曲線　24~37，69，70，86，98，106，114，
　　117，124，136，145，154，166，175，181，
　　189，200，348，212，215，218，243
成長のスパート（乳児）　91
成長のスパート（思春期）　218，236，241
性的活動性　244
性的関係　248
性的行為　194
性的描写　192
成乳　61，68
性の発達　230
性犯罪　207，216，222，225，254
生理 → 月経
生理的黄疸 → 黄疸
責任感　201，202，211，213，214，218，221，
　　241
説教　138
セックス　232，237，238，238，249，250，251，
　　252
摂食困難　109
摂食障害　224，245
窃盗　230
前屈試験　219
選択肢　146，148，154，168，177，189
疝痛　90，95
先天性股関節脱臼　49
先天性白内障　47
線の医療　10，11

そ

添い乳　60，79，99，116
早期産　46
想像の遊び　179
側彎　218，219，243
咀嚼　122，144

た

ダイエット　224，233
ダイエット薬　250
胎脂　50
胎児ジストレス　50
体重（増えかた）　140
体重（増加）　54，63，69，70，86，98，103，
　　109，124
体重（減少）　54，62
体重（増加不良）　104
体重（増えない）　71
体重（測定）　25
対人関係　211，242，242
大泉門　50，98
第 2 次性徴　218，222，241
体罰　148，221
胎便　50，55

索　引

タイムアウト　137, 138, 139, 149, 158
他殺　231
脱灰　141
抱っこ紐　81
脱水　59, 63, 121
達成感　177, 211, 213
多動　200, 212
タナー分類　235
タバコ　68, 81, 151, 161, 226, 232, 238, 250
タミータイム　89, 90
だめ　123, 124, 125, 137, 149, 153, 158
短期記憶　129
探索　158
探索反射　50, 84

ち
チアノーゼ　51
知育　184
知恵熱　119
乳首混乱　92
乳離れ　117
窒息　43, 82, 88, 91, 99, 102, 103, 110, 111,
　　119, 140, 143, 161, 162, 163, 165, 174
知的障害　254, 255
チャイルドシート　80, 95, 102, 111, 118,
　　119, 127, 128, 142, 143, 150, 160, 161,
　　177, 178, 184, 185, 193, 206
チャイルドシート・学童用　193
注意力　125, 129, 201
注意力不足　212
抽象的思考　241
中絶　231
中毒110番　151, 161
昼夜の区別　55
聴力　84, 86, 98, 137, 145, 154, 166, 175,
　　181, 189, 200
聴力検査　77, 219

つ
追視　97, 113, 124
通学路　205, 208
つかまり立ち　43, 122
伝い歩き　134
土踏まず　130
つま先歩き　173

て
定期健診 → 健診
定頸　84, 89, 105, 109
低血糖　54
ティーンエイジャー　235, 252
溺水　127
鉄　59, 67, 68, 110, 244
鉄欠乏　136

鉄欠乏性貧血　68, 144, 244
手伝い　152, 191, 201, 202, 211, 213, 221,
　　247
鉄補充療法　68
デート　248, 249, 254
テレビ　108, 126, 127, 129, 130, 138, 143,
　　146, 149, 171, 176, 180, 184, 188, 192,
　　203, 204, 214, 215, 220, 223, 224, 226,
　　245, 246, 251
手を振る　134, 159
天使のキス　52
デンタルフロス　204, 216, 257
点の医療　10, 11
転落　43, 81, 102, 111, 119, 120, 127, 128,
　　143, 161, 174, 185

と
トイレトレーニング　159, 160, 166, 169, 170,
　　180
頭囲（測定）　25
頭囲発育パーセンタイル曲線　乳児　33
頭囲発育パーセンタイル曲線　幼児　34
登下校　205, 207
頭血腫　51
読解力　130
読書　108, 130, 131
―― 本を読む　130, 148, 159, 167, 176, 182
読書能力　129
年ごろ　234
飛び上がる　164
ドメスティック・バイオレンス　125
どもり　194
ドラッグ　238
呑気　93, 96

な
内斜視 → 斜視
仲良しグループ　211, 242
泣き叫ぶ　138, 148
泣き続ける　108
泣き止まない　79, 89, 95
殴り書き　144, 152, 164
投げる　164, 173
習い事　221, 222, 237, 238, 242
喃語　105

に
2型糖尿病　243
ニキビ　223, 243
ニコチン　68, 226, 234
2語文　164, 167
日光　67, 93, 94
日照量　67
ニート　231

索　引　**273**

索 引

日本人小児の体格の評価に関する基本的な考え
方　24
日本中毒情報センター　119，151，161，162
乳児家庭全戸訪問　16
乳腺炎　62，64
乳房　212，218，235，241，243，252
乳幼児健康診査　13
乳幼児健診　→健診
乳幼児突然死症候群　58，81，100
入浴　41，102
　─沐浴　81
妊娠　231，234，237，238，250，251
妊娠検査　252
認知能力　188

ね
寝返り　102，105，111，113

の
脳浮腫　54

は
把握反射　50，84
梅毒　244
排尿コントロール　170
はいはい　119，122
排便　55，62，63，85，91
排便コントロール　170
ハイリスク行動　230，234，235，241，243，
　246，249
歯固め　111
吐く　103，122
走る　152，183
罰　124，137，148，170，202
発達障害　254
発達遅滞　254
発達評価　154，155，188
歯並び　153
歯の生え始め　118
パラシュート反射　124
パラレルプレイ　164，174
反抗　242
反抗期　234
犯罪　194，207，234
斑状歯　141
判断力　248

ひ
皮下脂肪壊死　52
飛行機　94
皮脂腺過形成　51
ビタミンD　67，208，209
ビタミンD欠乏症　93，94
ヒトパピローマウイルスワクチン　239

人見知り　122，123，126，134，139，145，146
一人遊び　174
ひとり親家庭　76
避妊　250，251，252
避妊具　238
皮膚がん　93
肥満　24，58，110，192，203，214，231，242，
　243
　軽度肥満　203
　中等度肥満　203
　高度肥満　203
紐を結ぶ　198
日焼け止め　178，207
──サンスクリーン　93
表出言語　173，176
病的黄疸 → 黄疸
ビリルビン　56
昼寝　100，116，135，139，147，153，165，
　174，180，199
貧血　68，244，248
貧困　76，77，130，214

ふ
不安障害　248
ファンタジープレイ　187
部活　232，233，237，238，242
不機嫌　153
復学　64，87，100，101，107
復職　41，64，65，87，100，101，107
ブースターシート　193，206
不正出血　244
フッ素　118，141
フッ素入り歯磨き粉　111，192，204，216，225
フッ素症　141
フッ素洗口　142
フッ素添加　141，142
フッ素塗布　141，142，204，225
プリネイタルビジット　40，41
不慮の事故　9，231
プール　128，143，178，207
プレイジム　106，108
分娩外傷　46，47，49
文法　176，212
分離不安　126，146

へ
米国小児科学会　18
米国の医療保険　20
平成12（2000）年学校保健統計報告書　24
平成12（2000）年乳幼児身体発育調査　24，69
へその緒 → 臍帯
ベッドバンパー　43，44
ベビーキャリア　81

274　索　引

索　引

ベビーサークル　111，138
ベビーパウダー　82
ベビーバス　81，102
ベビーベッド　42，43，44，79，81，89，109，
　　111，116，174
ヘマトクリット値　136
ヘモグロビン値　136
ヘルス・スーパービジョン・ビジット　18，20
ヘルメット　172，193，205，206，253，254
偏食　165，199，245
便性　62
扁平足　130

ほ
暴言　125
縫合線　46，51
防犯ブザー　207，208
暴力　88，125，157，182，202，219，238，254
暴力行為　230，248，253
暴力的行為　158，192，194，221
暴力的内容　171，192，203
補完食 → 離乳食
保健師　13，14，16，17，78，154
歩行器　111，119，120
歩行反射　84
母子健康手帳　16，17
―― 母子手帳　94
ポジショニング　59，60，61，63，64，90
母子保健法　13，14，16
捕食　127，140，153，165，179，191，203
―― おやつ　127，139，140
ボディイメージ　238，245
母乳　35，36，41，42，54，55，58 ～ 72，79，80，
　　84，85，87，90，92，93，95，99，101，109，
　　117，118，120，121，122，126，127，144
母乳（継続）　63，65，66
母乳（利点）　58
母乳（搾乳）　41，59，60，64，65，66，69，72，
　　87，91，101
母乳（保存）　64，65，66
母乳（冷凍）　66
母乳（解凍）　65，66
母乳（鉄）　67，68
母乳（ビタミン D）　67，68，93
母乳（禁忌）　60
母乳（断乳）　127
母乳（中止）　62
母乳育児成功のための 10 か条　59，92
母乳関連高ナトリウム血症　54
哺乳瓶　64，65，91，93，101，102，110，111，
　　118，140，150，153
ボーン結節　51
本を読む → 読書

ま
マウスガード　216，225
マススクリーニング　77，86
マタニティーブルー　87
まね　105，114，134，144，156，161，164，
　　165，173，179
ままごと　152，164
丸飲み　122
慢性睡眠不足　242

み
身振り　115，116，126，146，152，156，159
耳掃除　95

む
むし歯 → 齲歯
無免許運転　230
むら食い　135

め
メディケア　21
メディケイド　21

も
網膜芽細胞腫　47
沐浴 → 入浴
物語　144，167，180，187
モロー反射 → Moro 反射
問題解決能力　248

や
やきもち　87
夜驚　188
薬物　128，226，230，231，237，238，250，251
薬物依存　76
薬物中毒　61，248
やけど　111，128，151，178

ゆ
有意語　134，152，164
湯温　81，102
ユニバーサルヘルスケア　21
指さし　116，122，134，144，152，156，164，
　　167
指しゃぶり　89，153
ゆりかご抱き　60

よ
幼児食　144
浴槽　102，111，128
よだれ　110，111，120
夜泣き　85，86，89，123，126，147
夜更かし　242
予防接種　16，18，82，83，130，230，239

索 引

読み書き　130，189，190，200
読み聞かせ　116，130，135，139，146，169，
　171，174，176，182，188，191

ら
ライフジャケット　207，254
ラッチング　59，60，61，63，64，90，92

り
離乳食　59，68，109，110，117，118，119，
　120，122，126，127，144
――補完食　117
離乳食（開始）　109，117，122
旅行　94
淋病　244

る
類表皮嚢腫　51

ろ
労働基準法　100
論理的　211
論理的思考　241

わ
脇抱き　60
ワクチン　239
笑う　84，99，105，106，152
――笑顔　97

A
AAP　18，19，58，67，92，93，109，130，141，
　171，185，219，230，257
acanthosis nigricans　243
acrocyanosis　51
Adams forward bending test　219
ADHD　131，220，242
AGA　46
American Academy of Pediatrics　18
angel's kiss　52
Anticipatory Guidance　18，19
appropriate-for-gestational age　46

B
Barlow test　49
BMI　22，224，244
BMI 曲線　32，166，175，181，189，200，203，
　212，215，218，243
Bohn's nodule　51
Bright Futures：Guidelines for Health
　Supervision of Infants, Children, and
　Adolescents　10，12，19，22
Bright Futures ガイドライン　19，159，189，
　200，205，208，209，244，257

Bruckner test　47

C
caput succendaneum　51
cause and effect　122，123
CDC　35，36，37，93，141，231
Centers for Disease Control and Prevention　35
cephalhematoma　51
colic　95
community water fluoridation　141
cooing　97
cover test　136
cover/uncover test　136
cradle cap　103
cross cover test　136

D
domestic violence　125
DV　125

E
early literacy　130
Epstein's pearl　51
erythema toxicum　52

F
fluorosis　141

G
gastroesophageal reflux　103
gastroesophageal reflux disease　104
GER　103
GERD　104

H
HEADSS　234，237，238，238
Health Supervision　9
Health Supervision Visits　18
HEEADSSS　238，239
height　25
HIV　244，252
HPV ワクチン　239

L
large-for-gestational age　46
length　25
LGA　46，47，63
logical thinking　211

M
mascle tone　50，86，98，107，114，124
M-CHAT　155
meconium-stain　50
milia　51

索 引

milk transfar　62
Modified Checklist for Autism in Toddlers　155
Moro 反射　47
──モロー反射　84

N

nipple confusion　92
non-REM 睡眠　85

O

object permanence　122, 123, 126
occipital frontal circumference　25
OFC　25
Ortolani test　49

P

Pap スメア　244
prenatal visit　40
prodeclarative pointing　134

R

Reach Out and Read　130, 131
red reflex　46, 47, 86, 98, 106, 114, 124, 136, 145, 154, 166, 175, 185
REM 睡眠　85

S

salmon patch　52
sebaceous gland hyperplasia　51
secular trend　24
self-esteem　214

self-regulation　115
SGA　46
SIDS　58, 92, 100
sleep consolidation　85
sleep regulation　85
small-for-gestational age　46
SNS　253, 254
social networking service　253
stork bite　52
stuttering　194
subcutaneous fat necrosis　52

T

Tanner ステージ　241, 255
Tanner ステージ分類　235
Tdap ワクチン　239
Teen Clinic　252
teething fever　119
time-out　137
tongue thrust reflex　109
transient neonatal pustular melanosis　52
tummy time　89

U

UNICEF　58, 70
UNICEF/WHO 共同声明　58

W

Well Child Check　18
Well Child Visits　18
WHO　24, 35, 36, 58, 70, 92, 109, 141, 142

著者 **阪下和美** さかした かずみ

国立成育医療研究センター 総合診療部
米国総合小児科専門医

2004 年　岐阜大学医学部医学科 卒業
2004 年　高山赤十字病院
2006 年　在沖縄アメリカ海軍病院
2009 年　University of Hawai'i Pediatric Residency Programs,
　　　　　Kapi'olani Medical Center for Women and Children
2012 年　岐阜大学医学教育開発研究センター助教
2014 年より現職

正常です で終わらせない！

子どもの ヘルス・スーパービジョン

定価（本体 3,200 円 + 税）

2017 年 4 月 15 日　第 1 版第 1 刷発行
2020 年 11 月 10 日　第 1 版第 2 刷発行

著　者　阪下和美
発行者　蒲原一夫
発行所　株式会社 東京医学社
　　　　〒101-0051　東京都千代田区神田神保町2-40-5
　　　　編 集 部　TEL 03-3237-9114　FAX 03-3237-9115
　　　　販 売 部　TEL 03-3265-3551　FAX 03-3265-2750
　　　　E-mail : hanbai@tokyo-igakusha.co.jp
　　　　URL : https://www.tokyo-igakusha.co.jp
　　　　　＊正誤表を作成した場合はホームページに掲載します。

Printed in Japan © 2017 Kazumi Sakashita
ISBN978-4-88563-276-1 C3047 ¥3200E

乱丁，落丁などがございましたらお取り替えいたします。

・本書に掲載する著作物の複製権・翻訳権・上映権・譲渡権・公衆送信権（送信可能化権
　を含む）は（株）東京医学社が保有します。

・ JCOPY 〈出版者著作権管理機構委託出版物〉
　本書の無断複製は著作権法上での例外を除き禁じられています。複製される場合は，
　そのつど事前に出版者著作権管理機構（TEL 03-5244-5088，FAX 03-5244-5089,
　E-mail : info@jcopy.or.jp）の許諾を得てください。